# 近代日本の医療と患者

## 学用患者の誕生

■■■

新村　拓

法政大学出版局

# 目次

# 第一章　臨床医学と実験医学の統合

## 一　近代医学の成り立ちとその課題

一九世紀半ば以降における産業の急速な発展は、実験科学の進歩とそれがもたらす合理的な思惟に負うところが大きいが、(1)臨床的観察と経験則にもとづくヒポクラテス（Hippokrates）以来の医療の世界に、実験科学が本格的に参入するようになったのも同時期のことであった。人体の構成単位である細胞は原始的体液から自然発生的に生じるのではなく、細胞は細胞から生まれ細胞分裂によって増えると説いたベルリン大学の病理学教授ウィルヒョウ（R.L.C. Virchow）は、ベルリン滞在中の前田令太郎の書簡に「医家の四天王と称される（うちの一人である）……ウィルヒョウ氏は声名赫々《かくかく》日々講義を聴くもの数百人、其生徒を教ゆる厳愛兼施し、生徒之を慕ふこと父母の如し、而《しか》して諸博士皆先生を蔑視するものなく、実に医家の泰斗たり」と記されているほどに著名な医家であったが、(2)そのウィルヒョウによれば、それぞれが完全に生き物の資格を持った民主的で究極的な単位である細胞で構成される生体が病気になるのは、局所的な細胞の代謝異状、細胞群である組織の病変が原因であり、病気の座は細胞にある。それゆえ医療は細胞の生理・病理に関する基礎的・生化学的な研究、動物実験、屍体解剖の成果のうえに立って行われるべきであると主張する(3)(『細胞病理学』一八五八年)。同じくソルボンヌ大学の生理学教授ベルナール(C. Bernard)も医学は病人の臨床的観察に加えて、身体内部で生じていることを知るための、生物現象の発現に関する物質的条件を決定するための実験的生理学を基礎とした科学的医学でなければならないと述べている(4)(『実験医学序説』一八六五年)。

その後の医療は彼らの主張に沿うように、実証的で客観中立的で計測可能な自然科学による武装化という方向に進む。自然としての人間を客体視し経験と実験を統合させ、かつ誰もが学べるように言葉や数式をもって理論化させた科学的医学は、外科学と細菌学において輝かしい成果をみせる。その一方で、病における多様な現象はすべて量的な差異や機能上の変数に還元され、社会的・文化的なものを捨象して統計的に処理された規準値を設定し、それからどのくらい逸脱しているのか、その乖離《かいり》度をもってはかられるようになる。それを促したのは病人を生活の場から引き離し、症状のみを取り出して診断し、同一症状には同一治療を施すという病院医療であった(5)。そこでの医師は数値化された病的変化をもって病名と症状を患者に伝えるものとなっている。

わが国の病院および近代西欧医学教育は長崎の養生所・医学所、それを慶応四(一八六五)年に統合して改称した精得館にはじまっている。のちに内務省衛生局長となった長与専斎《ながよせんさい》の自伝『松香私志』によれば(6)、精得館長(学頭)に選ばれた専斎が教師マンスフェルト(C. George van Mansveldt)と教育刷新について相談したところ、「学制の根底より革新して本館の基礎を定むべし。そもそも教育上最も緊要なるは学科の順序を逐《お》うにあり。なかんずく医学の如きは理化(物理学と化学)・解剖・生理・病理と順次に連絡したるものにして、解剖を知らざれば生理を解せず、生理を解せざれば病理を明らむることあたわず。病理病因明らかならずして、いかで治療に手をくだし得べき。腹蔵なく余が意見を打ち明け申さんには、すべて日本の学生はいまだ医学生たるの資格を具えざるものなり。理学化学はさらなり。算数のことさえ心得たるもの稀《まれ》なれば、この人々に対して医学を講習するはほとんど無益なり」といわれ、専斎はただちに学制改革を実行に移し、「実物究理の科学」教育を担うゲールツ[7](A.J.C. Geerts. のちに京都・横浜司薬場教師、日本薬局方編さんに尽力)をオランダより招いて「予備科教場」を整え、学生を本科・予科に分けている。マンスフェルトは本科の最初の授業において「刑屍を官に乞いて実習に供し、午前八時に講義をはじめ、一〇時より病院の診察に従事し、午後三時よりは親《みずか》ら刀を執りて解剖の実地演習を指導」したとある。その後、精得館は長崎府医学校・病院、長崎県医学校を経て明治四(一八七二)年文部省に移管され長崎医学校と改称している。

マンスフェルトが述べていたように、解剖学・生理学・病理学の三者によって構造化されていた近代西欧医学は物理化学的手法を用いた実験という手続きを経て一九世紀後半、特定の因子が特定の症状を引き起こす病因であると因果論的に捉える特定病因論、そして特異的な細菌や病原物質が病を引き起こすという細菌病因論を打ち立てることになる。病因を四種の体液の変調に求めていた紀元前のギリシャ医学以来の液体病理学は病の座を器官・臓器と捉え(一八世紀半ばのG.B. Morgagni)、組織と捉え(一八世紀後半のM.F.X. Bichat)、そして細胞と捉える局在的な個体病理学に取って代わられ、また古代以来の生理学は一七世紀前半のハーヴィ(W. Harvey)による血液循環論(血液を血管に送り出すポンプとしての心臓の働き)によって否定、さらに生命現象は自然科学では捉えられない神秘的な生物特有の原理(生気・精気)で動くとするアリストテレス、古代ローマのガレノス(Galenus)以来の生気論は退《しりぞ》けられ、自然治癒の理念は後退していくことになった[8]。

幕末から明治にかけて日本の蘭方医・洋方医に大きな影響をおよぼしたベルリン大学病理学教授のフーフェラント(C.W. Hufeland)は、「畢竟《ひっきょう》治癒は皆自然良能の功績に帰する者とす。故に純正精妙の医術は唯此良能の機力を助けて完成せしむるに在るのみ……此(医薬)撰用或は良能の索《もとめ》る所と其索めに適《かな》ふ所の薬能とを明察するに由《より》て、自然の理に本《もとづ》くにあり」と述べ(フーフェラント、山本致美《ゆきよし》訳『扶氏診断』下巻規箴三四則)、自然良能(自然治癒)を基本理念として掲げていたが、それも次第に色あせたものとなっていった。

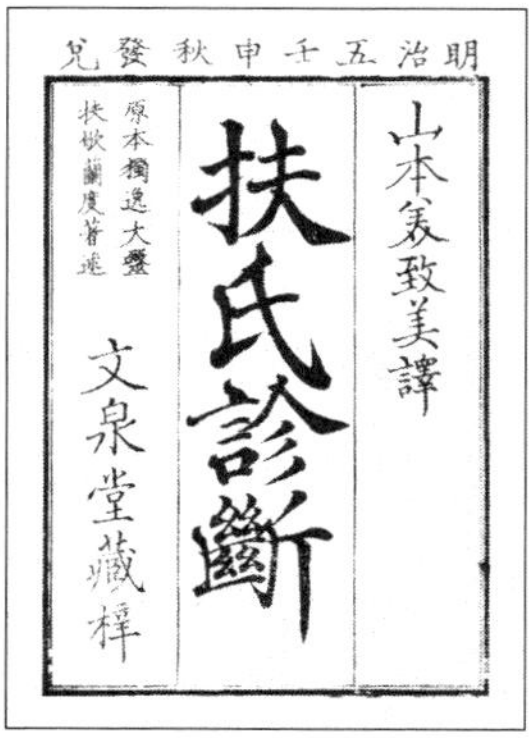

フーフェラント，山本致美訳『扶氏診断』(著者蔵)

さらに一八世紀前半のラ・メトリ(J. Offray de La Mettrie)によって提示された人間機械論は、人間を機械モデルで捉えて故障部位を要素に還元して分析する手法を用いて特定し、その部位のみを取り替えればよいとする意識を医療の世界に持ち込み、自然環境や社会環境の変動に対して柔軟な適応を促してきたこれまでの医療を退《しりぞ》けていくことになった。病因としての自然環境や社会環境がなおざりにされ、専門分化された医師が病人よりも病(臓器)に目を向けるようになった結果、病人疎外の状況が進むとともに、人間を操作可能な道具とみる人権軽視の医療が生み出されることになった。

一方、一八世紀半ばには物質を構成する元素のひとつと考えられてきた空気から、二酸化炭素・水素・酸素・窒素が分離され、定量的な方法を用いて化学現象を調べる気体化学が進展し[9]、薬学においては一九世紀初めにアヘンからモルヒネが抽出されている。この成功は「錬金術師たちが追求し続けてきた薬用植物の中に秘められた精」を探り当てる（有効成分の単離）という薬学革命、近代薬学の誕生と捉えられているものであった。[10]これ以後、一定量の純粋な有効成分を投与し確実に予期した薬効を再現する実験薬理学の勃興をみることになるが、同時に医薬関係者は動物実験や人体実験が抱えている問題に直面させられることとなった。近代医学をリードしてきた特定病因論のほうでも、サルファ剤にはじまる化学療法において実験的薬物治療に起因する薬害（副作用）の問題に悩まされることになった。[11]

明治政府が人と天地自然との相関、気血の調和、生気論、液体病理論、個人衛生（養生）、自然治癒といったキーワードを持つ漢方医学を否定し、積極的に導入を図った近代西欧医学はこれまでみてきたように、さまざまな課題を抱えるものであった。明治中期、産業革命によって都市に人びとが集住しはじめると、伝染病や各種疾病に罹患する者が増え、漢方医に代わって医療の前戦に立たされた洋方医による公衆衛生活動や診療行為が活発化している。洋薬需要の高まりを受けて天然薬物から合成薬物への転換が促され、やがて有機合成化学工業の誕生へと突き進むことになった。[12]

近代の実験科学的医学・薬学は生命と健康を守ることを志向して技術的な進化を遂げていくが、一方で実験科学であるがゆえに負わなければならないリスクもあった。医薬品や医療器機あるいは医療技術の開発にともなう実験研究においては、有効性や安全性などを確かめるための動物を用いた非臨床試験、人を対象とした臨床試験・治験が不可欠であり、そのため実験動物や被験者は重い障害や死の危険にさらされることとなった。現在では臨床試験の実施の基準に関する厚生労働省令、臨床研究に関する倫理指針などが定められ、被験者の人権や安全確保、実験動物の保護が図られているが、それら法的措置と行政規制の整備に関する取組みがはじまったのは、日本学術会議（会長越智勇一）が総理大臣田中角栄宛に提出した「医薬品の臨床試験評価に関する体制の確立について（勧告）」（一九七二年）からであり、わずか四〇年ほど前のことであった。

それまでの間、実験動物や被験者は脆弱《ぜいじゃく》な倫理的歯止めのもとで犠牲を強いられる状態に置かれていたのである。なかでも学用患者（給費患者）と呼ばれた人たちは貧しさのゆえに恩恵的な治療と引き換えに医学教育の「材料」とされ、治療とは無縁な研究実験用の採血や投薬を引き受けることを余儀なくされていた。研究実験においては予期しないことも生じ、そのために身体の不具や障害が発生することもあった。不幸にも死亡すれば病理解剖に回され、医学生のための系統解剖にも供されていた。学用患者は人間としての尊厳を奪われ実験動物の扱いを受けていたのである。動物には人権はなく、「人権を有する人間を動物的に扱う学用患者、その存在のうえに立って日本の医学が進歩を遂げてきた」という歴史があったのである。(13)

難病に取りつかれ療養生活を強いられた医師近藤常次郎（燕處）は明治三六（一九〇三）年に発表した『仰臥《ぎょうが》三年』において、「官立病院に至つては……院長様以下先生方の権柄《けんぺい》は実に凄《すさ》まじき者也。病人は此に至つて罪人視」されており、なかでも給費患者に至っては「彼等給費患者其他の膏血《こうけつ》に依《よ》りて衣食する院長様以下の所有物の如き観を呈し、彼等給費患者は恰《あたか》も此等院長様以下の御慈悲に依りて治療せらるる者に似たり、冠履倒易《かんりとうえき》も亦甚しからずや」といい、さらに「慈悲と研究とを標榜《ひょうぼう》して自家の懐中を肥《こや》」していた学医は、「病体解剖上、誤診を指摘せられて慚《はじ》る色」もないと痛烈に批判している。(14) 知識と金を併せ持っている者が、そのいずれとも縁のない者を支配し甘い汁を吸っているというのである。

同じく医師の長尾折三《せつぞう》は明治四〇年発表の『噫医弊《ああいへい》』において、「学用患者の如きも其病症が珍奇なるか、特に学問上必要也と認めし場合に於て殊更《ことさら》学生に定型を示し、後来社会に立て実務に従事する上に過誤なきを期する目的にして、多数学生に長時間反復して診断せしむるが為めに其費用を官給するものにして、最後に診断に付し治療を施すは教師の任に之あるべく、宗教家の説くが如き指導を離れて学生等の妄《みだ》りに治療するものにあらざるは吾人《われら》の万々信ずる所なるも、其本来の性質を忘却し、動《やや》もすれば学用患者を遇するに人間視せず殆《ほと》むど動物使ひをなすの行動、教員間に実現せられ学生等も自ら自己の草紙の如く心得ゆるに至」っているが、これこそ医弊であるといい、(15) さらに長尾は『東京朝日新聞』に同四二年二月より四月までの間、連載した『当世医者気質《かたぎ》』において、施療患者は『右へ向け右』の号令次第でどうにでもなる」ものである。大学病院にいる「施療患者は研究本位であって、そのことは「患者の方でも百も承知二百も合点、其代償として患者は或点迄の犠牲は黙認して居るのだ。譬《たと》ば多数の学生に入り換り立ち変り長時間の診察を受けねばならぬこともあろう。又生命を賭《と》して到底不治と定まった病症に対し、万一助かることがあると云う思切《おもいきっ》た手術を承諾の上受くることもあろう。又学術研究の為め死後解剖を契約することもあろう。以上施療患者としての義務で、大学病院の権利に属する当然の処置である」と述べ、学用患者の中には不治を宣告された病人がわずかな望みを抱いて志願したり、学術研究に貢献したいという善行の念からの申し出もあったと記している。(16)

明治期、そしてその後も大学や各地の医学校・病院では、教育研究用の「材料」である施療患者・学用患者を多く抱えていたことが知られている[17]。その目的のために公費による入院および外来診療が行われていたが、昭和三六（一九六一）年の国民皆保険体制の構築とヘルシンキ宣言の適用、さらには高度経済成長期に発生した公害・薬害患者の医療費自己負担分を軽減させるために、患者を学用患者の扱いとする対応をとったことが学用患者の処遇に大きな変化をもたらすことになった。現在は医療者に向けた倫理的な規制が強化され、学用患者（校費患者・教育患者・特別医療費患者）は国費・校費・医療保険の組合せによって医療費が賄われ、あるいは臨床試験ボランティア（モニター）という名のもとで有償の治験（新薬承認申請の資料収集を目的とする臨床試験）が行われるに至っている。わが国が西欧近代医学を導入するにあたって生理学・病理学・解剖学の基礎医学および臨床医学の教育と研究において、必要不可欠なものとされた学用患者はいかにして生まれ、それがシステムとしてどのように機能し教育研究体制の中に位置づけられたのか。近代の医学教育および病院医療システムの構築の過程をたどりながら、その展開を追いかけることにする。なお、本書の全篇にわたって引用史料の漢文は書き下し文に、片仮名文は平仮名文に改め、句読点を適宜加え、また新仮名遣いのルビを適宜付している。

（1）佐々木力『科学革命の歴史構造』上巻三三一―三三二頁、講談社、一九九五年。同『科学論入門』三三一―三五頁、岩波書店、一九九六年。
（2）『東京医事新誌』三七〇、明治一八年五月二日。

（3）R・L・G・ウィルヒョウ、梶田昭訳『細胞病理学』、『科学の名著』第二期第二『ウィルヒョウ』所収、朝日出版社、一九八八年。川喜田愛郎『近代医学の史的基盤』下巻七二八、七三七頁、岩波書店、一九七七年。

（4）C・ベルナール、三浦岱栄訳『実験医学序説』岩波書店、一九三八年。注3川喜田同書七八九―七九一頁。宮本忍『医学思想史』第二巻八三五頁、勁草書房、一九七二年。

（5）佐藤純一「医学」、黒田浩一郎編『現代医療の社会学』世界思想社、一九九五年。佐藤純一「近代医学・近代医療とは何か」、高草木光一編『思想としての「医学概論」』所収、岩波書店、二〇一三年。

（6）小川鼎三・酒井シヅ校注『松本順自伝・長与専斎自伝』（東洋文庫）一二一―一二四頁、平凡社、一九八〇年。

（7）長崎大学薬学部編『出島のくすり』一〇七―一一七頁、九州大学出版会、二〇〇〇年。

（8）川喜田愛郎・佐々木力『医学史と数学史の対話』七五、一一二頁、中央公論社、一九九二年。

（9）広田襄『現代化学史』二〇―三四頁、京都大学学術出版会、二〇一三年。

（10）石坂哲夫『くすりの歴史』一三五―一三九頁、日本評論社、一九七九年。

（11）G・カンギレム、滝沢武久訳『正常と病理』一六一頁、法政大学出版局、一九八七年。注1『科学論入門』一六五―一六六頁。注3川喜田同書五四二、九四九頁。新田義弘ほか編『岩波講座・現代思想』第一二巻『生命とシステムの思想』「現代医学の思想」（森山公夫）、岩波書店、一九九四年。注5「近代医学・近代医療とは何か」。P・コンラッド、J・W・シュナイダー、進藤雄三ほか訳『逸脱と医療化』二六頁、ミネルヴァ書房、二〇〇三年。

（12）注10同書一九四―二二六頁。宗田一『近代薬物発達史』三二―三八頁、薬事新報社、一九八二年。

（13）川上武『医療と人権』三二―三三頁、勁草書房、一九七一年。

（14）近藤常次郎『仰臥三年』一八五―一八六頁、博文社、一九〇三年。

（15）長尾折三『噫医弊』九四―九五、一八二頁、医文学社復刻、一九三四年（一九〇七年初版）。

（16）『長尾折三集』第二巻『当世医者気質』一八二、二一六、二一七頁、春秋社、一九八二年。

（17）渡辺淳一の小説に、「病気で脚が不自由になってからは義兄の処で居候みたいにぶらぶら過」ごしながら生活保護の適用を受け、結局は医科大学付属病院に梅毒のため学用患者として入院した者を描いた『猿の抵抗』と題した作品がある。それによれば、学用患者が病室から呼び出されて出向いた先の「講堂は四階の外科の医局の奥の突き当たりにあった。部屋は噂に聞いていたように扇形に広がった席が階段状に高くなり、その要に当る一番低い処には教卓があり、その前にベッドが一つ置かれていた」。彼にとって「梅毒は大変な病気だけど、それからきたらしい脊髄癆というのが、こうまで珍しく、彼等にとって貴重な病気であるとは思ってもいなかった。私がこの大学病院を訪れたのは、今から六ヶ月前で、その時、外来で初めて私を診た桐田医師は『すぐ入院しなさい』とその日のうちに急患用のベッドを開けて入れてくれた。云われた時、私が戸惑ったのは経済的な面であったが、彼は『心配しなくていい』と云ってかすかに笑った」とある。「私が、特別珍しい教材用の症状をもった者を対象とする、学用患者という扱いを受け、それ故に一銭もかからない仕組みになっているのを、婦長から聞いて知ったのは入院して三ヶ月経ってからであった。彼が来ても私は自分の体を借り物のように預けておくだけである。彼は癒しもしないで私の体を勝手気侭にいじくっている……私の病気がこれといった治療法もなく、どうやら少しずつ進んでいくらしい上に、類い稀な奇病だとしたら私は救われない」と感じている。「実のところ私はもう学生実習は勘弁して貰いたかった。だが私は学用患者であった……医師や学生にいじくりまわされるのは、いわば私の生きていく糧であった。自分の奇形をねたに金を得る見世物芸人がいる。私はそれと大して変りはない。これは私にとって大切なお勤めであった」といって開き直っている。「彼(桐田医師)は私を病気を持っている者としてしかみない。私自身より私の病気が面白いのだ」と分析している。治療するといって入院させておきながら、現実は治療なのか研究実験のための材料とされているのか、それが弁別できない状態に学用患者はおかれており、不安な心理が描写されている(『光と影』所収、一六九―一七八頁、文芸春秋、一九七〇年)。

## 二　学用患者を研究「材料」から研究協力者に転化させる装置

一七世紀以来、基礎医学分野では古典医学書の講読だけでなく、動物実験が重視されてきている。[1]それは偶然の観察を待つだけでは不完全な知識しか得られないからである。実験動物を用いることによって詳密な経過観察や病変の人工的な再現も可能になるわけだが、実験研究においては定量分析的な考察が求められるところから、統計上有意な結果を得ようとして動物実験あるいは人体実験を繰り返すことになり、人権や動物福祉の面で問題が生じることになった。明治一九（一八八六）年四月東京医学会例会において、帝国大学医科大学長の大沢謙二[2]（明治九年来日のドイツ人お雇い教師の生理学者 E. Tiegel に師事し、同一六年には同氏の後任として東京大学医学部教授となって実験生理学を研究）は、「人体試験は実に学問上甚た有益なりと雖《いえども》之れ情実上、生物を殺すは甚た忍ひざる事にて、動物を殺すも亦止《やむ》を得さるに出つるのみ。人は物に慣習の性質を持つものなれは、已《すで》に蛙等を屢々《しばしば》殺すことは慣れて更に意とせざるなり。故に人体を試験に供するときは、或は之れに慣れるの恐れあり。依て亦注意せざるを得ず」と述べ[3]、動物実験や人体実験を行ううえでの注意を喚起していた。

通常、疾病予防・診断・治療方法の改善や薬剤開発などの研究が行われる際には、あらかじめ動物を用いた実験（非臨床試験）を行い、有効性・効率性・利便性・安全性・薬物動態（薬物投与後の吸収・分布・代謝・排泄）などに関して検討し、その結果をみたうえで人を対象とする実験（臨床試験）に入ることになっているが、一九世紀、動物実験によって薬物の作用機序、消化液とその機能の解明に努めた生理学者ベルナールは『実験医学序説』（一八六五年）において、「生物の神秘的な内部を暴《ばく》露《ろ》し、その機能を見るためには、まず屍体について解剖した後に、今度はさらに必ず生体に対しても解剖を行わなければならない」と、屍体解剖につづいて生体解剖が生物機能の実態を知るためには必要なことといい、生体解剖、その前提となる人体実験を人権侵害であると批判する人びとに対しては次のように応じている。すなわち、ペルシャの諸王が死刑囚を医者に引き渡して医学に有益な生体解剖を行わせていたこと、ペルガモンでは死刑囚に毒薬と解毒薬の実験をしていたこと、ローマ帝国の著述家セルスス（A.C. Celsus）が罪人の生体解剖に対して「今後あらゆる時代を通じて多数の無辜《むこ》の民に恩恵を与えるような結果になるとすれば、このような刑罰をある罪人に課しても決して残酷ではない」と述べていたことなどの事例を紹介したうえで、「内科医は病人について毎日治療的実験を行い、外科医もまた被手術者について毎日生体解剖を実行」しているが、「内科及び外科における道徳の原理は、たとえその結果が如何に科学にとって有益であろうと、即ち他人の健康のために有益であろうと、その人にとっては害にのみなるような実験を決して人間において実行しないということである。しかしながら、それを受ける患者の利益になるようにという見地に立ってつねに実験したり、或は手術をしたりしつつ、同時にこれを科学のために利用することは少しも差し支えない」という。

　そして死刑囚に対する実験に関しては、「それらの罪人は、いずれも危険な手術を受ける代わりに、交換条件として赦免《しゃめん》を得たということであった。しかしながら、近代的道徳思想はこのような試みを排斥する。私もまたこの思想には全然賛成であるが、罪人が馘首《かくしゅ》になった直後に、生体組織の性質について研究することは、科学にとって極めて有益なことであり、また完全に許されることでもあると思う」とし、寄生虫学者が「ある死刑囚の婦人に、ひそかに腸寄生虫の幼虫を嚥下《えんげ》させたこと」、さらに同種の実験を臨死の肺病患者を対象に行ったことに対し、「この実験は科学にとって極めて興味があり、同時にまた人間についての確実なことが言えるのであるから、実験を受ける人に対して何らの苦痛を与えず、何らの不都合をもひき起こさない限り、十分許されてよいように思う……人間について試みることのできる実験の中で、ただ害のみを生ずるようなものは禁ずべく、無害のものは許さるべく、有益なものは奨励されるべきである」と述べる(4)。

人が持つ生理的機能は複雑で、しかも個体差があるため実験によって練り上げられた基礎的学理にもとづく医療行為であっても、その学理がいつでも誰に対しても有効であるという保証はない。その意味において医師の行う日常的な医療であっても、ベルナールのいうように「治療的実験」という性格をぬぐい去ることはできないし、また患者が医師の保健指導や療養についての助言に従わず、独断的な行動に走って治療効果を台なしにさせてしまうこともあり、医療行為から不確実性をぬぐい去ることはできない。望ましくない治療結果となったとしても、医師が訴えられないようにするには、行為が治療目的を志向し、当該行為についての説明に患者が十分に理解し同意をしていること、当該行為が現代の医療水準からみて相当な手段・方法で行われていることが求められている(5)。ベルナールにおいてはどんな治療でも、それを受ける患者の利益を志向したものであれば、たとえ患者の同意のない行為であっても許されるとし、死刑囚に対する実験については対価として赦免を用意することに反対するも、何らの苦痛や不都合を生じさせず、無害で科学にとって有益なものであれば奨励されるというのである。

人体実験についての歴史をみると、平時においては犯罪者や実験担当者の身内の者に限定したかたちで行われることが多く、実験を正当化するために犯罪者に対し釈放や刑期の短縮といった功利的な報酬を提示したり、贖罪《しょくざい》に役立つといった説得がなされてきた。戦時においては国家や多数の人びとの利益に資するからと説得され、多くの一般人が実験に参画させられ多大な被害を生じさせており、(6)その反省から人体実験においては被験者の同意を不可欠とする原則が導き出され、さらにそれが通常の医療の場面にまで及んで患者の人権を守る権利として確立をみるに至っている。

現代の「臨床研究に関する倫理指針」(厚生労働省、二〇〇三年七月策定、二〇〇八年七月改正)に従えば、被験者(臨床研究を実施される者、臨床研究を実施されることを求められた者、臨床研究に用いようとする血液・組織・細胞・体液・排泄物及びこれから抽出したDNA等の人体の一部を提供する者、診療情報を提供する者)となることを求められた者は、研究者などから事前に「臨床研究(医療における疾病の予防方法、診断方法及び治療方法の改善、疾病原因及び病態の理解並びに患者の生活の質の向上を目的として実施される医学系研究であって、人を対象とするもの)への参加は任意であり、参加に同意しないことをもって不利益な対応を受けないこと、自らが与えたインフォームド・コンセント(informed consent)をいつでも不利益を受けることなく撤回できること、被験者として選定された理由、参加することにより期待される利益および起こりうる危険並びに必然的にともなう不快な状態、臨床研究終了後の対応、臨床研究に係る資金源、個人情報の取扱」などについて十分な説明を受け、「その臨床研究の意義、目的、方法、期間などを理解し、自由意思に基づいて同意」を与えるインフォームド・コンセントを受けなければならないとし、また研究責任者には「被験者の生命、健康、プライバシーおよび尊厳を守る」こと、「臨床研究により期待される利益よりも起こりうる危険が高いと判断される場合、または臨床研究により十分な成果が得られた場合には当該臨床研究を中止し、または終了」することが責務となっている。

なお、平成二六年一二月文部科学省・厚生労働省告示第三号「人を対象とする医学系研究に関する倫理指針」により疫学研究に関する倫理指針（二〇〇七年）と臨床研究に関する倫理指針が統合され、インフォームド・コンセントに関しては手続きが整理されるとともに、未成年者などを研究対象者とする場合、理解力に応じた分かり易い説明を行い、研究についての賛意（インフォームド・アセント）を得るように努めることとされている。

インフォームド・コンセントは厚生省薬務局長通知として平成元（一九八九）年に出された「医薬品の臨床試験の実施の基準（旧GCP）」において要求されるようになり、同九年の薬事法に根拠を有する「医薬品の臨床試験の実施の基準（新GCP）に関する省令」の第四章において制度化をみたもので[7]、通常の医療においても適用されている。同四年改正の医療法では第一条の二において「医療は生命の尊重と個人の尊厳の保持を旨とし……良質かつ適切なものでなければならない」とする医療提供の理念を掲げ、同九年の改正では第一条の四に「医療の担い手は医療を提供するに当たり、適切な説明を行い、医療を受ける者の理解を得るように努めなければならない」とするインフォームド・コンセントについての努力規定を設け、すべての医療行為において生命の尊重と個人の尊厳の保持、その前提となるインフォームド・コンセントが不可欠なものであることを宣言している[8]。

患者の医療参加を促すとともに、医師の裁量権を抑制させる役割をも担っているインフォームド・

コンセントであるが、その理念は立派であっても現実は必ずしもそれに追いついていない[9]。本来、インフォームド・コンセントは人体実験・臨床研究に対する倫理的枠組みを構成する中で主張されてきたものである。しかしながら、日本では臨床研究の場でのそれが看過されがちな状況となっている[10]。それは土屋貴志や中川米造によれば、薬事法を除けば臨床試験に対する法的規制が存在せず、治験以外の臨床試験が、場合によっては「治療」の名のもとに行われてきたからであるという[11]。治療におけるインフォームド・コンセントと臨床研究のそれとの違いについて田代志門は、前者が司法の場で議論されてきたのに対し、後者は政府の規制によって被験者を非倫理的な人体実験から保護しようとして、行政規則や専門職倫理によって生み出されてきたものであると述べている[12]。

治験以外の臨床試験においてインフォームド・コンセントの必要性が認められたケースとして、卵巣がんの治療のため入院していた患者に臨床試験であるとのインフォームド・コンセントもなく、またプロトコール（治療・研究計画書）に違反して治験薬を投与し、死亡に至らせた愛知県がんセンター事件の判決（平成一二年）がある。同ケースでは一般的な治療行為においてなされるインフォームド・コンセントに加え、臨床試験の実施についてのインフォームド・コンセントが必要であったと指摘されている。もうひとつのケースは卵巣がんの摘出手術後に、追加治療として抗がん剤による化学療法を行うにあたって、患者の同意を得ないで比較臨床試験を実施した金沢大学付属病院無断臨床試験訴訟の判決（平成一五年一審、同一七年二審）である。医師側は患者との間で「包括的な医療契約」を結んでいるのであるから、医師の行為は裁量権の範囲内のことであるとし、医師は治療（保険診療の枠内での比較調査・自主研究）を行うという説明だけでよいといい、遺族側は無断で被験者とされてインフォームド・コンセントもなく、臨床試験が実施されたことは「治療方法に関する自己決定権（人格権）」の侵害に当たると主張している[13]。この問題に関して仲正昌樹は、治療から臨床試験への移行が患者の知らないところで実行され、患者が実験動物のように扱われることへの懸念を表明している[14]。治療が研究を兼ねているのであれば、臨床研究のカテゴリーにおいてもインフォームド・コンセントは必要なものである[15]。

医療は前述したように、常に実験的な要素を含んでいる。経験という臨床医の勘に頼って行われる部分も多く、また日常的に使われている薬も動物実験の結果から直接、臨床の場に移されて使われている現実もある。副作用が臨床試験の期間内にすべて測定されているわけではないから、服薬によって薬害が発生する可能性を完全に否定することはできない。医学の進歩発展が最終的に人間における実験結果に依存しなければならないのであれば、潜在的な危険と向き合う被験者の安全や人権の保護を徹底して求めていかなければならない[16]。今日では臨床研究や治験において、その研究が科学的に必要で妥当なものであり、被験者の人権と安全性の確保が保証されているかを審査する倫理審査委員会や治験審査委員会の設置が義務づけられているが[17]（「医薬品の臨床試験の実施の基準に関する省令」平成九年制定、同二四年改正）、最終的には患者あるいは被験者が自分自身でインフォームド・コンセントの内容を確かめ、科学的および社会的利益が患者や被験者の権利・福利よりも優先されていないか、たんに医師・研究者が免責されるための文書となっていないか、それを見極める努力を主体的にしていかないかぎり自分の身体を守り人権を確保していくことはできない。それは経験的にもいえることである。

医学の自然科学、実験科学としての地位を固めることに貢献した『実験医学序説』に話を戻すが、同書においてベルナールは「すべての現象の存在条件は絶対的に決定されているということを実験学の公理として、まず承認しなければならない。換言すれば、ある現象の条件が一旦知られ、また実現されるならば、その後この現象は実験家の意のままにつねに必然的に作り出されなければならない」といい[18]、「同一病気をひき起す種々雑多の事情も、結局はただ一つの決定されている病因作用に帰着させなければならない。一言でいうならば、同一の結果は同一の原因に結びついているということを言おうとするデテルミニスムこそは科学的公理であって……生命の科学において侵すことのできないものである」と述べている[19]。ベルナールは実験科学を推進した特定病因論者と同一の地平に立っていたが、人体実験に先立って行われる動物実験を動物虐待であると批判する人びとに対し、当時の彼は次のように答えている。すなわち、「一方においては各種の日常生活の用のために、或は家畜用として或は食料品として動物を用いる権利があるのに、他方においては人類のために最も有益な科学の一つにおいてこれを研究に供することを禁じているとしたら、これは実際極めて不合理なことと言わなければならない。何もここで躊躇している必要はない。生命の科学は実験によってのみ築き上げることができるのである。我々は先ず他のものを犠牲にした後ではじめて、生物の死を救うことができる。人間についても十分実験を行わねばならぬことは当然である。ところが残念なことには、医者はしばしば先ず動物について用意周到な研究を完了する前に、人間に対して危険な実験を最初から行っている。多少危険性のある治療薬または激しい医薬をあらかじめ犬について実験を行うことなしに、直ちにこれを病院内の患者に施すことが道徳的であるとは、どうしても私は認めることができない」といい、そして「その結果がたとえ他の人にとって有益であろうと、彼自身にとっては危険である以上、人間について実験することは不道徳であると考えなければならないが、動物について実験する場合は、いかに動物にとって苦痛であり、また危険であろうと、人間にとって有益である限り、あくまで道徳にかなっているのである」と。[20] 動物にとっては苦痛で危険な実験であっても、人間にとって有益な動物実験は認められるが、動物実験というステップを踏まない人体実験は認められないというのである。

キリスト教的世界観のもとでは、神の被造物である人間は人間以外の動物とは異なる特別な位置を占めており、人間には動物を己の生活のために使用する権利が賦与《ふよ》されていると考えられている（『旧約聖書』創世記第一章）。それゆえに動物実験が人間にとって有益であるならば、それは道徳的正当性をもつとベルナールはいうのであるが、そもそも人とは生理学的な違いのある動物を実験に用いることには大きな問題があった。砂原茂一《しげいち》によれば、人間に先立つ動物実験の抱えている課題として、人間の雛形《ひながた》としていつも役立つような動物種はこの世に存在しないこと、どの動物が前臨床情報源としてもっとも役立つかは、ヒト自身における研究を行ったのちでなくては分からないこと、同じ動物種のなかでも、亜種あるいは系によって代謝速度、代謝パターンに差があるし、個体差の問題も無視できないとし、動物実験のデータを人間にあてはめる際の問題点をあげている。[21] 動物実験によってすべての安全性が確認できないことは、睡眠薬のサリドマイドを服用したことによって先天性障害児の多発をみた薬害事件の発生によって明らかである。

またベルナールは動物実験とは別に、「複雑な事情に際して現象を簡単にし、不測の謬因《びゅういん》に対し警戒するために援用される比較観察」について、また「ある現象が他の現象に対して原因の役目を働いているという唯一の証明は、前者を除去することによって後者を消失させることの実験」についての有効性と必要性を説いているが[22]、それは医師というものが「どうしてもその治癒が自分の手当によったのであると信じる傾向」にあるため、「病人に手当を施さなかった場合を試みたかどうか」についての、すなわち対照群による確認がなければ、治癒が「はたして医薬であったか、それとも自然であったか」を知ることができないからであるといい、「ほとんどの実験的誤謬《ごびゅう》は、いずれもみな事実の比較判断を粗略にしたか、或いはまた比較することのできないものを比較できると信じたかによって起こったもので……（実験科学においては）原因対結果の定量的決定」がもっとも重要であると指摘している[23]。そのうえで「比較観察、比較実験が実験医学の唯一の確固たる基礎」であり、同時に「生理学も病理学も治療学もいずれも皆、この共通の批判の法則にしたがわねばならない」と主張する[24]。

東京帝国大学医科大学薬理学教授の林春雄は、明治四三年の『医海時報』誌上に「実験病理的研究に就て」と題して精密な対照試験の必要性を論じ、これすら十分に行われない実験には学術的価値はないと述べているが[25]、ベルナールの主張していたことは、被験薬の効果を科学的に検証する方法として用いられるランダム化比較臨床試験として、今日では定着をみている。これは有効性や安全性の評

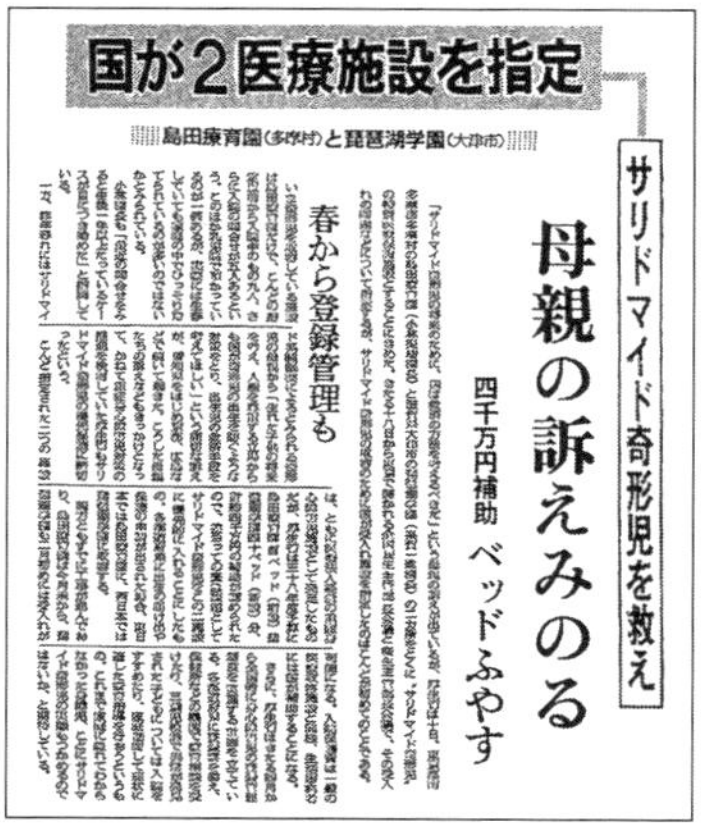
サリドマイド奇形児を救え
母親の訴えみのる
四千万円補助　ベッドふやす
国が2医療施設を指定
島田療育園（多摩村）と琵琶湖学園（大津市）
春から登録管理も

サリドマイド児救済に向けた動き
（『朝日新聞』1963年1月11日）

価に心理的要素を入り込ませないための措置として、被験薬と対照薬（効果のない偽薬か、すでに効果が確認されている市販薬）のどちらが誰に投与されているのかを被験者および医師の双方に知らせないままに（二重盲検法）、無作為の割り付け（ランダム化）で行われる試験法のことである。この方法が用いられた場合の問題点として、仮にも効果のない偽薬を対照薬として割り付けられた被験者が病人であったとき、被験者は最善の治療を受ける機会を奪われて病状が進行するといった不利益を被るおそれが生じること、[26]試験は多数の被験者・患者の参加を得て行われ、結果が統計処理されるため、古くからある医師患者関係の枠（日常診療の個別の関係性に閉じられていた伝統的な医療倫理）に収まらない論理を内包していると田代志門は指摘している。[27]

ところで、前述したように被験者の同意を不可欠とする原則が人体実験の歴史の中から導き出されたことをみたが、被験者の同意ということに関して明治・大正期の法学者市村光恵《みつえ》は、「医学の進歩を計らんとせは、新たに発見せられたる方法、又は薬剤を動物、特に人に試みる必要あるへし。然り人に対して試験を行ふは、医学上最も必要なる事に属す。然れとも之れと同時に、之を受くる人に対しては、極めて重大なる危険を加ふるものなり。故に此点に付ては、吾人《われら》は極めて厳格なる解釈を取り、『人に対する試験は本人の外、他人か決して之に同意を与ふる能《あた》はす。又本人か承諾を与ふるに付ては、其試験の結果を識り得へき意思能力ある者に限る』と解す。故に患者たると健康者たるとを問はす、又治癒し得へき者と不治の患者たるとを問はす、又死刑を宣告せられ近き将来に於て死刑を執行せらるることの確定せる者たると否とを問はす、本人の承諾なけれは之を試験の用に供する能はす。若《も》し本人の承諾なくして之を為し、因《よっ》て身体を毀損《きそん》したる者に傷害罪として刑法の制裁を受くへきものなり」と、治験には被験者の同意が絶対不可欠であり、同意があれば違法性は阻却《そきゃく》されると述べている(28)。

さらに市村は「新たに発見せられ未《いま》た其効果の不確定なる薬剤は、如何なる場合に之を使用し得るか」という点に関して、「信頼すへき医師か、医学上の確信に依《よ》り、又は獣類又は人体に対して試験を為《な》したる後、治療に適するものと認めたる新規薬剤は彼自身の経験、又は他人の試験に依り、其薬剤の有害なることを認めさる限り、之を治療に使用するの権利を有」しており、「医師か患者を治療するに当りては、其目的を達する為めに如何なる方法を採るも障《さわり》なきことを原則とす。然れとも其手段は医学上正当と認められたるものに限るへし」とし、そのうえで「何《いず》れの薬局方にも記載せさる新規の薬品にても、医師か認めて以て差支《さしつかえ》なしとなすものは、之を患者に授与することを妨けさるなり。但し此の如き新規の薬品にして、従来の試験未た不充分なるのみならす、其作用も亦充分に研究せられ居らさるにも拘《かかわ》らす、医師の不注意に因《よ》りて軽率にも之を患者に用ひ、之れか為めに患者か身体の傷害を受けたるときは、其医師は過失傷害罪の責を負はさるへからす」と述べ、治験が十分に行われないままに投与して患者・被験者に損害を与えれば、医師・研究者は過失傷害罪に問われることになると論じている(29)。なお、新規薬剤ということに関して山本致美《ゆきよし》が安政五（一八五八）年に訳したフーフェラントの診断学『扶《ふ》氏《し》診断』下巻規箴三四則には、「此の如き薬剤（特応薬）を用《もちい》んには、其健康体に施して病患と同証を起す所の能力を試験すること甚た利あり」との記述がみられる。

また市村光恵は「本人に対し充分其試験の結果を説明したる後、其承諾を得たりとせは、医師は其結果に付き何等《なんら》の責を負はす。然れとも此の如き特別明示の承諾なき場合に於ては、医師は左の条件に適合する場合の外、試験を施こす能《あた》はす。故に単に施療患者として概括的に其病症を試験の用に供する意思を表示して入院したるに過きさるものに対し、左に掲くる条件以外の試験を施こし、之れか為めに其者を殺傷せは、少なくとも過失殺傷罪は成立す」とし、その条件に関し「試験の目的か全く疾病の治療、又は其軽減に存する場合」と、「試験の目的か全く学問上の研究に存する場合」に分け、前者においては次の場合を正当とする。すなわち、「患者又は其保護者の承諾あるとき」、「医学上の確信に依り試験の結果か良好の成績を得る見込あるとき」、「其試験より生する危険は其治療し、又は軽減せらるへき疾患と比較して、更に之よりも大ならさるとき」である。後者においては「本人か充分其結果を知りて、承諾を与ふる限りは、『承諾は犯罪を除却す』てふ原則に依り、医師は無罪となれはなり。其行為か医業の範囲に属するや否やは問はさるなり……試験か大なる危険ありや否やの問題は、健康者に対すると否とに依りて差異あり。例へは健康者に癌細胞を植ゆるは大なる危険なれとも、已《すで》に不治の癌疾に罹《かか》れる者に対し、其身の健全なる部分に癌細胞を移植して、其伝染性を試験するは大なる危険と云ふ能《あた》はす」という[30]。すなわち、試験の実施にあたって施療（学用）患者に十分な説明をして同意を得ているのであれば、試験結果に対して医師が責任を問われることはないが、たんに試験に供するとのみ知らされて入院しているにすぎない施療（学用）患者に、いわばプロトコール（実験計画）違反をして重大な被害を与えた場合、医師は責任を問われることになるとし、その際、試験が治療目的か研究目的であるかによって、医師の責任の問われ方が違ってくるというのである。これは前述の金沢大学付属病院無断臨床試験訴訟を下敷きにしているような論旨である。

社会事業家の荻野憲祐《けんすけ》が昭和一一（一九三六）年に発表した論文「学用患者と医師の刑事責任」で

は、試験台となる学用患者の人権保護に関して次のような提案がなされている。すなわち、学用患者は「大体に於て生活上に於て余裕のない者が多く、殊に社会事業の対象となつて居る養老院、育児院、少年教護院の被収容者、或はカード（方面委員による生活実態調査カード）登録者、或は施療患者等が之に使用せらるる場合が頗《すこぶ》る多い」のであるが、医師が「一般患者を診療するに当りては、其の処置に於て或は投薬に於ては、所謂《いわゆる》医師としての善良なる管理者の注意を以てせねばならむことは云ふまでもない」ことであるのに対し、学用患者の治療は「普通患者と異にして之により患者の治療をなすと共に、医師の方に於ても何等かの利益を期待されて居るのであつて、学用患者として治療を受くる者に於ても或程度の犠牲は覚悟をして居るものと認めらるべきである。然しながらこの患者の犠牲即ち或程度、医師の試験台となることには一定の限度」がなければならない。医師が学用患者を治療するにあたつて「其の治療方法が一般的確実なる方法があるに拘《かかわ》らず、医学上の研究を目的として特殊の方法をとり、よつてこの限度を超越して患者に甚だしき損害、殊に死に至らしめたる場合」、その状況内容に応じて業務上の過失、認識ある過失、未必的犯意ある行為となる。医師による違法行為を絶無にしていくには、「治療を続けて居た患者の医師が当該患者の死亡に当りて、死亡診断書を作製すると云ふことが如何《いかが》かと思はれるのであつて、少くとも死亡診断書は治療せし以外の医師に於て之を作製すること、理想的に之を云へば警察医等が之を作製するといふやうな方法」に改めるべきであり、「弱者の立場にある学用患者の使用に対して、特に懇切丁寧に取扱ふこそ、医は仁術としての本領を発揮する所以《ゆえん》ではなかろうか」と述べている(31)。要するに、学用患者を研究用の実験台として取り扱い、しかも一般的確実な治療法をとらないで学用患者に甚だしい損害を与えたときには、医師を業務上過失傷害あるいは致死として扱うべきであり、また今後、医師による違法行為を減らすには少なくとも死亡診断書の作成を当該医師以外の医師に担当させるようにすべきであるというのである。

第二次大戦後の一九四五年一〇月にはじまったニュールンベルク国際軍事裁判、その翌年一二月から四七年八月まで行われたニュールンベルク継続裁判（管理理事会を構成する直接の占領主体各自の独自判断で実施）第一号事件、すなわち医師裁判は「強制収容所の犠牲者や捕虜の同意もなく、残虐で致命的な医学上の生体実験も含む戦争犯罪・人道に対する犯罪」を裁くものであった。その判決文において提示されたニュールンベルク綱領（Nuremberg Code. 一九四七年）は人体実験の有益性を認めたうえで、人体実験を正当化するためには被験者が圧迫や強制を受けることなく自由な選択を保証され、事前に十分な説明と情報が与えられた状況下で自発的な同意、適切な実験デザイン、実験担当者の倫理性が強く求められるものとなっている(32)。被験者の同意のないままに人体実験をすることは被験者を研究のための実験材料、すなわち手段として用いること、人間の尊厳を否定し人間をモノとして扱うことを意味している。ニュールンベルク綱領が持ち出したインフォームド・コンセントとは、健康人

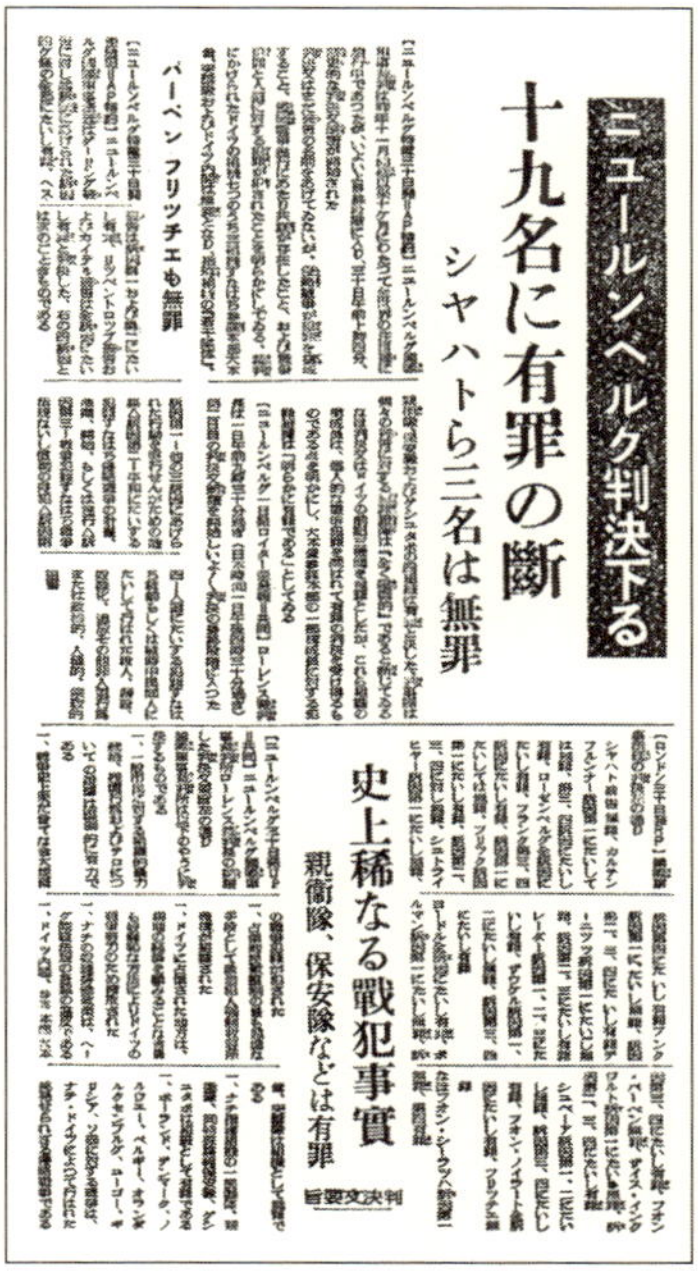
ニュールンベルク判決下る
十九名に有罪の断
シャハトら三名は無罪
パーペン　フリッチエも無罪
史上稀なる戦犯事實
親衛隊、保安隊などは有罪
判決文要旨

ニュールンベルク裁判の報道
（『朝日新聞』昭和 21 年 10 月 2 日）

を対象とする非臨床的人体実験において被験者を手段として扱うのではなく、研究の協力者として位置づけるための装置、必要な条件として考え出されたものであった(33)。

しかし、ニュールンベルク綱領が求めた徹底したインフォームド・コンセントは現実の臨床(特に精神医療・終末期医療・新生児小児医療・救急医療などの分野において)にそぐわないと批判され、一九六四年開催の第一八回世界医師会フィンランド総会で採択された「人間を対象とする医学研究の倫理的原則」に関するヘルシンキ宣言では、「科学知識を増進し悩める人類を救うためには、実験室における実験結果を人間に適用してみることは不可欠である」として人体実験の必要性を認めたうえで、研究はそれを正当化する道徳的科学的原則に従い、動物実験あるいは科学的に立証された事実にもとづいて行われなければならないこと、科学者としての認定資格を有する者のみによって行われること、被験者に予想される危険と考量《こうりょう》して目的の重要さが認められることを原則とする。そして、専門的治療処置を組み合せたものと非治療的なものとに臨床研究を区分し、前者においては治療が病人にとって利益になると医師が判断した場合、医師は新しい治療的処置を行ううえで自由でなければならない。その際、医師は患者から自由意思による同意を必要とし、同意能力のない患者に対しては法制上の保護者の許可をもって患者の許可に代えること(代諾)ができるとし、被験者保護についての後退がみられる。後者においては医師が被験者に対し研究の性質、目的、危険について説明し同意を得ること、被験者または保護者は研究の継続に対する許可を撤回する自由を持つこと、研究の継続において被験者に害を及ぼす可能性があれば研究を中断することなどを求め、被験者の権利・利益が医学研究よりも優先すること、研究者には倫理的な義務があること、研究は被験者のリスクおよび負担を上回る場合に限り行うことができると明記している。[34] 要するに、高い倫理性は必要であるが、同時に医療は現実に即して実務的に処理される必要があるということである。

ヘルシンキ宣言はさらに一九七五年の第二九回世界医師会東京総会において修正され、ヒトを対象とした研究では特別に任命された独立した委員会に実験計画書を提出すること、被験者のプライバシー、自己の安全を守る権利を尊重すること、被験者に対するインフォームド・コンセントを徹底すること、被験者は自発的協力者であって、健康人か実験計画とは無関係な病気の患者であること、学問的興味や社会的要請を被験者の福祉より優先させてはならないこと、動物愛護について配慮することなどが加えられ、被験者へのインフォームド・コンセントの導入とその徹底化、施設内審査委員会（research ethics committee）の設置が求められている。医師と患者との関係性のうえに成り立っている医療にとってインフォームド・コンセントは、その関係性を構築する鍵であり、また医療が患者の同意のもとで行われる正当な行為であることを示す証明と位置づけられている。

ニュールンベルク綱領にはじまり世界医師会などの場で宣言された一連の医学研究に関わる倫理指針および条約は、いずれも生まれながらにして自由でかつ平等に持っている人としての尊厳を、いかにして守るかという一

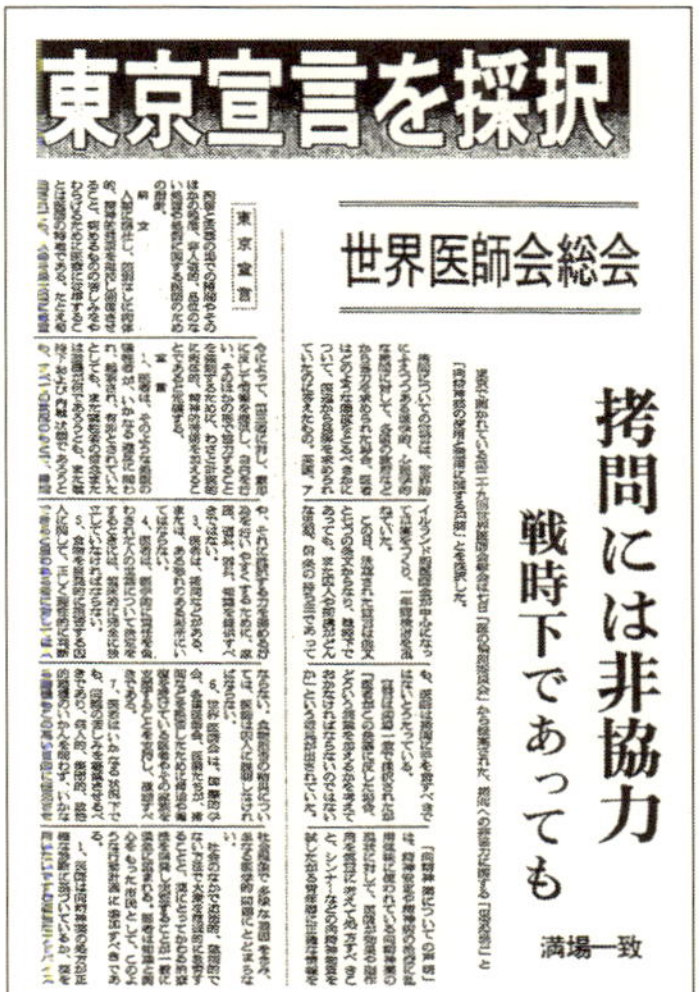
東京宣言を採択
世界医師会総会
拷問には非協力
戦時下であっても
満場一致

世界医師会東京総会の宣言
（『朝日新聞』1975 年 10 月 8 日）

点から出発しているわけだが、その尊厳に関する明確な定義といったものはない。ちなみに一般的に用いられている尊厳についての解釈例のいくつかをみると、まず人はそれぞれ異なる個性を持つ唯一のかけがえのない存在であり、その存在自体を指しているとか、自己決定の権利が最大限に尊重され[35]、他者の意思によって支配されず不当な扱いを受けていない状態、あるいは他者が意図している目的のための手段・道具として取り扱われず、誇りを持って主体的に自分自身の人生を生き抜くことができている状態[36]、日本国憲法がいう法の下での平等をはじめとして、信教・思想・良心・表現などの自由、居住・移転・職業選択などの自由、教育を受ける権利、労働基本権、幸福追求権、生存権など「人類の多年にわたる自由獲得の努力の成果」である基本的人権が保障され、また戦争のない平和な社会生活が確保されている状態[37]、神が人に授けた生命の神聖性、あるいは自律的に生を営むことのできる人格が要求する相互尊重の精神[38]をいうといったものなどがある。生命の神聖性を持ち出して定義することになれば、ベルナールが『実験医学序説』において「(医学者は)少し困るとすぐに生命力を援用して、生命現象は神秘的の生命力によって支配されていると言い……ある不明の現象または説明のできない現象が医学において起るとき、すべての学者が当然なす如く、『私は知らない』と言う代りに、医学者は『それは生命である』と言う習慣をもっている。そしてこれは、不明なものを一層不明なものを以て説明した」に過ぎないのであると指摘した同じ批判が与えられることになる[39]。

医薬品や医療器機あるいは医療技術の開発研究では動物を用いた非臨床試験、人を対象とした臨床試験・治験は欠かせず、また医学教育の場では臨床講義・演習用患者が求められ、医師になるための実技試験に供される患者、すでに医師となっている者のスキルアップのための研修用患者も必要とされている。それら患者を確保するために、かつては貧病人がリクルートされていた。悲惨ともいえる状況に置かれていた彼ら学用患者の人権保護に関する提言が明治中期以降にいくつかみられるが、そこでは被験者の同意を得ること、実験は良好な成績が見込めるときのみ行うこと、実験による危険は治療にともなうそれよりも大きくないこと、実験台として患者を用いるには一定の限度があること、被験者に甚だしい被害を与えた場合は医師の責任を問うといったことなどがいわれている。戦後は被験者保護の流れが強まり、「患者の権利」という枠組みの中で医療における人間の尊厳が明示されるようになり、第三四回世界医師会ポルトガル総会では「患者の権利に関するリスボン宣言」(一九八一年)が採択されるに至っているが、日本の国民性ともいえる脆弱《ぜいじゃく》な人権意識に、それらがどこまで切り込み根づかせられるのか、課題は多い。

(1) E・R・ロング、難波紘二訳『病理学の歴史』二三〇―二三九頁、西村書店、一九八七年。
(2)『東京医事新誌』二五〇、明治一六年一月一三日。
(3)『東京医事新誌』四二一、明治一九年五月一日。
(4) C・ベルナール、三浦岱栄訳『実験医学序説』一六五―一六九頁、岩波書店、一九三八年。
(5) 小松公夫『治療行為の正当化原理』八八―八九、九六―九七頁、日本評論社、二〇〇七年。
(6) 中川米造『医の倫理』六〇―六四頁、玉川大学出版部、一九七七年。松村高夫ほか『戦争と疫病――七三一部隊のもたらしたもの』本の友社、一九九七年。浅井篤「ヒトに対する医学研究における倫理」、浅井篤ほか『医療倫理』所収、勁草書房、二〇〇二年。W・ラフルーアほか編『悪夢の医療史』六〇、九〇―九二頁、勁草書房、二〇〇八年。

(7) 岩田太『患者の権利と医療の安全』第三章「似て非なる『日本式インフォームド・コンセント』を超えるために」(佐藤恵子)、ミネルヴァ書房、二〇一一年。

(8) インフォームド・コンセントの法理については甲斐克則編『医事法講座』第二巻『インフォームド・コンセントと医事法』第二(野崎亜紀子)、第三(田坂晶)、信山社、二〇一〇年を参照。

(9) 光石忠敬「臨床研究における対象者の適正選定とインフォームド・コンセント原則」、湯沢雍彦・宇都木伸編『人の法と医の倫理』所収、信山社、二〇〇四年。

(10) 小泉仰監修・西洋思想受容研究会編『西洋思想の日本的展開』第三章「『bioethics』と『生命倫理』」(土屋貴志)、慶應義塾大学出版会、二〇〇二年。田代志門『研究倫理とは何か』二八―二九頁、勁草書房、二〇一一年。

(11) 注10土屋論文。注6中川同書三一頁。

(12) 注10田代同書三二―三四、九四―九六頁。

(13) 甲斐克則『被験者保護と刑法』八頁、成文堂、二〇〇五年。仲正昌樹ほか『「人体実験」と法』お茶の水書房、二〇〇六年参照。

(14) 注13同書五、四二頁。

(15) 注10田代同書一〇五―一〇六頁。

(16) 砂原茂一『臨床医学の論理と倫理』一五五―一五六頁、東京大学出版会、一九七四年。下山瑛二『健康権と国の法的責任』第一部第一章「薬事行政と国民の健康」、岩波書店、一九七九年。注10土屋論文。

(17) 赤林朗「倫理委員会の機能」、浅井篤ほか編『医療倫理』所収、勁草書房、二〇〇二年。樋口範雄『医療と法を考える』三八―五二頁、有斐閣、二〇〇七年。

(18) 注4同書一一五―一一六頁。

(19) 注4同書一四一頁。

(20) 注4同書一六九―一七〇頁。

(21) 注16砂腹同書一六〇―一六二頁。

(22) 注4同書九九―一〇〇頁。
(23) 注4同書二一一―二一二頁。
(24) 注4同書三一五―三一六頁。
(25) 『医海時報』八一一、明治四三年一月一日。
(26) シリーズ生命倫理学編集委員会編『医療事故と医療人権侵害』第六章「臨床試験と人権侵害」(打出喜義)、丸善出版、二〇一二年。
(27) 注10田代同書一七二―一七三、一八〇頁。
(28) 市村光恵『改版・医師ノ権利義務』一〇四―一〇五頁、宝文館復刻、一九三八年(初版一九〇六年)。
(29) 注28同書九三―九四、一一〇頁。
(30) 注28同書一〇六―一〇九頁。
(31) 『社会事業』二〇‐四、一九三六年七月。
(32) 柴健介『ニュルンベルク裁判』六五、一三七、一四四―一五二頁、岩波書店、二〇一五年。
(33) J・ヨンパルト、秋葉悦子『人間の尊厳と生命倫理・生命法』六八―六九頁、成文堂、二〇〇六年。
(34) 小松美彦『死は共鳴する』一〇三―一〇四頁、勁草書房、一九九六年。近藤均ほか編『生命倫理事典』参考資料六八六―六八七頁、太陽出版、二〇〇二年。
(35) 井上英夫『患者の言い分と健康権』一五七頁、新日本出版社、二〇〇九年。
(36) J・ヨンパルト『人間の尊厳と国家の権力』六六、八六頁、成文堂、一九九〇年。注33同書一〇―六三頁。
(37) 伊藤真・川端一永『法律を知ると患者の権利がみえてきた』七四―九一頁、メディカ出版、二〇〇三年。
(38) ミヒャエル・クヴァンテ、加藤泰史監訳『人間の尊厳と人格の自律』四五―四七頁、法政大学出版局、二〇一五年。
(39) 注4同書三二四―三二五頁。

## 三　歴史にみる臨床重視の伝統と基礎医学研究の萌芽

一九世紀半ば、ヨーロッパの中での後進国ドイツは病院よりも実験室・研究室を足場に、科学技術的な医学を武器として基礎医学・生物医学の面で輝かしい成果を上げていくが、そのころ同じく後進国であった日本もそれにならう道を選ぶことになった。明治政府は明治二（一八六九）年、イギリス公使館付医官で外科医のウィリス（W. Willis）を大病院（横浜の軍陣病院を東京下谷に移したもので、同年二月医学校兼病院と改称）に迎え、臨床医学と公衆衛生・予防医学を重視するイギリス医学の採用に傾くが、同年、医学校取調御用掛に任命された肥前佐賀藩の相良《さがら》知安《ともやす》と越前福井藩の岩佐純の二人（ともに長崎医学所のオランダ軍医A.F. Bauduin に師事）は、東京開成学校（大学南校）教頭で岩倉使節団派遣にも関わったフルベッキ[1]（G.H.F. Verbeck）らの進言もあって、医理と実験を重視する自然科学的なドイツ医学の採用を建議するに至っている[2]。

その理由として、フランスの「奢侈《しゃし》は未だ国富に適せず」、オランダは「已《すで》に国勢弱くして、直《じか》に独仏の書を読んで翻訳せり」、イギリスは「国人を侮《あなど》り」、アメリカは「新国にして医余り無し」、立憲君主制のドイツは「国体稍《や》や吾に似て、且《か》つ此時未だ亜細亜《アジア》に馴れず」ということであった[3]。また陸軍軍医総監を務めた石黒直悳《ただのり》は「蘭学なるものは殆《ほと》んど十の六、七は独逸《ドイツ》書の翻訳と言ってよいくらい」のものであり、アメリカは「国運隆々として進歩が目覚しいが、民主国である」として反対。参議の副島種臣《そえじまたねおみ》も「米国の如き民主国は全然我が国と相容《あいい》れないもの……万事は立憲君主国たる独逸《ドイツ》に倣《なら》うがよい」との意見であった。[4]

建議書ではフランスを奢侈の国であって日本の経済水準に適しないとして除外しているが、フランスと日本の病院のあり方の違いも関係していたようである。福沢諭吉は幕府遣外使節に随行して得た知見をもとに『西洋事情』初篇（一八六六年刊行）を著しているが、その巻一においてフランスの病院事情を詳しく紹介している。それによれば、パリの大小一三の病院にはそれぞれ医師が八人から一五人、最大の病院で三〇人おり、そのほか病男を看《み》る男介抱人、病婦を看る女介抱人がいて、病人五〇人に対し介抱人一〇人の割合となっている。またノンと称する尼のごとき者が無給で病人の男女別なく介抱に当たっている。役所の官吏が病院を支配しており、入院を望む者は官の許可を受けなければならないとし、病院経費は寄付金のほか、芝居などの興行収入の一部、中産階級の入院者からの徴収金、質物の競売によって得た利益、相続人のいない家産によって賄《まかな》われているとある。[5]

病院を場にして展開された臨床重視のフランス医学は、革命後に生まれた大規模病院での臨床的観察、死後の病理解剖を積み重ねる地道な実証主義と統計の医学であるといわれているが[6]、明治初期の日本には病院を寄付金によって成り立たせる土壌も、病院内で臨床的観察の指導にあたる生理学や病理解剖学に通じた医師も少なく、また頻発《ひんぱつ》するコレラなどの流行病対策に有効な公衆衛生的環境を整えるだけの財政力もなかった。それゆえフラン

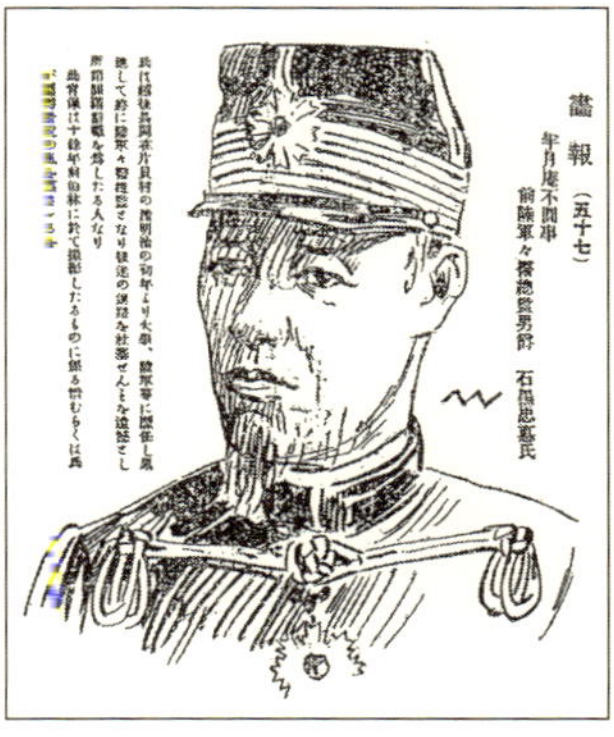

石黒直悳
（『二六新報』明治 33 年 3 月 31 日，復刻版，不二出版より）

ス医学だけでなく、主に私学を病院付属医学校としていたイギリス医学導入にも躊躇《ちゅうちょ》せざるを得ず、(7)ドイツ医学とドイツの国民管理のための医療行政および医師養成システムを採用するに至ったのである。つまり日本の近代医学は病院という場において患者を客観的集合的に診る臨床からではなく、実験室・研究室での患者不在の基礎医学からの出発となった。そうはいっても医学は実学であり、人を癒す技術である以上、臨床をないがしろにして成り立つものではない。臨床重視は古代以来、日本医学の伝統でもあったが、その臨床の基礎にあったものは科学的実証性の乏しい漢方医学の生理・病理論であった。

一方、それとは別に近世中期、古方派・蘭方派・漢蘭折衷《かんらんせっちゅう》派の医師たちは解剖の経験を積み重ねたことによって西洋医学の提示する内景（解剖）図の正確さを知るとともに、解剖のうえに構築された西洋の生理・病理論の正しさを追認する作業へと向かうことになった。幕末には貧賤の病人や施療患者を稽古台にして、臨床技術の習熟と実験研究にも手を染めている。明治を迎えると、彼らの間で行われていた西洋医学理論にもとづく臨床実習の小さな営みは、西洋医学の全面的な採用に踏み切った政府主導のもとで病院・医学校を場にして全国的な展開をみることになるが、そこに至るまでの過程を近世を中心に少し詳しくみていくことにしよう。

まず古代の医療法である「医疾令」には典薬寮（医療行政および医育・診療機関）における医育に関して、医針生は医薬書を講読するとともに、「上手医」（名医）の診療の傍らで手技を観察し習熟に努めなければならないとする。修学後には式部省での任官試験を受けることになるが、その際、たとえ医薬書に関する試問が不合格であっても、臨床能力に優《すぐ》れていれば医針師に採用するとある。任官後は宮内省で毎年実施する勤務評価のための試験を受けることになるが、そこでは技能の優劣のみが審議の対象となっており、臨床能力が重視されていた。[8] 譜代世襲の者が重用《ちょうよう》されることになった平安中期には任官試験も形骸化し、特定の氏族に医官が集中するようになる。医官を家業とすることになった氏族においては内輪の覇権《はけん》をめぐる争いも生じている。その争いを征したのは血統よりも器量、臨床能力が評価基準となっていた。[9]

鎌倉期の医師惟宗具俊《これむねともとし》は随筆『医談抄』下巻において、「かならす稽古才学なけれとも、心きき（利き）分明にて練習の功つもりぬれは良医になる事也」と、良医になるには練習を怠りなく積まなければならないと戒めているが、[10] 医官の世襲が固定した鎌倉期になると、前代と違って血統優先の風潮が生まれ、結果として医官は没落への道をたどることになった。伝統的な権威の象徴であった朝廷の医師に代わって医療界に勢力を伸ばしてきたのは僧医や民間医たちであった。彼らの一部は守護大名や戦国大名、さらには有力な寺院に雇用されたが、「渡り医師《くすし》」として諸国を遍歴し各地に伝わる技術や知識を集積させる者もいた。

戦国期の医師曲直瀬道三《まなせどうさん》は明代に構成された医論にもとづいて病症を精細に観察弁別したうえで、それぞれの症状に応じた処方を考えて薬を施さなければならないとする「察証弁治」を重視し、その一方で、きわめて観念的な陰陽五行説にもとづく医論も展開させているが、[11] その道三の後世《ごせい》

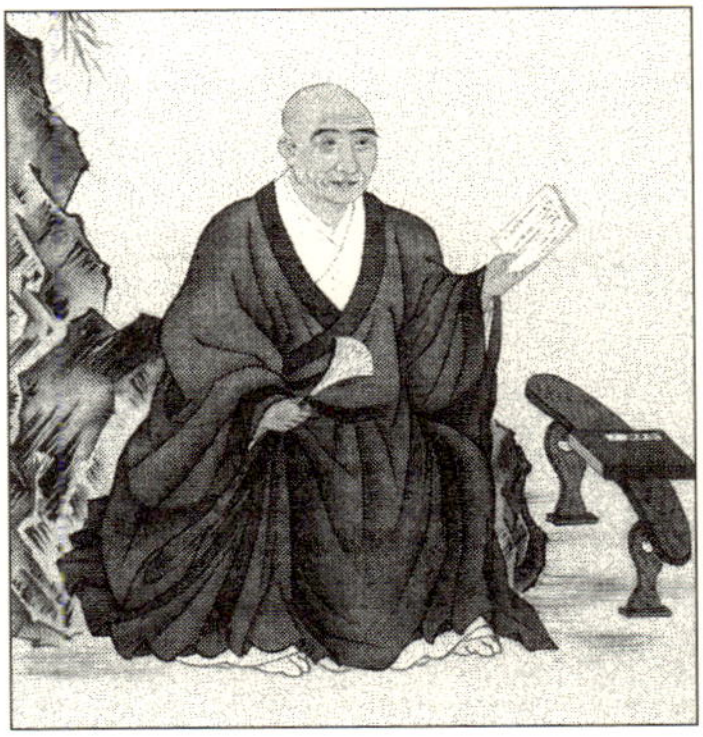

曲直瀬道三
（『医家肖像集』思文閣出版より）

派医学の流れをくむ近世前期の医師加藤謙斎は『病家示訓』（一七一三年）において、「医者学問ありても、病功と気の働きなければ成《なり》がたき」ものであるという。臨床経験の中で蓄積された技術と知識、そして臨機応変の対応が医師にとってもっとも大事なものであり、机上の学問や旧慣故実《きゅうかんこじつ》に通じているだけでは医師として門戸を張ることなどはできないと述べる。[12]

後世派医学を批判した近世前期の古方派医学に属する医師名古屋玄医は随筆『丹水子《たんすいし》』（一六八八年刊）巻下において、「宜《よろ》しく能《よ》く医書を読み、歴試も亦多くして実ある者に任す可し。縦《たと》ひ能く書を読みて実ありとも、若《も》し少年にして歴試する所無き者には、妄《みだり》に任す可からず。何となれば、則ち歴試する所無くして、直ちに医書の述ぶる所を以て之を療して多く敗を取」るからであると述べ、[13]歴試すること、臨床経験の積み重ねを求めている。[14]

同じく古方派の山脇東海に学んだ緒方惟勝《これかつ》も随筆『杏林《きょうりん》内省録』（一八三六年自序）巻六において、山脇東門の言説を引きながら、どのような状態の病人であっても誠心誠意を尽くすこと、それが「稽古修行に成」ると述べる。[15]また考証学派の奥医師多《た》紀《き》元悳《もとのり》（永寿院）は教訓書『医家初訓』（一七九二年自序）において、「医経数千言を誦し治術に於ても稍《やや》得る所ありとも、積年の功を積《つま》されは円熟することあたはす」といい、さらに「医経本草の類は法帖《ほうじょう》なり、病人を手掛るは手倣《てならい》」に相当するが、よく法帖に照らし合わせて「病証変化の機」と「薬剤の当否」を熟考し、「歴試経験」の功を積まなければ良医にはなれないと説き、[16]各派のいずれにおいても臨床重視の姿勢が示されている。

古文辞学派の儒者荻生《おぎゅう》徂徠《そらい》は「医の如きは実技なり、道に非ざる」ものといい[17]（「芳幼仙に復す」）、幕医の子らに対しては学問あるも「療治の不得手」の医師のもとへ通わせ、大方を習い覚えたところで「田舎へ遣わして療治を仕習《しなら》はす」ようにせよと意見し[18]（『政談』巻四）、その徂徠の影響を強く受けた古方派の医師吉益東洞《よしますとうどう》も、[19] 医論集『医事或問《わくもん》』（一七六九年）巻下において「医者は病を治するもの」、病を治してこそ医者であって、医者とは病を治せる技術者、疾医でなければならないという。そして、「病を治するは方」であるから、より良い治療のための薬方を探し求め、「証を論じて因を論」じてはならない。「（病の）発《おこ》る故をほりうがちて論じ、理を窮《きわめ》る事」、それは人力の及ぶところではないからである。「たとへ因をしるとも無益なり、因なしと言は無理」である。ただ「空論理屈にて道に害ある」ものであるから、事実にもとづかない医理（規矩準縄）の詮索は棚上げにして、治療に直結した薬方の探索に専念し治療実績を積み上げよという。[20]

吉益東洞の言説を門人の鶴田元逸《げんいつ》がまとめた『医断』（一七五九年）では、後世派医学が論じている思弁的な医理（陰陽・五行・運気）の一つひとつを取り上げて反駁《はんばく》する。すなわち、「陰陽は天地の気なり、医に取ること無し……唯に治に益無きのみに非ず。反《かえ》つて以て人を惑はす」もの、「（五行）説を執《とり》て之を匕《ひ》術に施す時は、則ち謬《あやまり》を千里に致す」ことになり、「是（運気）は陰陽家の言なり。いづくんぞ疾病、医に於て取らんや」と断じ、「理は定準無く、疾は定證有り。豈《あ》に定準無きの理を以て、定證有るの疾に臨むべけんや」と、決まった標準もない医理をもって定証を示す病にいかに立ち向かおうとするのか。

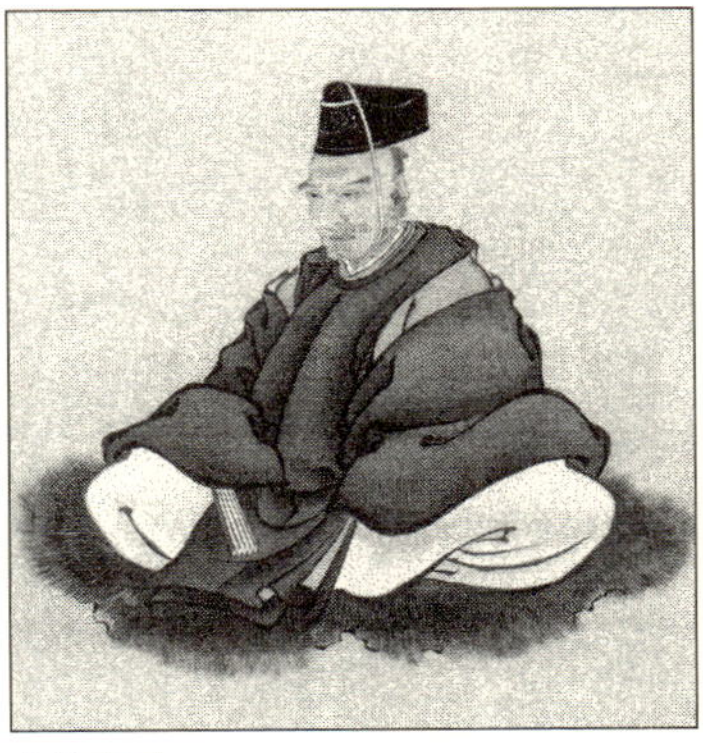

吉益東洞
（『医家肖像集』思文閣出版より）

それゆえわれわれは「已《すで》に然《しか》るもの」を論じて、「未だ然らざるもの」については論じないのである。「事理は相依《あいより》て離れざるもの」であるから、事象をしっかりと把握できれば、理は自《おの》ずと認識できるのであるといい[21]、親試実験により獲得した確実な経験知にまさる医理はないと述べて後世派を痛烈に批判する。[22]

吉益東洞の『医事或問』巻上では古代中国の名医扁鵲《へんじゃく》も医理を論じないで、ただ「疾毒の形状を見《み》定《さだめ》、其毒を去り、病苦を救ふ事を覚へたるもの故、千歳を経るといへども、術にかけて違事《たがうこと》なし」と、扁鵲の薬方は長い臨床経験の中で得られたものであるから、千年の年月を経てもその有効性に変わりはないといい、さらに聖人というものは「みづから行ひたる事を知《しり》たるといひ、身に行はぬ事は、大かた知たる事にても知らぬ」という。したがって、聖人が知っているといったことに関しては事実に反するものがないとも述べる。

古方派の山脇東洋の次男山脇東門は随筆『東門随筆』（未刊、年不明）において、「病から療道を誨《おそれ》ること有り、故に数十百人を歴試するに付て、自然と上達するものなれば、軽症なりとて漠視《ばくし》すべからず」と記し[23]、患者を多く歴試することによって医は上達するといい、名古屋玄医と同趣旨のことを述べているが、歴試を通して獲得された方は道によって動くものと、吉益東洞は『医事或問』巻下においていう。その「道を得る」には、「（病者の）生死は天の司《つかさ》にして人の司所《つかさどる》」のものではないと思惟し、患者の生死を棚上げにしたところで思い切った処方をすればよい。すべての病はひとつの毒より生じていると心得て、毒を取り去るための治療をつづけることが大事であって、「生死に迷はぬ時は道よく達し、方よく治す」のである。道を得れば方によってよく治すことができるようになると述べる。では、その道は他人にも伝えることができるのかといえば、「子にも伝へがたく自得を待《まつ》もの」という。東洞のいう道とは法則化の困難な経験的主観的な技能、言いかえれば、勘が大きな比重を占めるものであった。それゆえ獲得された技能はその個人を離れて存在することはできず、道を得た名医の死とともに技能も棺に納められてしまう。技能は科学的な分析と病理解剖による検証を得てはじめて伝達可能なものとなり、医師仲間の共有財産となり得るわけだが、そこに至るには蘭学への接近が必要であった。実証と経験を重んじて有効な薬方の探索と治療に精力を注ぎ込んでいた東洞であったが、積み重ねられた事実を横断的に分析して法則体系化する道を自ら閉ざしていただけでなく[24]、生命の維持を度外視した治療至上主義、基礎医学の軽視といった姿勢によって自ら医学を行き詰まらせてしまうことになった[25]。

吉益東洞と同時期に活躍した山脇東洋は、身体の表面に現れた病症を把握するだけでは満足せず、解剖を通して病症と臓腑の関係を求め、京都での刑屍体の解剖所見をまとめて『蔵志《ぞうし》』（一七五九年）を著している[26]。そこにおいて「理を先にして物を後にすれば、則ち上智も失ふことなき能《あた》はざるなり、物を試みて言をその上に載《の》すれば、則ち庸《よう》人《じん》も立つ所あるなり」と説き、旧来の思弁的な医論、臓腑説を否定する。視覚下に置くことのできない体内であるから、医論は必然的に想像をたくましく作り上げられること

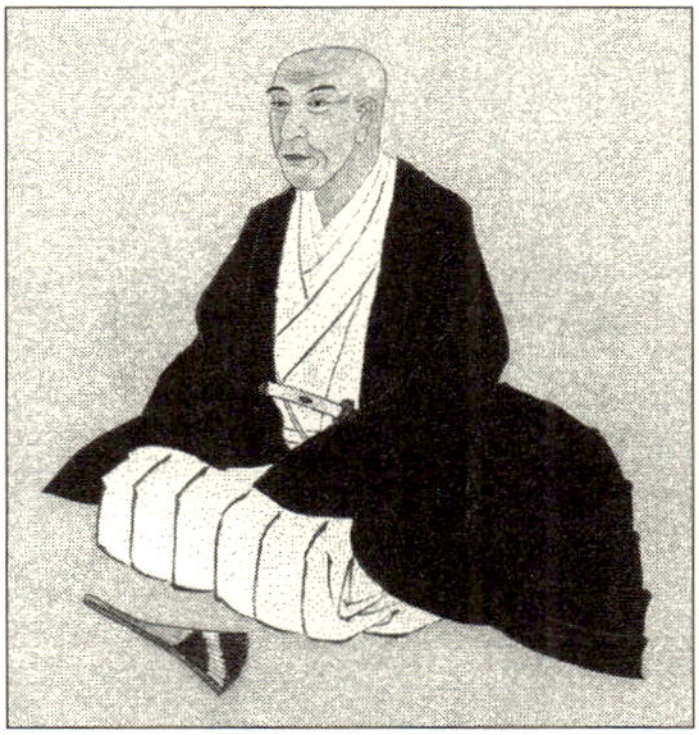

山脇東洋
(『医家肖像集』思文閣出版より)

になる。そんな医論に従うのではなく、物事は実際に目で見た事実のうえに立って論じなければならないと東洋はいうのであるが、事実より得られた知見を基にして医理を打ち立てることに対しては否定的であった(27)。

医論に関して蘭方医の杉田玄白は晩年、自分の影法師との対話というかたちをとって医学についての所感を記した『形影夜話《けいえいやわ》』（一八一〇年）巻上において(28)、人を癒すことができてこそ医師であるとい い、名古屋玄医や吉益東洞と同じく臨床経験の功について説くとともに、「何《いず》れにも医は多く書を読み、療功を積ての後ならでは、名手には至られぬ」ものであるから、広く西洋の医書を読んで医理の要所を押さえておかなければならない。そうすれば「機に臨み変に応じて的方を処し、良功を取る」ことができるようになる。「病人を数多《あまた》取扱ひ」て「場数を経」ていれば、「自然と医理符合し、心に徹する所出来るものなり」と述べ、たんに経験を積むだけでは限界があるとし、玄医や東洞と違って医理の大切さを説く。

また次のようにもいう。医理が「無稽《むけい》なる妄説《もうせつ》（根拠のない誤った説）」であるとしたら、いくら学んだところで意味は不分明のままで終わることになる。古来より学ばれてきた『黄帝内経素問《こうていだいけいそもん》』『黄帝内経霊枢《れいすう》』『難経《なんぎょう》』などといった医書もその類《たぐ》いである。なぜなら、それらの書には「実験的実なるもの」が少なく、観念的であって自分で理解したことを書き記したものとは思われないからである。必要なことは「実に就いて質《ただ》さん」とする姿勢、哲学ではなく事物に即して学ぶことであると。ただ玄白の述べている医理とは、自分たちが積み重ねてきた経験から得られた知をもとに組み立てた理論というわけではなく、西洋の医学者が「実測究理」を積み重ねて獲得したそれであった（『蘭学事始』）。

『解体新書』の刊行（一七七四年）によって生じた批難に応えるために著わされた杉田玄白の『狂医之言』（一七七五年）では、「支那の書は方ありて法なきなり、法なきにあらざるも、法となす所以《ゆえん》のもの明らかならず。その法たるや、人々の好むところに阿《おもね》り、説を設け論をなし、立てて以て法となすなり。故に十書十説、いまだ一定せず」と、中国の医書には方（治方）があっても、法（医理）がない。まったく法がないというわけではないが、法の根拠が不分明で、人の好むところにおもねって論を立てているので、医書ごとに説が異なっている状態にあると述べ、「その本《もと》明らかなれば、その病む所以《ゆえん》と癒ゆる所以とを知る。知りて治を施す者は、百にて一失なし……その症を明らかにするものは法なり。その病を治するものは方なり。法方明らかならざれば、医と称するに足らざるなり」と、人体の基本が明らかであれば、病因と治る理由を理解することができる。その理解のうえに立って治療すれば失敗することがない。病症を明らかにするのが法であって、病を治すのが方である。法と方の双方を理解しているのが医師であるという。[29]

また杉田玄白は『形影夜話』巻上において、医理を否定する古方派の医師を取り上げて論評する。まず後藤艮《こん》山《ざん》、その門人の香川修徳について、彼らは『黄帝内経素問』『黄帝内経霊枢』を批判して一家をなし、それにつづく山脇東洋は「自ら観臓して従来の旧説を改め」、古書を拠《よ》り所にして九臓の名を唱え、古今の大誤をただそうとし

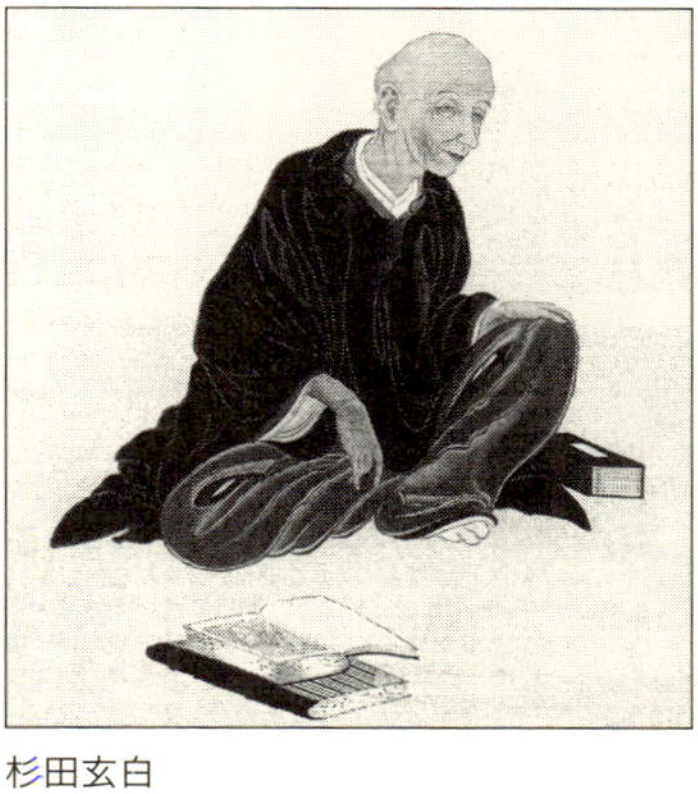

杉田玄白
（『医家肖像集』思文閣出版より）

て『蔵志』を著したが、これも「確実の所に至らず、聊《いささ》か実に就て基本を明《あきらか》にすべしといふの端を発せられしといふまで」のことであった。東洋には参照すべきしっかりとした医書がなく、ただ『傷寒《しょうかん》論』のみを拠《よ》り所としていたが、『傷寒論』にも確かなところが少ないといって、東洋はその中から自分の心にかなった部分のみを取り上げて論じているような始末である。

それにつづけて杉田玄白は自らを省みていう。自分は幼いときから和漢の医書を読んでいたが、理解できないところも多く困っていた。悶々《もんもん》として年月を過ごしていたとき、荻生徂徠《おぎゅうそらい》の書を読んで大いに啓発されるところがあった。すなわち、真の戦《いくさ》というものは今の軍学者が人に教えているような型にはまったものではなく、どのような状況のもとでも戦えるように常に軍理を弁《わきま》え、そのうえで臨機応変に決断し対応できるものでなければならないと。われわれ医師においても「旧染（旧慣）を洗ひ、面目を改めざれば、大業は立《たつ》べからずと悟れり。かくありて後、初て真の医理は遠西阿蘭《オランダ》にあることを知った。医術の本源は「人身平素の形体、内外の機会《ようす》を精細に知り究《きわめ》るを以て、此道の大要となす」とオランダの医書には書かれているではないか。解剖の知識がなければ的確な治療ができないこと、医理と医術の統合が必要なことを、玄白は知ったのである。[30] 投薬においても、ただ経験に頼って漫然《まんぜん》と行うのではなく、医理を弁《わきま》え病症を推察しながら行うのでなければならないという。

杉田玄白の門人で江戸に芝蘭《しらん》堂という学塾を開いた大槻玄沢《おおつきげんたく》は『解体新書』を改訂して『重訂解体新書』（一八二六年）を著しているが[31]、その「付録下・講餘漫筆」第一篇では「預《あらかじ》め能く人身内景の常機を熟するときは、則ち能く其の変故の由《よ》る所を知る」とし、西洋では解剖をもって医術の基本としているといい[32]、さらに玄沢が幕府の奥医師桂川家の蘭学サロンにおける話題を取り上げた『蘭説《らんせつ》弁惑《べんわく》』（一七九九年）「外科」でも、玄沢は「凡《およ》そ医となるものは、先づ第一に人身平素《つね》の時の一体を知るを肝要の事と立《たて》たるものにて、四肢百体、外は皮肉毛髪より、肉は臓腑・脈絡・筋膜にいたるまで、兼てこれを解割《ふわけ》して知り窮《きわ》め、其上にて病因を論じ治法を施すことなり」という。(33) しかし、玄沢は「西洋医法、其術実験著実の詳説に御座候て、既に読了訳書も出来候得共、其術は試み兼ね候」、すなわち、西洋医学が実験にもとづくものであって、すでに翻訳もなされていることは存じているが、自分はまだ実地に試したことはないと華岡青洲《はなおかせいしゅう》宛の手紙に記している。(34)

杉田玄白や大槻玄沢と交流のあった京の医師小石元俊《こいしげんしゅん》は『先考大愚先生行状』（一八三一年、子の元瑞《げんずい》が父元俊の行状を著したもの）において、「医術は勉《つとめ》て実験を事とし……和蘭《オランダ》は医理に精しき国なれば、其論説療法を心を用ひて学得《まなびう》へしとなり」といい、(35) また玄沢の門人で玄白にも師事した美作《みまさか》津山藩医の宇田川玄随《げんずい》は、オランダの医学が外科だけでなく内科でも優れていることを示すためにゴルテル(Johannes de Gorter) の内科書を翻訳しているが、その『西

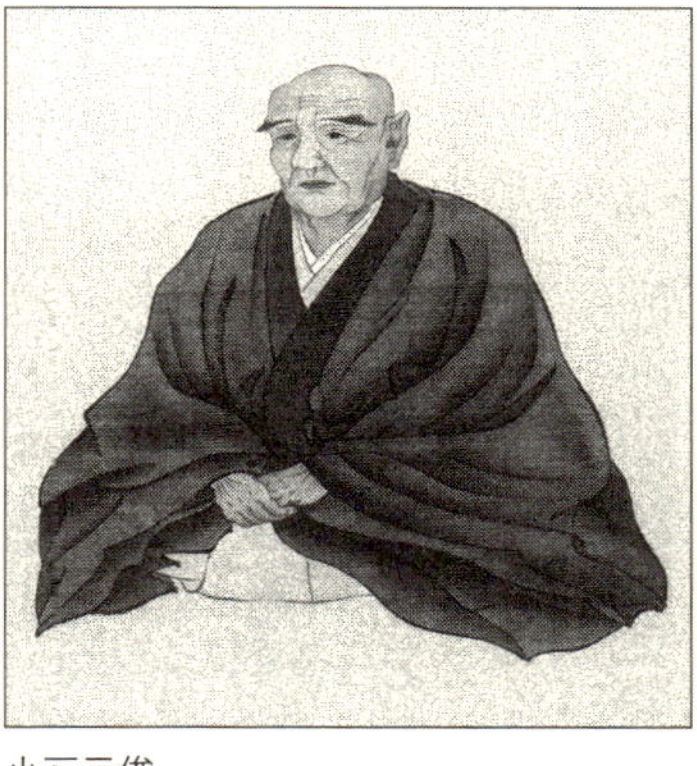

小石元俊
（『医家肖像集』思文閣出版より）

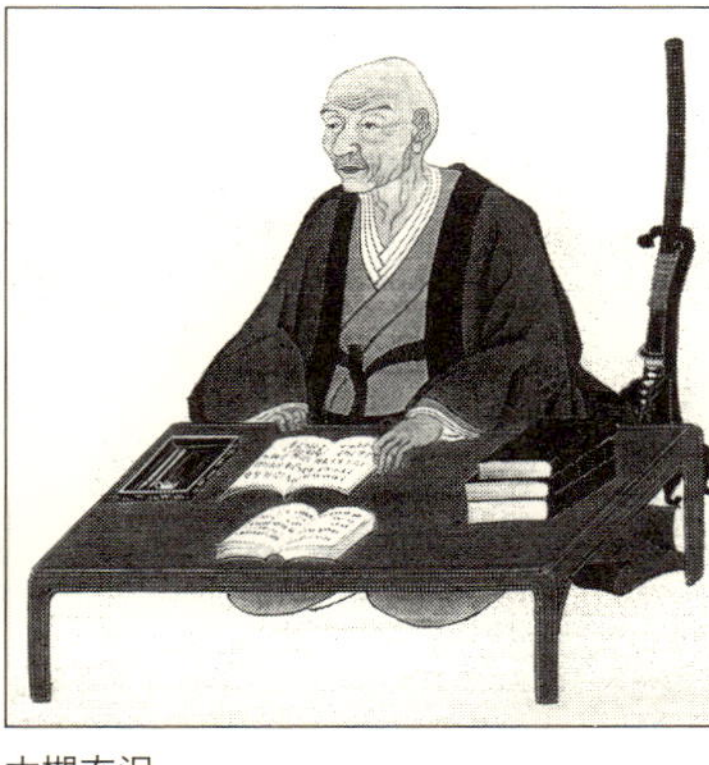

大槻玄沢
（『医家肖像集』思文閣出版より）

説内科撰要』（一七九二年）の序文において「（蘭学は）信実明徴にして、皆実物に拠《よ》りて言を為《な》し、未だ嘗《かつ》て虚説して空論せず」と記し(36)、オランダ医学は実に就いて論をなす確かなものであると述べ、また玄随の養子である玄真も『医範《いはん》提綱《ていこう》』（玄真訳述、藤井方亭筆記、一八〇五年序）の題言において「和蘭《オランダ》の医法……皆実験の事蹟に本《もとづ》ひて毫《すこし》も矯誣《きょうふ》の鑿説《さくせつ》なし」と述べたうえで、「疾病は変なり、無病は常なり。遠西の医は先《ま》つ内景を明らしめ天稟《てんぴん》具有せる形器の官能と、衆液の流動と、斉《ひと》しく妙合するに由《より》て、健全無事にして、性命を保続する所以《ゆえん》の常を知り、此より推《おし》て各官能を廃し、流動を誤り、常機を失《うしない》て病患を生ずる所以《ゆえん》の変を究」めるなど、生理と病理の法を明らかにしたうえで、治方が定められている。「然《しか》れば内景は療術の規矩《きく》、方薬の準縄《じゅんじょう》にして、法を建るも論を設くるも、これより起らす」といい、解剖がすべての基礎となっていると述べている(37)。

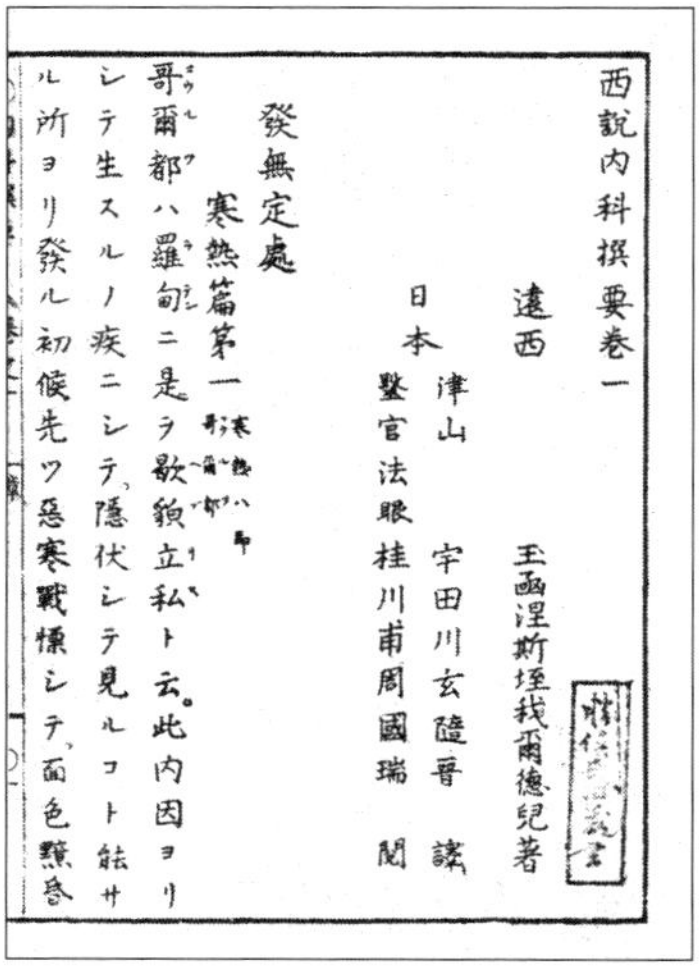
西説内科撰要巻一
遠西　王函涅斯垤我爾徳兒著
日本　津山　宇田川玄随晋　譯
鑒官法眼　桂川甫周國瑞　閲
發無定處
寒熱篇第一
哥爾都ハ羅甸ニ是ヲ歇顡立私ト云。此内因ヨリ
シテ生スルノ疾ニシテ隠伏シテ見ルコト能ハサ
ル所ヨリ發ル初候先ツ惡寒戰慄シテ面色顰蹙

『西説内科撰要』宇田川玄随
（早稲田大学中央図書館蔵）

水戸の藩医で漢蘭折衷派の本間棗軒《そうけん》は『内科秘録』（一八六二年）巻一にて「医は第一に内景を明らかにすべし。内景を知らざれば外科截断《せつだん》等は勿論のこと、病因、腹腔等を審《つまびらか》にすること能はず」と、医学は解剖が基本であるというが(38)、幕末の医学館の考証派の医師喜多村直寛《きたむらなおひろ》は『西洋医術駁議《ばくぎ》』の「解体の事」において、「素霊等の古書を熟読玩味《がんみ》すれば、古聖人の意を用《もち》られて後世に伝へ解剖を俟《また》

すして其理の昭々明々たること顕然」であり、「死体を剖《さ》くは不忍《しのびざる》の至り」であって、「生機の熄《きえ》たる物を見」ても意味がないと解剖を否定するなど(39)、近世後期の医界には解剖に関してさまざまな立場があった。

解剖という基礎のうえに医理を打ち立てようとする蘭方派、実証にもとづかない医理を掲げる後世《ごせい》派、医理を否定する古方派、そのいずれにおいてもいえることは経験に頼るだけの診療は人体実験と変わらないということである。医師には各種の実験を通して築き上げられた医理と、医理によって認められた適正な水準の医療技術を用いて行った治療実績(経験)が求められるわけだが、幕末、杉田成卿《せいけい》が訳したフーフェラント(C.W. Hufeland)の『医戒』第三(対同道之戒)には、「唯実験と、其これより得る所の法則のみ、実に施治の際、無二の真にして、又無二の常なり」とある。ただ実験とそれより得られる法則だけが治療に当たって二つとない真理、二つとない不変なものであると。

後世派と古方派の臨床治療における長所を摂取しようとした折衷派の医師平野重誠は、一般の患者を対象に説いた平易な医書『病家須知』(一八三二年)巻一第三節「医を撰べき意得《こころえ》をとく」において、医師を選ぶ基準を列挙した中の第四番目で次のように述べている(40)。すなわち、世の諺《ことわざ》にいう「学医は匙《さじ》がまにらぬ」とは、

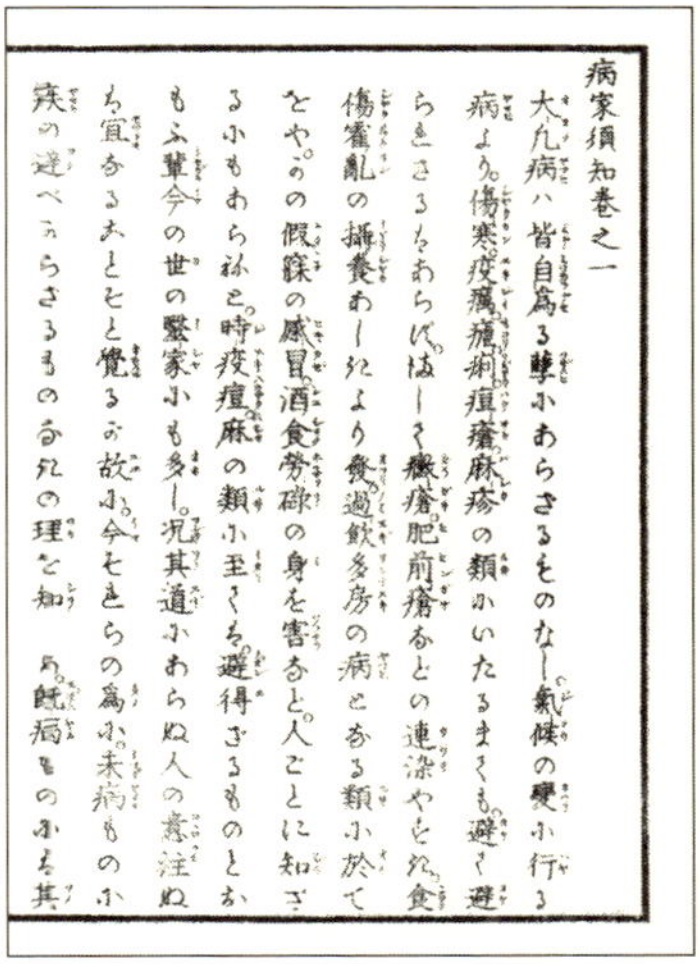
病家須知巻之一
大凡病ハ皆自爲る事にあらざるものなし氣候の變に行る
病より傷寒疫癘瘧痢疸癰麻疹の類にいたるまでも避て避
らざるにあらば慎しみて癥瘡肥前瘡などの連染やと又食
傷霍亂の攝養なしそれより發過飲多房の病となる類に於て
とやゝの假證の感冒酒食勞碌の身を害すと人ごとに知ざ
るにもあらねど時疫痘麻の類に至ては避得ざるものとお
もふ輩今の世の醫家にも多し況其道にあらぬ人の意注ぬ
が宜なることと覺るが故に今ここらの爲に未病ものに
疾の避べからざるものなきの理を知て既病ものにも其

『病家須知』平野重誠
(著者蔵)

「医の伎倆《ぎりょう》は、学問講究たるのみにて、煉磨《れんま》の功をへたるにあらねば、上工には成れぬもの」であることをいい、「書冊上にて理を談」じて「実験を経たること」の少なきものは、その学んだ典籍などが害をなして、かえって事を誤ることが多くなる。特に専《もっぱ》ら「儒釈の書を好」み、あるいは「運気五行」などを「医の原意」とする医師には治術する力などはない。また近ごろではオランダの医学が大いに流行しているが、その「風土」がわが国と異なっていることもわきまえずに、「ただ其説の奇異を喜」び、巧みなることに心をくらまされているだけのことである。オランダ医学を愛慕するところの医師は、ただオランダ学者の翻訳した医書をそこそこに読んだまでで、虚を吠える犬と同じである。彼らはオランダ医学を研究したわけではないから、当否を疑う心も起こらず、オランダ人の説を盲信しているに過ぎない。彼らがオランダ医学を推薦しようとしているので、素人は勘違いしてそれを優《すぐ》れたものと思い、彼らに病人を預《あず》けて「蘭薬の倣紙《てならいぞうし》」、すなわち実験台にさせてしまい、ついには害を受ける者が多くなっている。真に優秀な医師に遇《あ》えば、「まま採《と》用することもある西洋の学」も、現在ではいたずらに世の害のみとなっていると。[41]

要するに、医師に求められるものは実験を経て組み立てられた学問の講究と煉磨《れんま》の功であって、それに達しない医師による治療は病人を実験台にするようなものだというのであり、緒方惟勝も『杏林内省録』巻四において、「儒書を専《もっぱら》にして業とする所の、医籍は反《かえっ》て疎《おろそか》」にして、「少し六ケ敷《むつかしき》病人を関り方の付兼る時は、詩書文集を擲《なげうち》て窃《ひそか》に医書の穿鑿《せんさく》し、盗《ぬすっと》を捕《とらえ》て縄をなう」ような学医であってはどうしようもないと述べている。そのことに関連して後世派の医師香月牛山《かづきぎゅうざん》は『習医先入《しゅういせんにゅう》』（一七三三年）巻上「親につかふまつる者は医をしらずんば有べからずといふ説」において、「中華の諺にも、書を学ふときは紙費《つい》へ、医を学ふときは人費ゆといへは、大切なる事とおもふべきなり」と述べ、[42]多《た》紀元悳《きもとのり》も『医家初訓』にて古人の言として「学書紙費、学医人費」を掲げている。有職故実書《ゆうそくこじつ》の『夏《か》山雑談《ざんぞうだん》』巻三も同成句についてふれ、[43]また朱子学者 雨森芳洲《あめのもりほうしゅう》の随筆『橘窓茶話《きっそうさわ》』（一七八六年）巻中にも、「医を学ぶは人を費す、およそ医、薬を誤ること幾十遭、しかるのち心を困《なやま》し慮《おもんぱかり》を衡《はか》り、以て良医の名を成すことを得」とあって、[44]有識者の間では同成句がよく知られていたようである。そのことは何を意味しているのかといえば、確かな医理もないままに医師が患者を稽古台にして治療技術の向上をめざす行為について、それを是認する風潮があったということである。

『形影夜話』に話を戻すが、杉田玄白はその巻上において「医は方技の一にして……賎《いや》しきもの」と長らく見られてきたが、ほかの技芸では上手名人がいるのに、医者には上手名人は稀《まれ》である。これはどうしたことかといえば「皮表より皮裏の事を察し、其病に応ずべき薬を与へて常に復せしむること、難き故なればなり」。ほかの技芸ではじかに目で見て、心の中でしようと思ったことを「直《じか》に其手を以て為《な》し得」るのに、医学においてはそれができないからであると。人体の内側を直接に見ることのできない医療の難しさを知る玄白の言である。

日本での人体解剖は一八世紀半ば山脇東洋の『蔵志』の刊行以降、急速な広がりをみせ、伊良子《いらこ》光顕《みつあき》（一七五八年）、栗山孝庵（一七五八、五九年）、河口信任《しんにん》（一七七〇年）をはじめとして続々と刑屍体や動物の解剖が行われ、またそれらの観察記録や西洋解剖書の翻訳出版がなされている。[45]豊後国の儒医三浦梅園は自ら行った動物解剖の記録や医学関係の書簡などをまとめて『造物余譚《ぞうぶつよだん》』（一七八一年）を著しているが、[46]その序文および「間記」において、彼は人と動物の比較解剖が有益なものであることを指摘しており、また梅園と交流のあった天文暦学・医学者の麻田剛立《あさだごうりゅう》は梅園に宛てた書簡「麻田剛立剥獣状《はくじゅう》」（一七七二年）において、大坂市中の野良犬猫で殺処分の対象となっているものを自分と仲間が貰《もら》い受け、生体解剖を行ったことを詳細に綴《つづ》っている。(47)

身体の内外の形状と名称の確認に終始していた解剖も、(48)やがて「諸器の官能ありてそれぞれの活機妙用」、すなわち器官・組織の機能を追求する生理・病理に関心が向かうことになる(49)（大槻玄沢『蘭学梯航』巻上）。小石元俊に支えられて蘭学に精進した橋本宗吉の『蘭科内外三法方典』（一八〇三年）巻一によれば、生理学とは「人の稟《ひん》たる所の平全無病なるの理を明察する」ものであり、「人屍を解剖して内景を熟視し、其理に通ずることを得ざれば、ただ外観のみにて曾《かつ》て知ること能《あた》はさる」ものといい、病理学とは「人の体躯《たいく》天性にして病《やむ》べき所あるを詳《つまびらか》にする」ものと解説しているが、(50)天明三（一七八三）年六月、伏見において漢蘭折衷派の医師橘南谿《なんけい》の行う刑屍体の解剖を指導し『平次郎臓図』(51)を残したことで知られる小石元俊は、同四年一〇月に長文の「平次郎臓図補遺並小引」を著して詳細な解剖手順と観察結果を記述し、その中で西洋においては病因不明の死を迎えたとき解剖して調べていると記している。(52)『平次郎臓図』には竹管で肺に息を吹き入れ怒脹《どちょう》させる生理的実験についての書き込みもみられる。(53)また山脇東洋に師事し「傷寒論を熟読……親しく諸《こ》れを事実に試みること」を求めた永富独嘯庵《どくしょうあん》も『漫遊雑記』(54)（一七六四年）において、西洋で行われている病理解剖を紹介している。(55)

橋本宗吉が経営する学塾に学んだ大坂の漢蘭折衷派の医師伏屋素狄《ふせやそてき》は人体や動物の解剖に励むとともに、西洋医説を問答体で記した『和蘭《オランダ》医話』（一八〇五年）を著している。(56)その巻上「腎臓精汁を司《つかさ》どらぬ話」には、彼自身が行った生理学実験を記載している。すなわち、腎臓の尿生成機能を確かめるため、腎動脈より墨汁を注入したのち腎臓を握りしめ、澄んだ白汁が腎盂《じんう》より出てくることを観察し、これは血より分別された尿であるとしている(57)(実際は組織汁)。腎臓の濾過《ろか》機能の立証に取り組んだものとして興味深いが、大坂の漢蘭折衷派の医師大矢尚斎《しょうさい》(二代目)は素狄や各務文献《かがみぶんけん》らと女屍の解剖に臨み(一八〇〇年)、その解剖図『婦人内景之略図』を残しており(58)、そこでは家猪《ぶた》から取り出した腎臓を用いた実験図を挿入させている。同図に記載されている説明文によれば、腎動脈に細いガラス管を挿入して濃い墨汁を吹き入れたのち、腎臓を握りしめたところ腎盂より淡い墨汁が出たとし、濃い墨汁のほうは血、淡い墨汁のほうは尿であると解釈している(59)。

これら実験のほか、西洋の生理学や病理学に関する紹介も精力的に行われていた。シーボルト(P.F.B. von Siebold)門下の岡研介《けんかい》は西洋の生理学をまとめた『生機《せいき》論』(一八三一年未刊)を、高野長英は西洋人の人身解剖究理(活力運用)を訳述した『医原枢要』(一八三二年)を、緒方洪庵は『人身究理学小解』(一八三二年未刊)をそれぞれ著し、大学東校教授の島村鼎甫《ていほ》は「和蘭《オランダ》のリバック(Liback)氏撰述」の書を訳して『生理発蒙』(一八六六年)を、病理学については高野長英と親交のあった蘭方医小関《こせき》三英が、西洋の内科書を読むには原病(病理)学に通じていなければ「望洋の感を免れず」として『西医原病

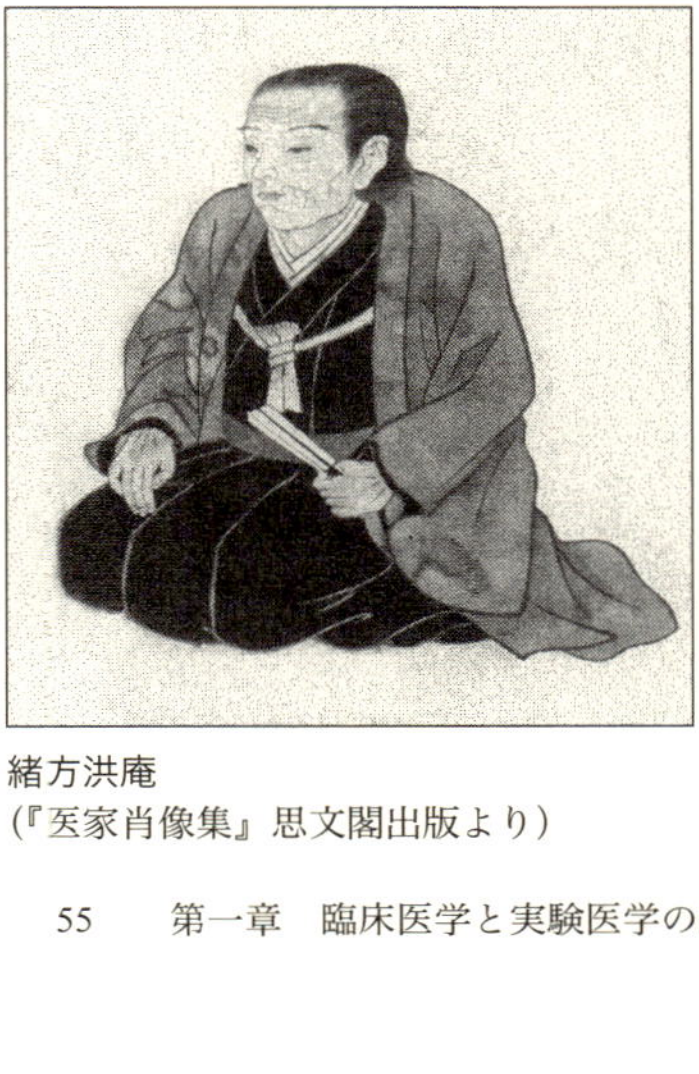

緒方洪庵
(『医家肖像集』思文閣出版より)

略』（一八三二年）を、また緒方洪庵は『病学通論』（一八四九年）をそれぞれ著している。(60)

生理・病理学の実験的研究がはじまった一八世紀後半から一九世紀初めにかけて、貧病人や一般人を対象とする臨床実習や人体実験も行われている。多紀元悳《もとのり》（永寿院）が主宰していた家塾躋寿館《せいじゅ》（一七六五年神田佐久間町に元悳の父元孝が創設）が、寛政三（一七九一）年一〇月に公儀の医学教育機関(61)である医学館へと改組されたのち、督事の元悳は江戸市中の貧病人を救済する施設小石川養生所（一七二二年開設）を医学館の療治修行（臨床実習）の場にしようと画策しているが、その提案は幕府によってしりぞけられることになった。(62)医学館における療治修行の実際を知る岡田昌春《しょうしゅん》(63)（幕府医官、明治期に温知社社員として漢方存続を主張）は「躋寿館遺事」において、山田宗徳の息男が遺した記録にもとづいて医学館での教授の様子を次のように記している。すなわち、生徒はすべて官医の子弟で常に三〇〜五〇名が寄宿寮で生活し、講義と生徒間での輪読、そして病者を診断する実習が行われていた。実習の手順は、「順次病室に入て病者を診し、己の見を述へ処分を記して、之を（生徒間の）問議に決し、結末教諭の手に至り、教諭自ら病室に入て其病者を診し、前の生徒の意見を取捨し決を取る。然る処、調合役へ廻し、其病者に薬を与」えるというものであった。診察を受けた病者は「少しく生徒勉学臭となるか如しと雖《いえど》も、都《すべ》て薬を誤る庸医《ようい》に托するより慥《たしか》なる」として、「陸続来りて診を乞ふもの多し。薬価は総て収納せす、御施療なり。只極貧の者へは入館中食量を与へて療養せしむることあり。然れとも朝来りて夕帰ることにて、今日の如く全癒迄て入館するものに非す」とある。医学館の生徒は患者からみて勉学臭の強い臨床実習を行っていたのである。(64)

また多紀元悳の孫元堅《もとかた》の随筆『時還読我書続録《じかんどくがしょぞくろく》』第一には「診法は鄙賤《ひせん》の治を請ふ者を都講《とこう》（先

生）先《まず》診して、其後諸生に診せしめ習熟せしむ……施薬ありて、診治の法を習《ならわ》しめ、医案会あり」とあり、施療患者を用いた実習が行われていた(65)。佐倉藩（千葉県）では嘉永二（一八四九）年、藩士およびその家族の者が医学所に「勝手次第罷出《まかりいで》、療治得られ」るようにするとともに、「年若の御医師修行」を目的として「古老の面々病家へ代診の為相廻」すように命ぜられており（「御医師日記」）、若輩医師の研修を代診というかたちをとって行っている(66)。

多紀元悳《もとのり》の『医家初訓』には「治術の習業を実意を以て習熟せん」とするならば、貧賤の病人を多く治療するのがよい。彼らは発病から快復、あるいは命終まで一人の医師に委《ゆだ》ねることが多いので、病のすべての過程を「診視し、不測の妙理を識悟」することが可能となる。それに対し中人以上の病人は、「多くは陽に治を請受《こいうけ》て、陰に他医の薬を服」することがあるという。また貧民の施治を「丁寧反覆《はんぷく》心意を尽して治療をなし覚ゆれば」、いずれの日にか「尊貴の人の治療する助《たすけ》となること極て多し」と述べ、貧民に対する施療によって得られた術が、いずれは尊貴の人の治療の助けとなると訓《おし》える。また小石元瑞《げんずい》は『先孝大愚先生行状』において、「我等は貧賤の者か大切の病家なり。今福貴の人の治を請ひ生死を託するは、貧賤の者か稽古をさせてくれたる故也」と、父元俊が常々申されていたと記している。貧病人を稽古台にして治療の実績を積んで腕を磨くことが、福貴の人の治病に呼ばれる機会を増やすことにつながるというのである。言いかえれば、貧病人への施療は見習い医師にとっての臨床実習の場、熟練医師にとっての人体実験の機会となっていたのである。それはフーコー（M. Foucault）がフランスの「施療院の教訓」として、「（金持ちが出す）慈善的な施物は、貧病人の病気を治し、そこから金持ちの生命維持のための知識が生まれる」と指摘していた通りのことであった(67)。

近代社会を迎えると、医学は効率的に教育と研究を推し進めるために施療機関および学用患者を生み出しているが、日本ではすでに幕末においてその動きがはじまっていたのである。

これまで古代にはじまる臨床重視の流れ、そして近世には臨床観察から得られる知識や技術の医論化、それを否定する古方派と西洋の医論を借り物ながら重視する蘭方派の動きについてみてきた。近世中期、山脇東洋や杉田玄白らを出発点とする日本の解剖学がこれまでの小宇宙（ミクロコスモス）としての身体、理気というものを介して道徳の源である大宇宙（マクロコスモス）と交流する天人相関（合一）の身体から、天より切り離されたたんなるモノ、物質としての身体へと見る目を変えさせるとともに、医療面では生気論から機械論への転換を導いている。そして病や健康においては自己責任、自律が求められている。蘭方派・漢蘭折衷派においては解剖学にはじまって生理学や病理学にも踏み出し、臆想《おくそう》による詮索ではなく、観察と実験の繰り返しによって生体における因果の法則を導き出そうとする姿勢、医学を自然科学と捉える見方を持つに至っている(68)。幕末には臨床の場で観察されたことを病理解剖や生理学的実験によって検証する作業もはじまっており、これまでの医学教育あるいは医師の研修・稽古台としての患者のほかに、解剖や実験のための患者、すなわち学用患者を不可欠とする医学・医療体制が固められていくことになった。

（1）『日本近代思想大系』第一巻三五四頁、岩波書店、一九九一年。
（2）神谷昭典『日本近代医学のあけぼの』五四―六三頁、医薬図書出版社、一九七九年。
（3）内務省衛生局編『医制五拾年史』七―八頁、内務省衛生局、一九二五年。

(4) 石黒直悳『懐旧九十年』一七四、一七六頁、岩波書店、一九八三年。
(5) 慶應義塾編『福沢諭吉全集』第一巻所収、岩波書店、一九五八年。
(6) E・H・アッカークネヒト、舘野之男訳『パリ病院 一七九四―一八四八』三四―三八頁、思索社、一九七八年。
(7) 注2同書一〇一頁。
(8) 新村拓『古代医療官人制の研究』八四―八九、九九―一〇〇頁、法政大学出版局、一九八三年。
(9) 注8同書二九五―三〇〇頁。
(10) 富士川游ほか編『杏林叢書』第一輯所収、吐鳳堂書店、一九二二年。
(11) 有坂隆道「親試実験主義の展開」、有坂隆道編『日本洋学史の研究Ⅱ』所収、創元社、一九七二年。
(12) 早稲田大学中央図書館蔵。新村拓『ホスピスと老人介護の歴史』一三六―一四七頁、法政大学出版局、一九九二年。
(13) 三枝博音編『日本科学古典全書』第三巻所収、朝日新聞社復刻、一九七八年(初版一九四二年)。
(14) 注11同。花輪寿彦「名古屋玄医について」、大塚敬節・矢数道明編『近世漢方医学書集成』第一〇二巻解説、名著出版、一九八四年。
(15)『続日本随筆大成』第一〇巻所収、吉川弘文館、一九八〇年。
(16) 注10同第三輯所収。
(17)『徂徠集』巻二六。
(18)『日本思想大系』第三六巻『荻生徂徠』所収、岩波書店、一九七三年。
(19) 寺澤捷年『吉益東洞の研究』三二一―三三三頁、岩波書店、二〇一二年。
(20)『日本思想大系』第六三巻『近世科学思想』下巻所収、岩波書店、一九七一年。
(21) 三枝博音編『日本哲学全書』第七巻所収、第一書房、一九三六年。
(22) 松浦伯夫『近世日本における実学思想の研究』二二八―二二九頁、理想社、一九六三年。杉本勲『近世実学

史の研究』第五章「古学派と実学」、吉川弘文館、一九六二年。中山茂『近世日本の科学思想』一〇八頁、講談社、一九九三年。

(23) 注16同。

(24) 高橋磌一『洋学思想史論』五六頁、新日本出版社、一九七二年。

(25) 石原明『日本の医学』一一九、一二一頁、至文堂、一九六六年。

(26) 大塚敬節・矢数道明編『近世漢方医学書集成』第一三巻所収、名著出版、一九七九年。

(27) 佐藤昌介『洋学史の研究』七〇―七一頁、中央公論社、一九八〇年。漢方医学の変遷については平馬直樹「近世漢方医学の変遷とその背景」、安井広迪「漢方各家学説の確立に向けて」『矢数道明先生退任記念東洋医学論集』所収、北里研究所付属東洋医学総合研究所、一九八六年を参照。

(28) 『日本思想大系』第六四巻『洋学』上巻所収、岩波書店、一九七六年。杉田玄白については注26同書第一章「洋学の思想史的基礎考察」に負うところが大きい。

(29) 注28『洋学』所収。

(30) 頼棋一編『日本の近世』第一三巻三〇〇―三〇一頁、中央公論社、一九九三年。

(31) 早稲田大学中央図書館蔵。

(32) 酒井シヅ「『解体新書』と『重訂解体新書』」、洋学史研究会編『大槻玄沢の研究』所収、思文閣出版、一九九一年。杉本つとむ『江戸の阿蘭陀流医師』「大槻玄沢とその医学思想」、早稲田大学出版部、二〇〇二年参照。

(33) 『生活の古典双書』第六巻『紅毛雑話・蘭説弁惑』解説二四四―二四五頁、八坂書房、一九七二年。

(34) 呉秀三『華岡青洲先生及其外科』所収、思文閣出版復刻、一九七一年(初版一九二三年)。宗田一「華岡青洲の麻酔薬開発」、実学資料研究会編『実学史研究Ⅳ』所収、思文閣出版、一九八七年。

(35) 小石秀夫監修『究理堂の資料と解説』所収、究理堂文庫、一九七八年。

(36) 杉本つとむ編『早稲田大学蔵資料影印叢書』洋学篇第九巻『宇田川玄随集Ⅰ』所収、早稲田大学出版部、一九九五年。

(37) 注31同。
(38) 注26同第二一巻所収。
(39) 内藤記念くすり博物館、大同薬室文庫蔵。
(40) 注31同。
(41) 新村拓『老いと看取りの社会史』第六章「近世の医書『病家須知』にみる看護」、法政大学出版局、一九九一年。
(42) 注16同。
(43) 『日本随筆大成』第二期第二〇巻所収、吉川弘文館、一九七四年。
(44) 『日本随筆大成』第二期第七巻所収、吉川弘文館、一九七四年。
(45) 小川鼎三「明治前日本解剖学史」、日本学士院編『明治前日本医学史』第一巻所収、日本学術振興会、一九五五年。川島恂二『土井藩歴代蘭医河口家と河口信任』近代文芸社、一九八九年。
(46) 梅園会編『梅園全集』上巻所収、弘道館、一九一二年。
(47) 渡辺敏夫『近世日本科学史と麻田剛立』四二―五三頁、雄山閣出版、一九八三年。注22杉本同書二七六―二七八頁。大阪大学懐徳堂文庫復刻刊行会『華胥国物語』所収『越俎弄筆』、吉川弘文館、一九九〇年。
(48) 注30同書。
(49) 注31同。
(50) 『江戸科学古典叢書』第二六巻所収、恒和出版、一九八〇年。
(51) 北里大学医学部図書館飯山文庫蔵。
(52) 山本四郎『小石元俊』七一―八四頁、吉川弘文館、一九六七年。
(53) 藤野恒三郎『日本近代医学の歩み』一一二―一一三頁、講談社、一九七四年。中野操『大坂蘭学史話』三〇―三一頁、思文閣出版、一九七九年。内山孝一「明治前日本生理学史」、日本学士院編『明治前日本医学史』第二巻所収、日本学術振興会、一九五五年。

（54）注31同。
（55）緒方富雄「明治前日本病理学史」、日本学士院編『明治前日本医学史』第二巻所収、日本学術振興会、一九五五年。
（56）注31同。
（57）注53中野同書七八―八二頁。
（58）日本医史学会編『図録日本医事文化資料集成』第二巻所収、三一書房、一九七七年。
（59）注53中野同書八六―八八頁。内山同論。
（60）注53内山同論。注55緒方同論。
（61）森潤三郎『多紀氏の事蹟』第五章「医学館」、思文閣出版復刻、一九八五年。『台東区史』沿革編一二五八―一二六四頁、台東区役所、一九六六年。
（62）岩渕佑里子「寛政～天保期の養生所政策と幕府医学館」『論集きんせい』二二、二〇〇〇年。
（63）町泉寿郎ほか「岡田昌春文書の研究」『日本東洋医学雑誌』五二‐二、二〇〇一年。
（64）『継興医報』三五、明治二九年一一月二日。『継興医報復刻版』第三巻所収、同朋舎、一九七九年。丸山敏秋「江戸時代における伝統医学の教育」『矢数道明先生退任記念東洋医学論集』所収、北里研究所付属東洋医学総合研究所、一九八六年。町泉寿郎「江戸医学館における臨床教育」『日本医史学雑誌』五九‐一、二〇一三年。
（65）注26同第五二巻所収。
（66）佐倉市史編さん委員会編『佐倉市史』第二巻一二四二―一二四四頁、佐倉市、一九七三年。
（67）M・フーコー、神谷美恵子訳『臨床医学の誕生』一二二頁、みすず書房、一九六九年。
（68）中村雄二郎『臨床の知とは何か』一九―二〇頁、岩波書店、一九九二年。

付論　免責される医療過誤

医学は実学であるところから、医師は日々研鑽を積んで優れた技術や知識を取り込み、適正な医療水準を保持することが求められている。現代では診療過誤により患者に損害をもたらせば、示談、調停、裁判上の和解か判決に持ち込まれることにもなる。古川俊治によれば、損害賠償請求の認められる実質的要件として不適切な医療行為（注意義務違反）の事実と、その原因が医師側にあること（医師の過失の存在）、患者に損害が発生していること（稼働不能になったことによる逸失利益と精神的損害）、不適切な医療行為と損害との間に因果関係があることをあげているが、(1) 因果関係の立証は難しい。

近世中期の古方派の医師小川顕道は『養生嚢《ぶくろ》』（一七七三年）巻下において、(2)「世諺《せいげん》に学医は、さじ（匙）がまはらぬといふ……議論のみ逞《たくま》しくして治救の術に疎《うと》く頼みにならぬ事多し……実学ありて経験を積る良医を選び服薬すべし」と、学問ができても実際の治療に疎《うと》い学医を遠ざけ、学があって臨床経験も豊かな良医を選んで治療を任せよと忠告し、さらに「医師の良拙ばかりは他の芸術と違ひ俗人に一向しれず」、俗人には医師の善し悪しがわからないだけでなく、「古《いに》しへより人を殺すものは死といふが法なるに、医者の殺せしには解死人《げしにん》の沙汰《さた》」もないと慨嘆する。人を殺せば死罪になるのが法であるのに、医師は患者を殺しても解死人（殺人者の身代わりを出して遺族や村人に謝罪する慣習）の裁定もないという。

幕府の奥医師で家塾躋寿館《せいじゅ》を主宰した多紀元悳《もとのり》の教訓書『医家初訓』(3)（一七九二年自序）には、「学術未熟なれば人を殺し、精熟なる上工は病を痊《いや》すこと必然の道理なり……凡《およそ》人を殺せし者は必す死刑に行《いた》るることと古今の定律《ていりつ》なるに、医の人を薬殺せしは其刑を免る。其故如何となれば、人を殺さんことを心とせずして殺せる故に、異国の律にも過失を以て人を殺すに比したり」とあって、人を殺せば死刑というのが定法であるのに、医師の場合は殺意がないので、異国の法律でも過失の扱いとなっていると記されている。

また幕末、杉田玄白の孫で蘭方医の成卿《せいけい》がフーフェラントの『医学必携（*Enchiridion Medicum*）』[4]（フーフェラントが半世紀にも及ぶ診療経験を蓄積させたもので一八三六年刊。緒方洪庵は『扶氏経験遺訓』と題して一八五七年に翻訳出版）の最終章「医師の義務」を訳して出版した『済生《さいせい》三方』付刻『医戒』（一八四九年）其一（対病者之戒）をみても、「夫《そ》れ医の過失は之れを衙庭《がてい》に審査することを得ず。其故は療法薬石、皆其症に応じて施すべき者にして、其時已《すで》に過ぐれば、復《ま》た其症を得べからざるを以てなり」とあって、医師の過失を裁判所において審査することができないのは、治療や投薬は皆それぞれの時点における症状に応じて行われているからで、その時が過ぎてしまえば、以前の症状を知ることができないためであると述べている。

吉益東洞《よしますとうどう》は「技術は鍛錬せざるべからず、方法は審明せざるべからず」といい、医師が術に精通せず、薬方を的中させることができないで病人を死なせた場合、その死は天命とはいえず、「方證の齟《そ》

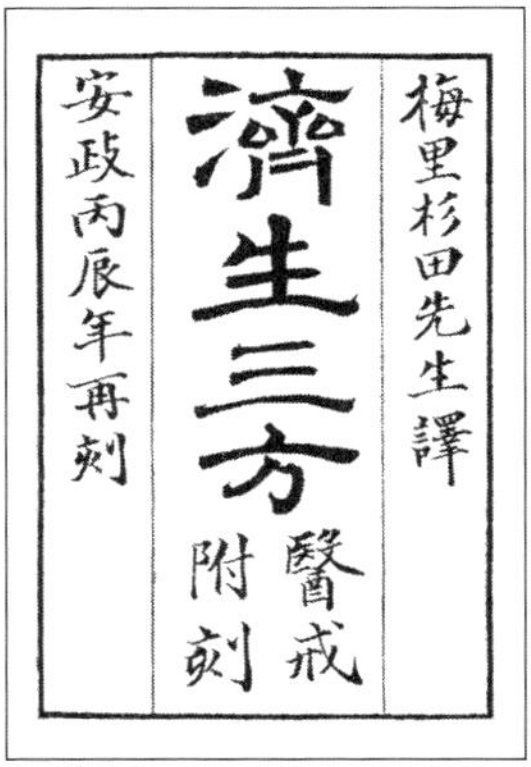

『済生三方』付刻『医戒』
（京都府立医科大学図書館蔵）

齬《ご》」が死を招いた「医之罪」であると断じ[5](『東洞先生答問書』)、杉田玄白は「世医は初より病の軽重を弁《わきま》へず、うかうかと療治し、已《すで》に難症に極り、自ら長持して殺せりと人に評せられ、汚名蒙《こうむ》らんことを恐れ、強《しい》て免るる医者もあり」と、初めから病の軽重もわからずにうかうかと診ている間に難症に陥らせ、人から「あの医師は治療を長引かせて病人を殺してしまった」などといった悪い評判が立つのを回避しようと、治療を辞退する医師が世の中にはいると述べている[6](『形影夜話』巻下)。

当時、医師は治療責任(善良な管理者としての注意義務をもって治療にあたるという手段債務)に加えて治癒責任(結果債務)まで負わされていたため、治療に失敗すれば報酬どころか損害賠償を求められる羽目に陥ることにもなった。それゆえ保身のため不治の病人、治りそうにない病人には手を出さないというのが医師の間での不文律となっていたのである。他方、病人のほうでも治りが悪いと感じれば、富裕層の間では躊躇《ちゅうちょ》なく転医をしたり、複数の医師を呼んで合同診察をさせて意見を聴取する対診というものを行わせている。

後世《ごせい》派の医師香月牛山《かづきぎゅうざん》が医学修行の法について記した『習医先入』(一七三三年)巻下には、「病を治するに悉《ことごと》く死証そなはり、天命の極りたるものとても、是はわが見識の及はぬ所にてはなきやらんと、恐れ慎みかへり見て、他にゆつり治せしむへし。我こそ死証とおもへとも、他医に替りてままよき事もあれは、必我を頼むへからす……世間の医の風俗、をのれ(己)か誤りとしりなから、種々の弁をかま(構)へいひわけを為」すといい[7]、死証と知りながら己の力を誇って治療をつづける医師、己の誤りを知りながら種々の言い訳をする医師を戒めている。

前にみた小川顕道が嫌っていたのは薬礼をむさぼり、怪しげな空言によって病人をだまし、技量もないのに病人を診る医師、それらに加えて吉益東洞《よしますとうどう》ら古方派の医師たちであった。「古方家と称《となえ》て妄《もう》庸《よう》浅術なる医生等、病症の虚実をもしらずして、偏《ひとえ》に攻撃の剤のみを投じ、軽病は重に変じ、重病は危《あやうき》に至る事おおし」(『養生嚢《ぶくろ》』巻下)と記し、彼らにおいては病態の虚(虚弱・弛緩)と実(強壮・緊張)を認識せず、ひたすら攻撃的な薬方を用いて病状を悪化させているというのである。

吉益東洞は己の治術を『医断』(一七五九年)において次のように述べている。(8) すなわち、「医の術に於けるや、攻むるのみ、補あること無し。薬は攻むるに一なるものなり。疾病を攻撃するのみ……後世《ごせい》攻補を並べ論じ、薬を岐《わか》つて之を二とし、専《もっぱ》ら補気の説を為《な》す。曰く、病軽ければ則ち之を攻め、重ければ則ち元気を補ふ。若《も》し強く之を攻むれば、元気竭《つき》て死すと。夫《そ》れ薬は攻むるに一なり。豈《あ》に能《よ》く之を補ふことを得んや。元気果して補ふ可《べ》くんば、則ち人焉《いずく》んぞ死なん」と。治療とは病毒の所在を見定めて攻撃し毒を体外へ徹底的に排出させることであって、後世派の医師のように補薬を用いて生まれながらに持つ先天の気である元気を補うことではない。仮にも薬をもって元気を補うことができるのであれば、人が死ぬことなどあろうはずはないと。

さらに吉益東洞は『医事或問《わくもん》』巻上において、人の死生は天の司るところであって、医師の関知するところのものではない。「天年つきざる人は皆生《いき》るもの也」、天より授かった寿命が尽きていなければ、人はみな生きるものである。そのように思い定めておれば治療に迷うことはない。医師は単味か数種の生薬を調剤した峻剤《しゅんざい》(強い薬)を用いて体内から病毒を排出させればよいのである(『医断』では「薬は草木にして、偏性のものなり、偏性の気、皆毒あり、此の毒を以て彼の毒を除くのみ」と、すべての薬は偏性にして毒であると記す)。薬の毒をもって病の毒を制するとき、薬の毒が病人の身体に適合している「相応の薬」であれば、「瞑眩《めいげん》」という薬理作用による激しい副作用がきっと生じるはずである。たとえ病人が苦しむとも薬を変えず最後まで使い切ること。後世派のように数十種の生薬を混ぜ合わせて温和な性質となった「補剤にて養ふといふ療治」では、回復までに長い日数を要することになるという。

また『医事或問』巻下では「元気は天地根元の気にして、人の胎内にやどる時にうけ、造化の司《つかさどる》所ゆへ、人力を以《もって》うけ変《かわる》事あたはず。其気虚する時は死ぬるなり。其長短は天にまかすべし。此故に天子諸侯たりといへども、心のままにならざるものなり。なんぞ草根木皮を以《もって》気を補助する事を得んや」と述べる。元気は天地根元の気であって、人が胎内に宿るときに天より受け、造物主の支配するところのものであるから、人力をもってそれを変えることはできない。元気が虚となれば死ぬのであって、寿命の長短は天に任せるべきものである。たとえ天子諸侯であっても思うようになるものではない。そんな元気をどうして草根木皮をもって補うことができるのであろうかと。

吉益東洞のように作用の強い薬を用いてもっぱら攻撃するだけでは、体力の弱った病人の命を奪うことにもなりかねない。しかも、病人の死生は医師の関知するところではなく天命であるというのであれば、病人の転帰次第では病家との間で摩擦も生じかねない。そのことについて『医事或問』巻上では次のように答えている。すなわち、「生死を知《しら》ずといへるは、峻剤を専《もっぱら》用ひ、死したる時の云わけといふ者あり」という問いに対して、生死を知らぬという私の治療に対し衆人は恐れているが、その点において私は言い訳をするつもりはない。生死について知らないから知らないといっているまでのことである。患者が死んではたいへんなことになるという気持ちが起これば、冷静さが失われて治療にも支障が生じることになる。生死は天が司るものと腹を決めれば、治療に迷うことはない。以前、瀕死の病人の家を往診したとき、私の治療を「世人大《おおい》に恐」れているといわれたが、それは多くの医師が用いる柔和な薬であっても、私が用いて病毒に的中させると、瞑眩《めいげん》が生じるためである。瞑眩を恐れていては病など治せない旨をよく納得してもらい、治療にあたったところ無事に治癒させることができたとある。世間の医師が見放した病人でも積極的に診ていた東洞であってみれば、死亡する患者が多く出たとしても不思議ではない(9)。病人の生命を棚上げにして医理の裏づけもなく、ただ経験にもとづくだけの攻撃的な治療に出る東洞の姿勢は(10)、人命軽視といわれても仕方のないものであり、医療過誤として訴えられることにもなった。

　近世から近代にかけて医師は手術を前にして患者および家族・親族より一札を取りつけていた。たとえば、明治三七（一九〇四）年四月施行の山形市立病院済生《さいせい》館治療規則第五条には、「手術を行ふときは、場合に依《よ》り戸主又は親族等より承諾書を徴し、なほ手術に立会はしむることあるへし」とあり、手術承諾書の書式は「今般手術相願候に付ては、身体生命に異状あるも一切故障等、中立間敷《まじく》候也　戸主（親族等）何某印」となっていて、手術が不幸な結果をもたらしたとしても、家族・親族に賠償請求の権利を放棄させる内容となっている(11)。近世後期には手負《てお》い治療を受けるに当たって病人・親族、組合惣代《そうだい》・名主に加えて加害者も連署し、医師に宛てて「御療治中、万万相果て候而《て》も、聊《いささ》かも御恨《うら》み申上げ候筋、決而《けっして》御座なく」とか、「手負人此以後、疵《きず》故之儀は申すに及ばず、余病にて死去仕候共、貴君様（医師）迄一言之儀申上間敷《まじく》候」といった文言のほか、医師が証人として公儀に召し出された場合の費用一切と、留守宅の家族の生活費も負担するといった内容の証文を差し出している。[12] すなわち、済生館の手術承諾書は近世からの流れをそのまま継受したものであったといえる。

近世後期の手術承諾書および『享保世話』巻三収載の医療事故の事例を検討された医事法学・医史学者の山崎佐《たすく》は、「徳川時代の法律観念から云へば、治療の依頼者が、死んでもかまわぬと承諾して居れば、過失に依つて死去さしても、責任はないといふのであるから、医師の治療を受ける際に、予《あらかじ》め如何やうの変事が起らうとも異存はない、万一死去しても抗議を申立てぬと約束して居れば、民事的に云へば、損害賠償請求権を抛棄《ほうき》する効果があり、刑事的に云へば、刑事責任を免除される効力があるものとして取扱はれて居つたことが判る。されば手術を受くる際に、予め前記の如き契約書を差入れせしめたのである」と述べている。[13]

また有志共立東京病院が明治一五年に定めた入院患者規則の「入院患者身元引受人より差出すへき証書」には、「外科に係る患者にして手術御施行の義、一応御諭《さと》し有之承諾仕候上は、仮令《たとえ》手術中死亡するも聊《いささ》か遺念無之候事」の一文が記されているが、[14] この種の免責の文言を入れた手術承諾書がいつでも通用するわけではなかったようである。同二一年の『東京医事新誌』の論説には、局所麻酔薬である「新薬コカイン出て、外科術に一新世界を与へ、患者の幸福を増進せしめたる」ことが取り上げられており、[15] 世間の麻酔薬に対する関心の高まりが感じられるが、同一五年に起きた麻酔による死亡事故の経過を記す報道によれば、事故は福井県足羽《あすわ》郡の二六歳の医師が同郡居住の一六歳の娘の腐骨疽《ふこつそ》を截断《せつだん》するため、「誤て麻酔薬を過用し遂に死に至ら」しめたものであった。娘の兄高山彦平が金沢裁判所福井支庁に告訴し審問がなされた結果、「人命律庸医殺傷人条により過失殺を以て論し、過失殺傷収贖《しゅうしょく》例図に照し収贖金四十円申付」られ、医師の過失致死を認める裁定が下されたとある。[16]

現代では免責の文言は公序良俗に反する契約であるとして破棄され、手術承諾書も患者がインフォームド・コンセントを受けたことを証明する一書類に過ぎないものとなっている。

(1) 古川俊治『メディカル・クオリティ・アシュアランス』二―三頁、医学書院、二〇〇〇年。
(2) 三宅秀・大沢謙二編『日本衛生文庫』第一輯所収、教育新潮研究会、一九一七年。
(3) 富士川游ほか編『杏林叢書』第三輯所収、吐鳳堂書店、一九二二年。
(4) 石井孝「御目見医師の医家倫理について」『大倉山論集』二八、一九九〇年。
(5) 芸備医学会編『東洞全集』所収、思文閣出版、一九五〇年。
(6) 『日本思想大系』第六四巻『洋学』上巻所収、岩波書店、一九七六年。
(7) 注3同。
(8) 三枝博音編『日本哲学全書』第七巻所収、第一書房、一九三六年。
(9) 中山茂『近世日本の科学思想』一〇六頁、講談社、一九九三年。
(10) 吉田忠「江戸時代の科学思想」、苅部直ほか編『日本思想史講座』第三所収、ぺりかん社、二〇一二年。
(11) 後藤嘉一『済生館史』一五六―一五七頁、山形市立病院済生館、一九六六年。
(12) 山崎佐「文久元年手術承諾書」『中外医事新報』一一五九、一九三〇年。福井県医師会編『福井県医学史』六三二―六三四頁、福井県医師会、一九六八年。『順天堂史』上巻一二八、一二九頁、順天堂、一九八〇年。
(13) 山崎佐「手術承諾書補遺追加」『中外医事新報』一二八一、一九四〇年。
(14) 慈恵看護教育百年史編集委員会編『慈恵看護教育百年史』一七七頁、東京慈恵会、一九八四年。
(15) 『東京医事新誌』五一〇、明治二一年一月七日。
(16) 『東京医事新誌』二〇一、明治一五年二月四日。

# 第二章　近代医学教育体制の構築

## 一　解剖用屍体の確保

明治二（一八六九）年二月大病院（東京下谷和泉橋通りの旧藤堂邸に移された横浜軍陣病院と医学所を統合）は医学校兼病院、さらに同年一二月には大学東校と改称され、翌三年閏一〇月大学東校規則を制定する。同規則の前文には医師とは「人生死活の権を掌《つかさど》るの職」であって、「其健康活動の道理」「疾病変幻の原由」「薬石固性の効用」を講究会得《えとく》して、しかるのちにこれを「病体に実験し始て以て医たるべし」といい、医師になるには生理学・病理学・薬理学を会得し、そののち臨床医学を修めなければならないとする。そして、大学東校舎則では午前八時より一二時、午後一時より四時までは正課を学び、「解剖術、分析術等に於ては日暮に及ふも、猶《なお》手を措《お》く事能《あた》はさることあるを以て、夜業をなすも随意たる可し」と定めている。(1)(2) 同三年二月、プロイセンとの間で外科の陸軍軍医ミュラー（B.C.L. Wüller）と内科の海軍軍医ホフマン（T.E. Hoffmann）を雇用する約定がなされるが、同年プロイセンを中心とするドイツ連邦とナポレオン三世のフランスとの間に戦争が勃発《ぼっぱつ》し、両軍医の来日は同四年八月まで待たされることになった（普仏戦争の間にドイツの統一がはかられて一八七一年ドイツ帝国が成立し、フランスは第三共和制に移行）。同四年七月大学を廃し文部省を開設したことにともない、大学東校は東校と改称。東校の教育を任された両軍医はドイツの軍医学校の教則に準拠した教育と生活指導を大胆に取り入れ、一～三年の予科と四～五年の本科では語学・数学・地理学・自然科学・理化学などの科目を、四～六年の本科では解剖学・生理学・病理学・薬物学などの基礎医学科目（社会医学科目はない）を、五～八年の本科では臨床医学・実習をそれぞれ履修するカリキュラムを組んでいる[3]。このカリキュラムを通して、それまで医学レベルにおいても、また信念や医学を志す動機においても混沌としていた医学生が同質化されていくことになった。

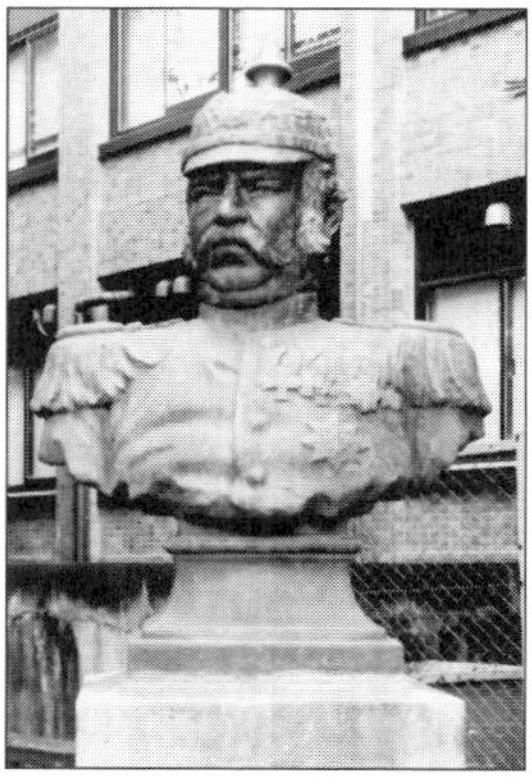
ミュラー胸像
（東京大学本郷キャンパス内）

　教育にあたって問題となったのは知識の宝庫と認識されていた解剖用屍体の確保であった。それは幕末、長崎において系統的な医学教育がはじまって以来の課題でもあった。安政四（一八五七）年九月、幕府より洋式海軍訓練の要請を受けてオランダが送り出した第二次海軍派遣隊の一員として来日した軍医ポンペ（J.L.C. Pompe van Meerdervoort）は同年、長崎奉行所西役所の一室（のちの医学伝習所）にて講義をはじめるとともに、解剖学実習に必要な屍体の提供を求めて奉行所および幕府と何度も交渉をした結果、同六年八月になって刑屍体を得、二日間かけて解剖実習を行っている[4]。文久元（一八六一）年八月洋式病院の長崎養生所（当初一二〇床）が開設されて、市郷の者・旅人の治療および極貧者への施療を行い、また医学伝習所を移して医学所を併設（会頭松本良順）するに至っている。医学所では理論面の講義、養生所では実地に則した教育が行われ、また死亡患者の中で親族のいない屍体を解剖実習用に回す仕組みが作られていた。ポンペは「できるだけ屍体を用いて手術を練習させ、しかるのちに学生になるたけ自分で生体について手術させるようにした。医者はもっぱら実習によってのみ一人前の外科医となるのであって、書籍や理論的教育ではなれないのである」と述べ、経験・知識の享有を図るために病理解剖学（病理総論）の講義も行っている。[5] 実際に病変を目で確認し、それを生前の観察経過と突き合わせる作業が医学生にもっとも求められることであった。

ポンペはわが国においてはじめて体系的に病理学を講じた医師であり、そのことは彼の『朋氏《ポンペ》原病総論』『朋氏原病各論』の著作から知られるが、内容はウィルヒョウの細胞病理学以前のものであった。[6] また理化学についても講じており、そのことを示す『朋百《ポンペ》舎密《せいみ》書』が見つかっている。[7]

文久二年九月帰国したポンペに代わって、同月には軍医ボードウィン（A.F. Bauduin）が教頭に着任。[8] 慶応元（一八六五）年四月養生所と医学所が統合し精得館と改称されるが、のちに内務省衛生局長となった長与専斎《ながよせんさい》は精得館を「実に本邦中世以降、病院の嚆矢《こうし》なり」といい、[9] 明治以降、各地に建てられた洋式病院・医学校の範となっている。ボードウィンの後任として慶応元（一八六五）年七月に着任した軍医マンスフェルトは精得館の改革に努めたのち、熊本の古城医学所・病院を経て京都療病院に赴任。同病院の後身となる京都府立医科大学図書館にはマンスフェルト講授の『解剖学（講義録）』、『病理各論』（佐藤方朔訳、明治一一―一三年）、『病理略論』（門人筆記、明治四年）が残されているが、いずれも教科書として用いられたものと思われる。なお、ボードウィンの後任として明治三年大阪府仮医学所に着任し同六年大阪病院教授局教師となったエルメレンス（C.J. Ermerins）にも『原病学通論』（明治七年）、『日講《にっこう》記《き》聞《ぶん》原病学各論』（明治九年）の著書がある。

翻訳医書の出版は明治五年以降、解剖・外科・薬物を中心に全国的にも急増しているが(10)、京都府立医科大学図書館に残されている幕末から明治初期の解剖・生理・病理学の訳書として、前掲書のほか『医科全書　解剖篇』（ミュラーおよびホフマン口授、明治一〇～一三年）、『医科全書　生理篇』（チーゲル口授、明治一二～一五年）、『越氏生理各論』（エルメレンス、明治一二年）、

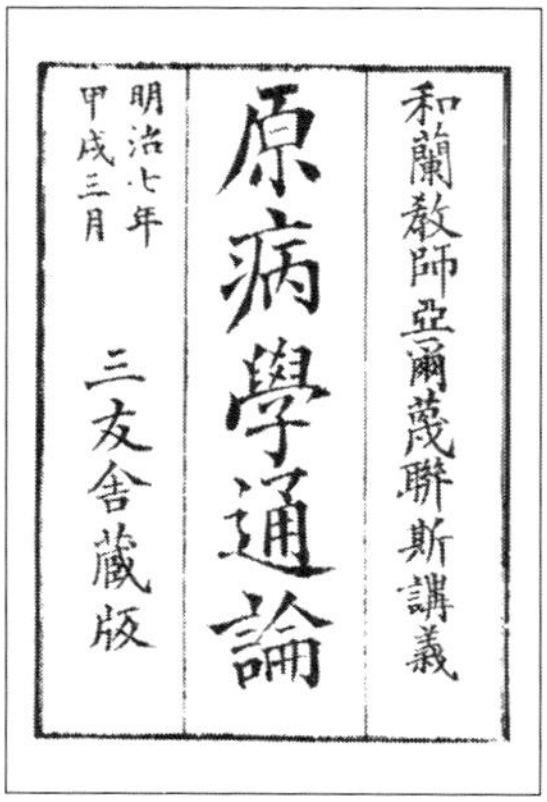
和蘭教師亞爾蔑聯斯講義
原病學通論
明治七年甲戌三月
三友舍藏版

エルメレンスの『原病学通論』明治7年（著者蔵）

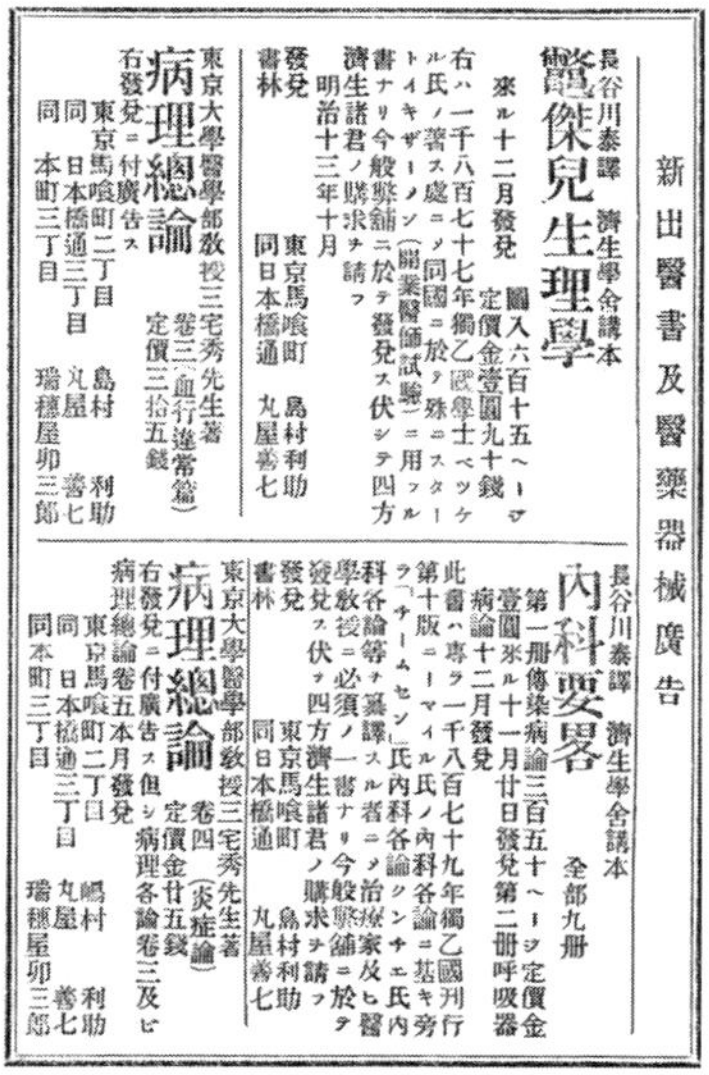
新出醫書及醫藥器械廣告

長谷川泰譯　濟生學舍講本
鼈傑兒生理學
來ル十二月發兌　圖入六百十五ヘーヂ　定價金壹圓九十錢
右ハ一千八百七十七年獨乙歐學士ベッケル氏ノ著ス處ニシテ同國ニ於テ殊ニスタートイキザーメン（開業醫師試驗）ニ用フル書ナリ今般縣舗ニ於テ發兌ス伏シテ四方濟生諸君ノ購求ヲ請フ
明治十三年十月
發兌書林　東京馬喰町　島村利助　同日本橋通　丸屋善七

東京大學醫學部教授三宅秀先生著
病理總論　卷三（血行進常篇）　定價三拾五錢
右發兌ニ付廣告ス
東京馬喰町二丁目　島村利助
同日本橋通三丁目　丸屋善七
同本町三丁目　瑞穗屋卯三郎

長谷川泰譯　濟生學舍講本
內科要畧　全部九冊
第一冊傳染病論三百五十ヘーヂ定價金壹圓來ル十一月廿日發兌第二冊呼吸器病論十二月發兌
此書ハ專ラ一千八百七十九年獨乙國刊行第十版ニーマイル氏ノ內科各論ニ基キ旁ラ「ナームセン」氏內科各論クンチエ氏內科各論等ヲ纂譯スル者ニメ治療家及ヒ醫學教授ニ必須ノ一書ナリ今般縣舗ニ於テ發兌ス伏テ四方濟生諸君ノ購求ヲ請フ
發兌書林　東京馬喰町　島村利助　同日本橋通　丸屋善七

東京大學醫學部教授三宅秀先生著
病理總論　卷四（炎症論）　定價金廿五錢
右發兌ニ付廣告ス但シ病理各論卷三及ビ病理總論卷五本月發兌
東京馬喰町二丁目　嶋村利助
同日本橋通三丁目　丸屋善七
同本町三丁目　瑞穗屋卯三郎

医書出版の広告
（『東京医事新誌』明治13年11月27日）

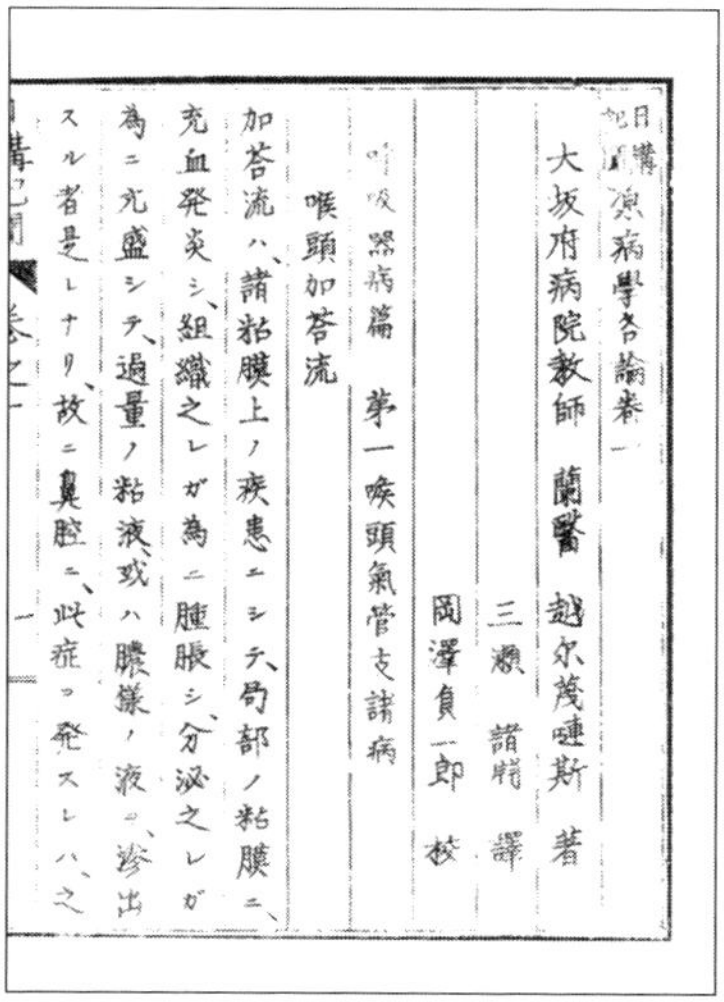
日講記聞原病學各論卷一
大坂府病院教師　蘭醫　越尔蔑嗹斯　著
三瀨諸淵　譯
岡澤貞一郎　校
呼吸器病篇　第一喉頭氣管支諸病
喉頭加答流
加答流ハ、諸粘膜上ノ疾患ニシテ、局部ノ粘膜ニ、充血発炎シ、組織之レガ為ニ腫脹シ、分泌之レガ為ニ亢盛シテ、過量ノ粘液、或ハ膿樣ノ液ヲ、滲出スル者是レナリ、故ニ鼻腔ニ、此症ヲ発スレハ、之

『日講記聞原病学各論』明治9年
（京都府立医科大学図書館蔵）

『解体則』（ブレンキほか、新宮凉庭訳、安政五年）、『布列私解剖図譜』（フレッ、中定勝訳、明治五年）、『解体生理図説』（イルレム・トルネル、佐々木東洋訳、明治六年）、『解体説約』（ニールおよびスミス、篠田秀道訳、明治三年）、『解体説略、付図式』（ハルツホウルン、武昌吉訳、明治六年）、『解剖組織論』（グレイおよびレデー、新宮凉斎訳、明治一二年）、『解剖必携』（ヘース・エグニュー、岡沢貞一郎訳、明治七年）、『華氏病理摘要』（ハルツホウルン、長谷川泰訳、明治八年）、『虞列伊《グレイ》氏解剖訓蒙図』（グレイ、松村矩明訳、明治五年）、『病理各論』（堀内利国訳、明治八年）、『原病各論』（ハウスカ、堀内利国訳、明治八年）、『窊氏《わし》原病論』（ワフネル、福田正二訳、明治七年）、『病体剖観示要』（三宅秀訳、明治一二年）、『病理新説』（グリイン、桑田衡平訳、明治九年）、『生理新論』（エルメレンス口授、松村矩明筆録、明治六年）、『生理発蒙』（リバック、島村鼎甫訳、慶応二年）などがみられ、いずれも教科書・参考書として使用されたものと思われる。原著者はオランダ、ドイツ、アメリカが中心で、イギリスは少ない。明治一〇年代になると田口和美《かずよし》（『解剖攬要』ほか）、三宅秀《ひいず》（『病理総論』ほか）らが

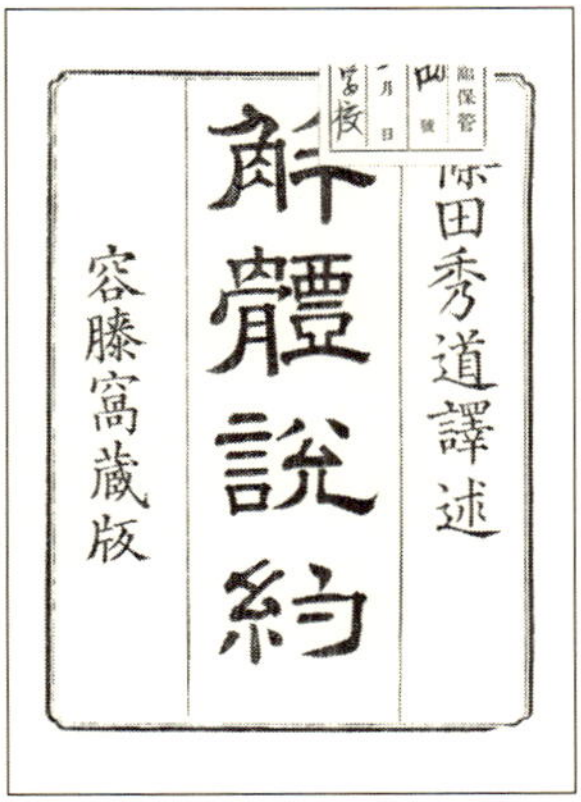


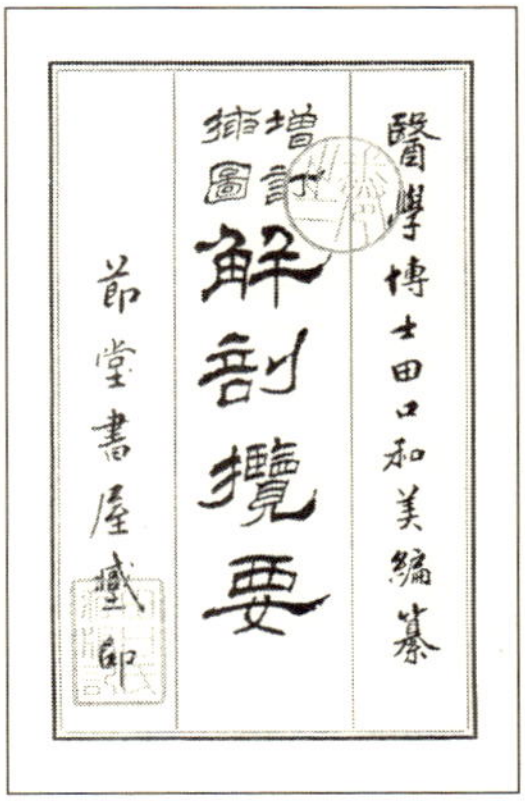


右：『解体説約』明治３年
左：『解剖攬要』明治10年
（いずれも京都府立医科大学図書館蔵）

複数の原著より摘録した書を著わしている。[11]

明治元年一一月精得館は長崎府医学校・病院と改称（頭取長与専斎）、同四年には文部省に移管されて長崎医学校となる。翌六年一〇月より一二月までの各月疾患別患者数が『文部省雑誌』四（明治七年）に掲載されており、[12] そのうち一〇月分をみると外来患者九八名、入院患者一六名（日本人九名、外国人七名、死亡一名）、呼吸器・消化器系疾患が多数を占めている。同校は同七年に廃校となり、同九年には医学教場が長崎病院内に開設され、[13] 翌年長崎病院医学場は県に移管されて県立長崎医学校となっている。

幕府直轄の種痘所においても解剖用屍体不足の事情は同じであった。文久元年一〇月、同所は西洋医学所と改称され、頭取として留任した大槻俊斎は「解体之儀は西洋医学術之基礎」であって「初心之者は勿論、医術熟練之者といへとも、少くも壱年両三度つつ親しく剖観仕らず候ては、医術研究に相成らず」といい、処刑者二体（男女両体または男二体）の下げ渡しを願い出ているが、石谷因幡守《いなばのかみ》らは「刀剣類御様《ためし》御用相勤め来り候浪人山田朝右衛門儀、右御用稽古様にも差支」え、また剖観者の中の不心得者が屍体の一部を罪人身寄りの者に密かに渡すことへの危惧《きぐ》を示しながらも、十分に注意して取り扱うように意見し[14]（万延二年「医術解剖儀に付き願い奉り候書付」）、同年一〇月小塚原刑場での解剖を許可している。医学所医学生であった石黒直悳《ただのり》の回想によれば、「人体の実地解剖は、私

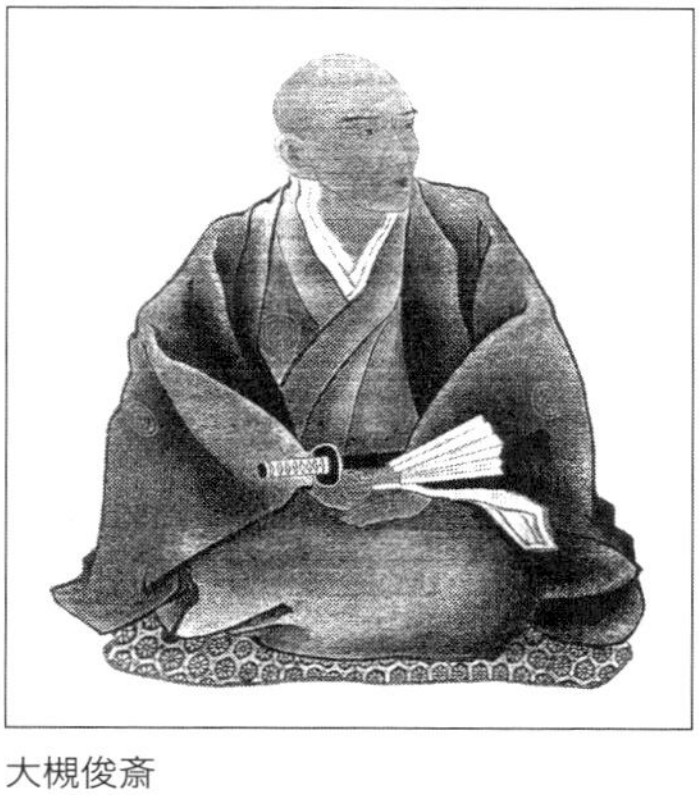
大槻俊斎
（『医家肖像集』思文閣出版より）

の在学中ただ一度しかなかったので、いつも犬や猫で間に合わせました」と述べており、大槻俊斎から頭取が伊東玄朴《げんぼく》、緒方洪庵、松本良順と代わっても屍体入手の難しさがつづいていたようである。(15) また緒方洪庵の適塾でも解剖には苦労していたようで、佐貫藩《さぬき》（千葉県）藩医三枝《さえぐさ》俊徳の記録には、適塾生が松平伯耆守《ほうきのかみ》に願い出て千嶋新田と掘割川の間の芦嶋にあった刑場の解剖所に船で出かけ、刑屍体を藩医と分担して解剖したとあるが、(16) 解剖実習は恒常的なものではなかったようである。解剖は明治初めまで不応為、すなわち「条理上為《な》すべからざることは為してはならぬという不文律」によって規制されており、(17) 近代医学の基礎である解剖の実施には大きな困難がともなっていた。

（1）湯浅洗身『医制発布五十年紀念日本医事大鑑』一五七頁、日本医事大鑑刊行会、一九二七年。
（2）『東京帝国大学五十年史』上冊三七〇—三七一頁、東京帝国大学、一九三二年。
（3）東京大学医学部百年史編集委員会編『東京大学医学部百年史』一三〇—一三一頁、東京大学出版会、一九六七年。青柳精一『近代医療のあけぼの』一二〇—一二五頁、思文閣出版、二〇一一年。
（4）沼田次郎・荒瀬進訳『新異国叢書』第一〇巻『ポンペ日本滞在見聞記』二七九、二九一—二九四頁、雄松堂出版、一九六八年。長崎大学医学部編『長崎医学百年史』六二—六三頁、長崎大学医学部、一九六一年。古賀十二郎『西洋医術伝来史』三〇四—三〇七頁、形成社復刻、一九七二年（初版一九四二年）。宮永孝『ポンペ—日本近代医学の父』九八—九九、一七二—一七八頁、筑摩書房、一九八五年。羽場俊秀「佐賀藩の医学と長崎海軍伝習所」、有坂隆道・浅井允晶編『論集・日本の洋学Ⅲ』所収、清文堂、一九九五年。香西豊子『流通する「人体」』二五頁、勁草書房、二〇〇七年。
（5）注4『ポンペ日本滞在見聞記』三四七頁。長与専斎『松香私志』、『松本順自伝・長与専斎自伝』（東洋文庫）一一四頁、平凡社、一九八〇年。

(6) 緒方富雄「明治前日本病理学史」四三六—四七〇頁、日本学士院日本科学史刊行会編『明治前日本医学史』第二巻所収、日本学術振興会、一九五五年。
(7) ポンペ、柴哲夫訳『ポンペ化学書』化学同人、二〇〇五年。
(8) 森川潤「江戸のオランダ医学校構想」『広島修大論集』三四 - 一、一九九三年。
(9) 注5『松香私志』一一五頁。
(10) 酒井シヅ・水間棟彦「一九世紀の西洋医学の受容」、中山茂編『幕末の洋学』所収、ミネルヴァ書房、一九八四年。
(11) 坂井建雄『人体観の歴史』(二四四—二四八頁、岩波書店、二〇〇八年)には掲出解剖書に関する解説がみられる。
(12) 佐藤秀夫編『明治前期文部省刊行誌集成』第六巻所収、歴史文献、一九八一年。
(13) 古賀十二郎『長崎洋学史』下巻、長崎文献社、一九六七年参照。
(14) 司法省庶務課編『徳川禁令考』後聚第六帙巻三六所収、一八九五年。新村拓『出産と生殖観の歴史』三四頁、法政大学出版局、一九九六年。注4香西同書四〇頁。
(15) 石黒直悳『懐旧九十年』一三五頁、岩波書店、一九八三年。
(16) 三枝一雄編『三枝俊徳日記』文久二年四月一日条、一五六—一五八頁、崙書房出版、二〇一二年。梅溪昇『洪庵・適塾の研究』一四頁、思文閣出版、一九九三年。
(17) 小関恒雄『明治法医学史点描』所収「『変死ニ係ル屍』解剖許可の布告までの経緯」玄同社、二〇〇〇年。

## 二　系統解剖および病体（病理）解剖の実地演習

系統解剖が官許になったのは明治三（一八七〇）年一〇月のことである。これは大学東校の大助教長谷川泰《たい》、同少助教石黒直悳《ただのり》が処刑屍体および獄中病屍体のうちで、引き取り手のないものを解剖に供するように画策した結果であり、解剖所は大学東校内（旧藤堂邸の剣槍道場）に置かれることになった。(1) その前年の二月、戊辰《ぼしん》戦争に際して横浜軍陣病院などにおいて戦傷治療にあたっていたイギリス人外科医のウィリス（W. Willis）は東京府に対し、医学校兼病院での講義をはじめるにあたって解剖を同校の空き地において行いたい旨を申請している。(2) 香西《こうざい》豊子によれば、解剖に供される屍体は死後の病理解剖を所望する者、あるいは解剖と引きかえに弔いを期待して願い出た貧民たちであり、同二年八月には駒込追分町彦四郎娘みき（梅毒院入院の娼妓）が自らの意志で解剖されることを願い出たとされ、特志解剖第一号となっている。その後も特志解剖はつづくが、医学校にとって特志解剖の受け入れから埋葬に至るまでに要する手間と経済的な負担が過大なものとなっていたところから、解剖用屍体は特志よりも刑屍体や獄囚の引き取り手のない屍体、さらには死後の解剖を約束させた施療（学用）患者を選ぶように変わっていったという。(3)

ミュラーとホフマンの両軍医を三年任期で雇用する約定が整った明治三年、大学東校は「欧州の医学、今日の進歩に至るは職として病体解剖を行ふにあり」と主張し、病像を視覚のうえでしっかりと把握するためには病体（病理）解剖が必要なことを政府に建言し、同年八月その裁可を得ている。制度のうえで解剖が公認されたわけで、同年九月「刑人帰するに處なき者は解剖せんこと」(4)を申請し許可されている。大学東校ではこれまで「重刑死屍之外解剖致し候儀御許容」なく、そのため解剖体が不足している状態にあるので、引き取る者がいない刑屍体および獄中病死者を大学東校へ回送してほしい旨を同三年一〇月に願い出ている。同願い出は裁可され、同年閏一〇月二七日から一二月までに五二体の解剖を実施している(5)。

明治五年八月、全国を八大学区に分けてそれぞれに大学を一校、大学区ごとに置かれた三二の中学区に一校の中学を、また中学区ごとに二一〇の小学区を置くという学制が布《し》かれ、それにともなって東校は第一大学区医学校と改称。同六年七月にはドイツ人医師デーニッツ（F.K.W. Dönitz）が来日。解剖学専門局が設置され、最新の組織学を含む解剖学講義が開始される。同年一〇月解剖学研究のために「(東京）府囚獄懲役《ちょうえき》場・養育院等、無籍人の病屍及有籍にても解剖願出候はば、同校へ差回す

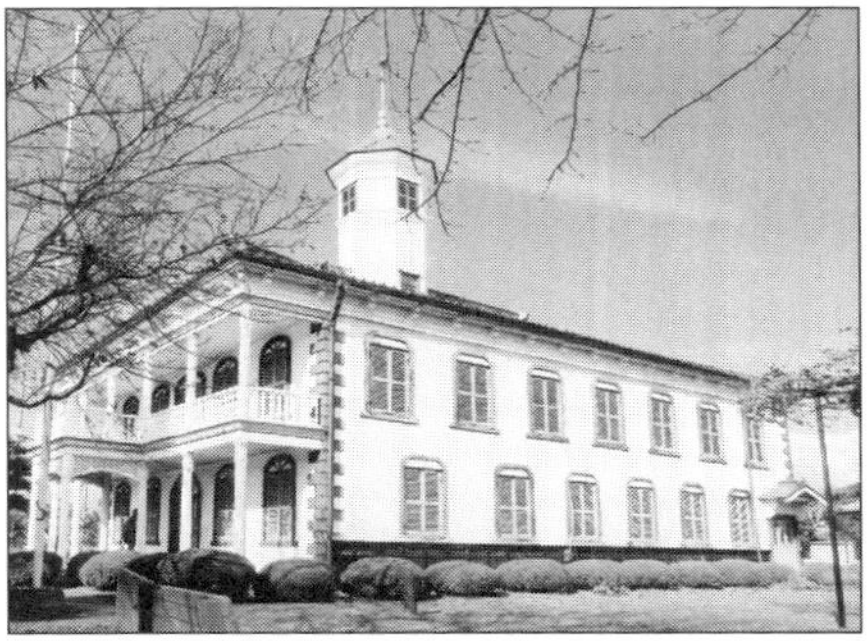

学制公布により各地に洋風の学校が建築される.
旧中込学校もそのひとつで明治８年校舎新築
（長野県佐久市中込）

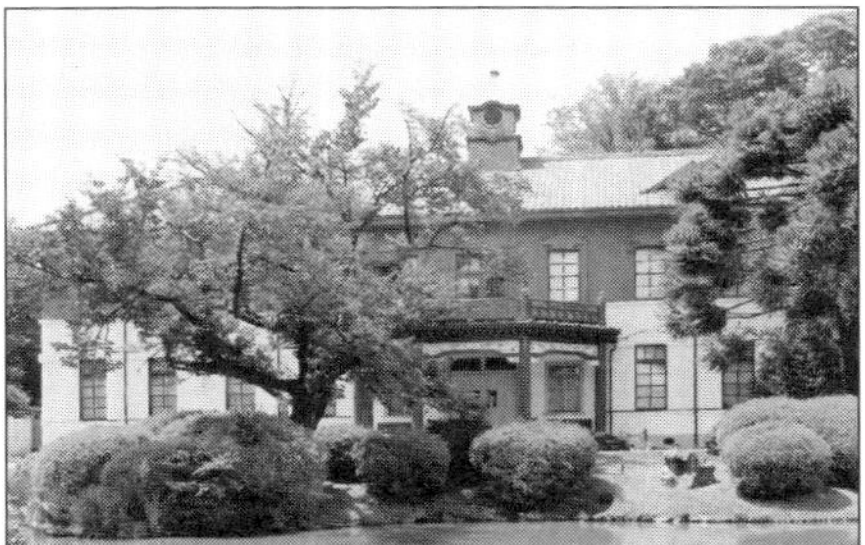

旧東京医学校本館
（東京本郷より小石川植物園内に移築）

べし」とされ、第一大学区医学校へ刑屍体や東京府養育院[6]の病屍体、解剖を願い出た特志者の屍体が送られることになった[7]。それは「病体解剖学の一科頗《すこぶ》る至要なる事」をデーニッツが政府に建言し認められたからであったが、それと併せて「皇国固有の風土病なる脚気《かっけ》病を解観」し、その病因の発見が期待されていたからでもあった[8]。養育院収容の重病人の治療、屍体引取りと解剖をめぐって第一大学区医学校（東京医学校・東京大学医学部）と養育院・東京府（東京市）・東京府下病院との間で、詰めの交渉がその後も延々とつづけられている[9]。

明治五年八月、文部省が学制を改めたことにより第一大学区医学校は東京医学校と改称。同年九月文部省は「解剖屍体不足に因《よ》り、神奈川、埼玉、千葉、熊谷、新治《にいはり》、足柄六県の刑屍、有罪病屍、並に無罪にして生前解体出願の者、悉皆《しっかい》引受ん事を乞」う旨を通達しているが、埼玉県だけは除外して屍体を海軍軍医寮に引き渡すとしている[10]。これによって東京府のほか近隣六県から出た引き取り手のない刑屍体、獄中病屍体、養育院での病屍体、解剖を願い出た特志解剖者の屍体が東京医学校に集められることになった。

明治九年七月、お雇い外国人デーニッツの任期が満了し、これまで多数の解剖を行ってきた五等教授田口和美《かずよし》が代員となる。田口は「其講習授受の際、殆《ほと》んど外国教師に異なることなし」と評されているが、それは解剖学

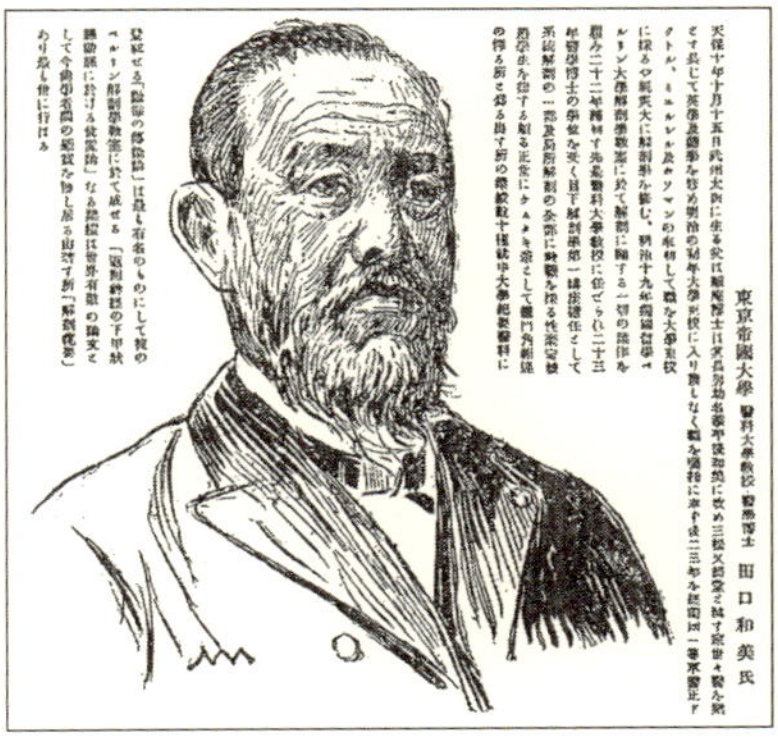


田口和美
（『二六新報』明治 33 年 12 月 27 日，復刻版，不二出版より）

自体の著しい進歩を如実に示すものと受け取られている。[11] その一ヶ月前、ドイツより東京医学校生理学・内科学教師としてベルツ（Erwin von Bälz）が来日。生理学のほうは同年来日のチーゲル（E. Tiegel）によって担われることになるが、他方で内科医ベルツは病理学教師、[12] 病体解剖の執刀者としての顔もみせ、同一〇年二月に太田雄寧《ゆうねい》（西洋医学所に学び愛媛県立医学校長などを歴任）によって発刊された医事雑誌『東京医事新誌』上に詳細な剖観（剖見）記録を残している。[13] 同一九年九月ベルツは医科大学の五年生のうち三〇名を連れて駒込避病院へ行き「虎列《コレ》刺《ラ》病実験」を行っている。[14] なお、同九年七月内務省は病体解剖について「医術進歩の為め緊要の事柄に付」き、医師と死者の親族の双方が熟談のうえ、実施にあたっては区戸長あるいは医務取締へ届け置くよう通達しているが、同一七年五月には「本人の情願或は遺族の承諾」がある場合、患部だけでなく全身の剖観を許すとしている。

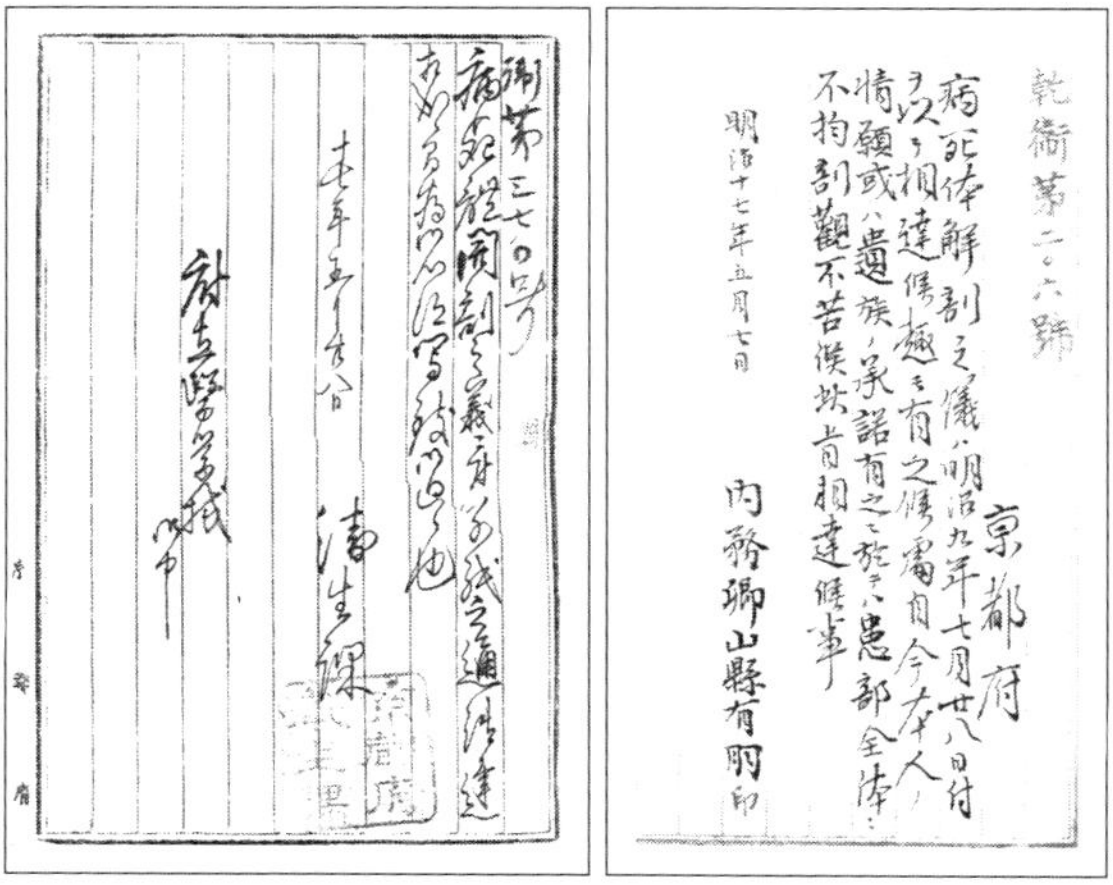

病体解剖認可通達，明治 17 年（右：内務省，左：京都府衛生課）
（いずれも京都府立医科大学図書館蔵）

その後の東京医学校における系統解剖・病体（病理）解剖の実績をみると、明治六年一月より一二月までに解剖に付された屍体は六九体で、そのうち病屍は一二体であった。[15] 同八年三月には「病屍・

刑屍の解剖已《すで》に百余に過ぐるを以て、初めて谷中《やなか》天王寺（台東区谷中の寺域の一部は東京府に移管されて谷中霊園となる）に碑を立て、同年六月第二回の祭奠《さいてん》を挙行。[16] 同一〇年四月東京医学校は東京大学医学部（総理池田謙斎）、医院は東京大学医学部付属医院と改称。同年同医院において施療患者入院心得を定め、在院中に死去した際は「学術研究のため患部剖検に付し、祭祀料として金参円を患者の遺族若《も》しくは身元保証人に交付」するとしている。ここにおいて解剖用屍体の入手先として施療患者が選定され、学用患者として扱われることが制度化し、病院は実習・実験の場としての性格を強めることになった。

　東京大学医学部では、明治三年一〇月より同一三年九月までの間に解剖した無籍人および有罪人屍体が一〇〇〇体に達したことにより翌一四年一二月、これを合葬して谷中天王寺において千体祭を挙行しているが、[17] 当時、病体解剖の実習には東京大学医学部の三宅秀《ひいず》教授（同一四年医学部長）の『病体剖観示要』（明治一二年訳纂）、『病理総論』（明治一三年）が教科書として用いられていたようである。

　同一七年「是まで東京大学医学部に於て医学研究の為め引取なき罪囚の屍体解剖の節、頭部支（肢）体とも切断せし処、爾後《じご》は頭部たけは妄《みだ》りに切断致す間敷《まじき》旨を其筋より達せら」れたとして、遺体に対する尊厳や遺族感情への配慮が求められている。[18] 昨年八月より本年七月までの解剖体が一〇〇〇体に達した

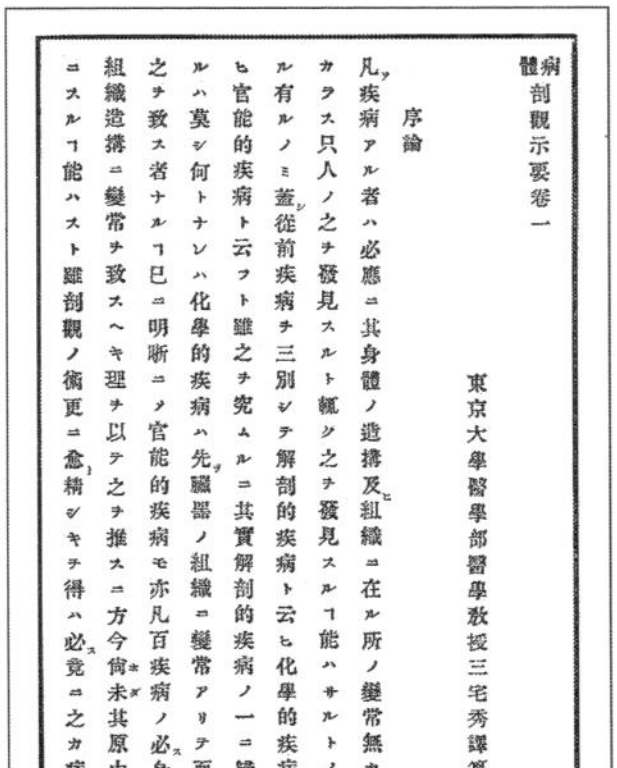
病體剖觀示要卷一
東京大學醫學部醫學敎授三宅秀譯纂
序論
凡ソ疾病アル者ハ必應ニ其身體ノ造搆及ヒ組織ニ在ル所ノ變常無カルヘカラス只人ノ之ヲ發見スルト輙ク之ヲ發見スルヿ能ハサルトノ異ナル有ルノミ蓋シ從前疾病ヲ三別シテ解剖的疾病ト云ヒ化學的疾病ト云ヒ官能的疾病ト云フト雖之ヲ究ムルニ其實解剖的疾病ノ一ニ歸セサルハ莫シ何トナレハ化學的疾病ハ先ツ臟器ノ組織ニ變常アリテ而ノ遂ニ之ヲ致ス者ナルヿ已ニ明晰ニシテ官能的疾病モ亦凡百疾病ノ必ス身體ノ組織造搆ニ變常ヲ致スヘキ理ヲ以テ之ヲ推スニ方今倘ホ未タ其原由ヲ詳ニスルヿ能ハスト雖剖觀ノ術更ニ愈ゝ精シキヲ得ハ必ス竟ニ之カ病變ヲ

『病体剖観示要』明治12年
（京都府立医科大学図書館蔵）

ことにより同年、谷中天王寺にて百体祭を挙行。(19)

明治一八年七月、屍体解剖を管掌していた内務省衛生局医務課は監獄則（同一四年制定）に掲げられている刑死者および獄中病死者の中で、遺骸の下付を請う親族・故旧（古い友人）がない場合、官公立医学校もしくは病院において「該遺骸を解剖実験の用に供することを得」、ただし屍体剖観の後は「縫理《ほうり》して原体に復し不都合なき様取計」らわなければならないと、同年『官報』（同一六年創刊）の付録として刊行がはじまった『法令全書』に記載されている。(20) この内務省からの通達に対して静岡県は、これでは私立医学校および病院、開業医は解剖できないことになる。たとえ死者が生前に解剖を承諾していても解剖できないものと心得るべきなのかと伺い出ているが、内務省の回答によれば、通達の通り刑屍体・病囚屍体の解剖は官公立医学校もしくは病院に限るものである。ただし「死者生前に於て某私立医学校及病院、又は某開業医に対し承諾せし者は此限にあらす」とある。(21) 屍体解剖を官公立に限定していたのは、明治・大正期の開業医長尾折三が指摘する「抑《そもそも》市井開業医侮蔑《ぶべつ》の根源は、由来官尊民卑と云へる因襲的思想」のせいによるものかと思われる。(22) 同二一年八月宮崎県が定めた開業医取締規則（県令五二号）第一二〜一五条をみると、解剖にあたって解剖する部位・施行場所・日時を詳記した書類のほか、死者の生前素願書及び遺族の連署をもって所轄警察署又は分署に願い出て許可を得ること、解剖の実施には死後二四時間の経過が必要なこと、解剖の参観は係官吏・医学生徒・死者関係者のみとすること、解剖終了時に臓器やその他の器官を復納し、切開部を縫合して旧形に復し、病状及び解剖の実況を詳記して県庁に届け出ることとある。(23)

東京大学医学部付属第一医院では明治一六年、「開業医にして其施術の患者死亡したる時、患者の親族と協議の上、之を解剖して病因を推知せんと欲するも、解剖室等の備へなきが為め解剖方を請願し、成規の手続を尽くしたる時は之を許可し、医学部に於て大学教員若《もし》くは医員をして執刀及び説弁者とし、其解剖を施行し該医を陪席《ばいせき》せしめ、且《か》つ大学学生・別課生等に之を傍観せしむる」ことを定めている。[24] 解剖担当者について[25]明治・大正期の法学者市村光恵は、「屍体を解剖するの権は、必すしも開業免状を受けたる医師のみ之を為し得るにはあらす。彼の官公私立医学校に於て病理学解剖学の教授に従事する者は、開業免状を有し居らさる者にても、事理上屍体を解剖する権あるは勿論なり。解剖を研究する学生も亦然り。普通の開業医師も亦当然解剖の権を有す」と述べているが、[26] 今回、解剖室を持たない開業医が依頼してくる病体解剖を引き受けたことによって大学での病体解剖は増え、同一八年には昨年八月からの病体解剖が一〇〇体に達し、谷中天王寺において祭祀を挙行している。[27]

なお、第一医院とは本郷の東京大学付属医院を改称したもので、[28] これに対し神田区和泉町に別課生用の教場および臨床講義用の貧患者の収容施設として設立されていた付属医院[29]のほうは第二医院と呼ばれていた[30](同三四年一月焼失)。ちなみに第一・第二医院を合わせた患者数は同一七年八月において入院男一一八名、女四五名、外来男三四七五名、女二〇九一名、九月は入院男一

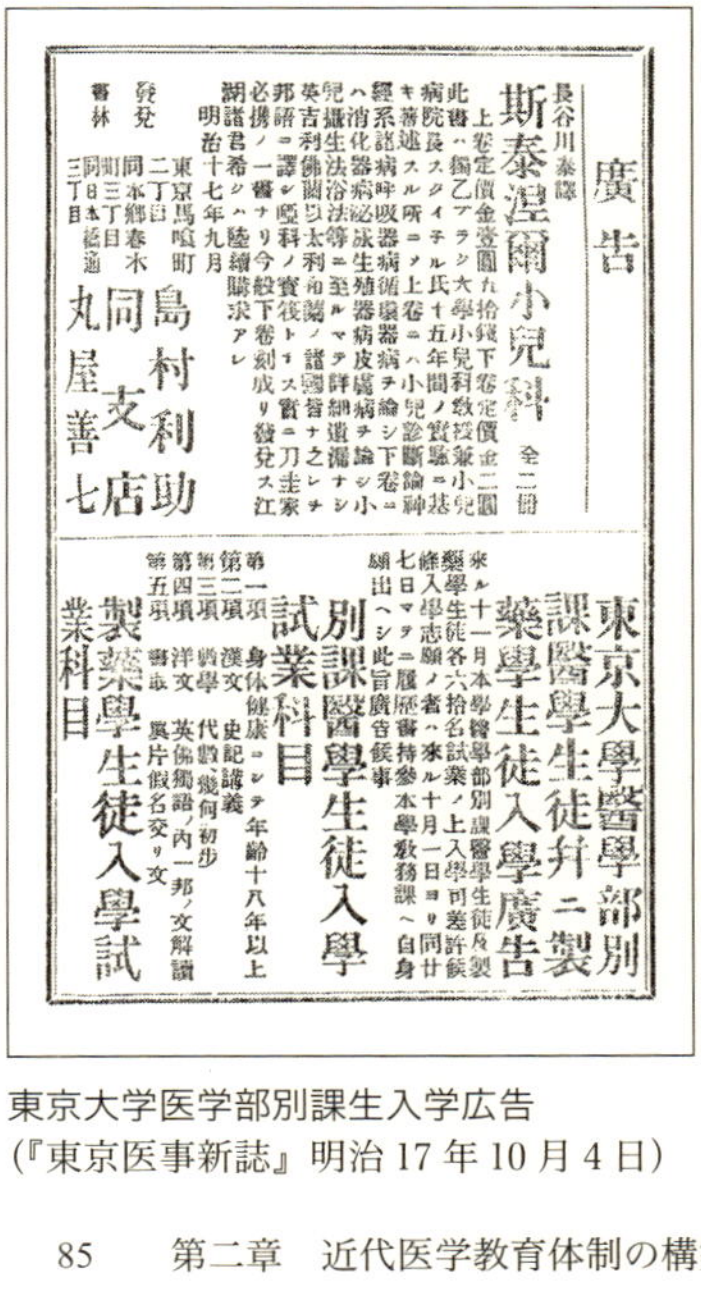

東京大学医学部別課生入学広告
(『東京医事新誌』明治 17 年 10 月 4 日)

三六名、女六八名、外来男三六二二名、女二三四七名、そのいずれの月も外科・眼科・脚気症の患者が目立っている。同二一年六月の行啓の際に金三〇〇円が第一医院に下賜されたことにより、同年の同医院における給費患者を延人員九〇〇名に増員。また同年六月第一医院に外来患者が殺到したことにより午前八時から番号札を渡すように変更している。(31)

入院患者の多数を占めていた脚気は温暖になるにつれて患《わずら》う者が増えるといわれ、また兵士に発症する者が多く、急性のものは一、二日のうちに死亡するとあって恐れられていた。(32) 大阪陸軍病院では患者を神戸の坂本村にある脚気転地養生所へ送り込み、理学的療法のひとつとされている転地療法を受けさせていたが、(33) これは明治二二年制定の「陸軍入院患者転地療法規則」以前から行われていたことであった。(34) 神奈川県では三沢《みつざわ》檀林豊顕《ぶげん》寺に仮脚気病院を設けていたが、(35) 臨時脚気病院設立の動きは全国的に広がっていた。(36) 政府は脚気治療において漢方医（皇漢医）と洋方医のいずれが優っているか、その優劣（漢洋医学脚気相撲）を決着させようとして同一一年七月、神田一橋《ひとつばし》に東京府立脚気病院（院長長谷川泰）を設立。同病院は治療実績をみたうえで同一五年六月に閉院。治療研究の場は東京大学医学部付属第一医院の脚気病室に移されている(37)（官報によれば同室の入院開始は同二九年四月とある）。同一八年脚気病室では八月までに脚気患者四、五名の病体解剖を実施。(38) 脚気病院の医員であった佐々木東洋は私費で脚気の治療および研究の施設を設け施療を開始(39)（同一四年杏雲堂病院開設）。同二〇年東京慈恵医院では夏以来、入院・外来とも脚気患者が七割にも達していたとある。(40)

明治一〇年一一月、京都の療病院に着任したドイツ人医師ショイベ（H.B. Scheube）は診療と講義のかたわら日本の風土病研究に実験医学的手法を導入して業績をあげ、脚気研究については患者六〇

○名の詳細な観察記録と一七名の病理解剖記録を、同一四年および一六年にドイツの医学雑誌に投稿、脚気の病因をベルツと同じく感染性多発神経炎としている。発表は細菌学の勃興《ぼっこう》期と重なっており、それに引きずられた格好となったようである。[41] 同一九年一月東京大学兼内務省御用掛医学士の緒方正規《まさのり》（同一九年三月東京大学衛生学教授、同二九年九月同学長）は内務省衛生局東京衛生試験所において脚気患者の血液より「脚気病原菌を発見」し、東京大学理学部講義室にて「脚気病毒発明大演説会」[42]を開き、また同二一年三月には東京医学会において脚気病原論をめぐって北里柴三郎に反駁《はんばく》している。[43] 鈴木梅太郎によって米糠《こめぬか》より有効成分（のちのオリザニン・ビタミンB1）が抽出されたのは同四四年のことであった。

　東京大学医学部では明治一七年より翌年一一月までの間に解剖埋葬された者が一〇〇名に達したことから、同一九年三月谷中天王寺において祭祀を執行。[44] また同年二月医学部解剖教場では石川県の開業医より寄付された屍胎児の胎生月検査を行い詳細な記録を残している。[45] 同年七月東京府は「医学経験の為め小児の死体アルコール漬貯置たき旨、其父母並に医員より願出」があり、その取り扱い方について内務省に伺い出たところ、胎児の死体に限り許可する旨の回答を得ているが、同二一年三月の内務省衛生局通知では「小児の死体保存の儀、四ヶ月未満の胎児は特に出願せしめ許可するに及はす。其父母と医師との協議に任《ま》かす」とされている。[46] 四ヶ月未満の胎児は人

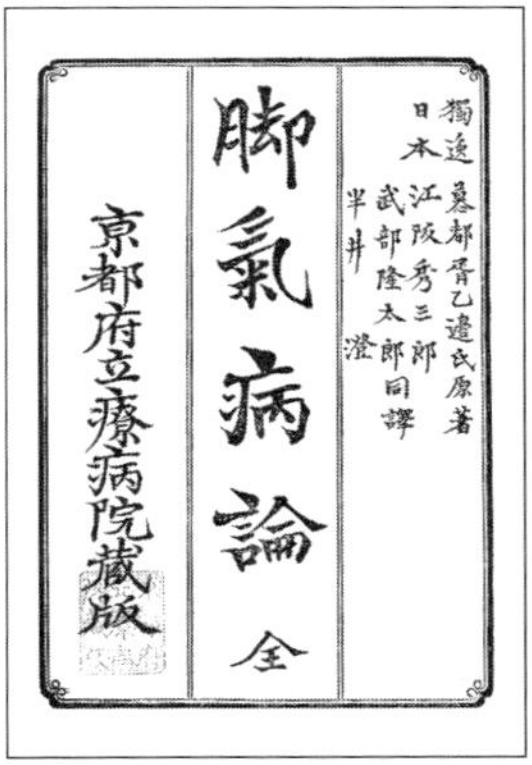

『脚気病論』
ショイベ著，明治 17 年
（京都府立医科大学図書館蔵）

として扱われることがなかったからである。なお、法学者市村光恵によれば「胎児は未た生れさる間は人体の一部にして、独立したる人間にあらす」とし、また小児のアルコール漬けについて、刑法第一九〇条は死屍損壊《そんかい》遺棄又は領得を罰する規定を設けているが、「アルコール、その他の薬品に浸し、または防腐の方法を施して貯蔵するは損壊にあたらず。病院その他一定の場所に保存するは遺棄・拋《ほう》棄《き》といえない」と論じている。(47)(48)

森鷗外の子で台北帝国大学教授森於菟《おと》が著した『解剖刀を執りて』によれば、小児の屍体はなかなか手に入らなかったという。それは「家計困難の為に官立病院で施療を受け、遺体を寄付するやうな人でも、子供は可愛いといふので、どんな無理をしてでも引取つて手づから埋葬する。篤志解剖も同じ理由で小児のものは殆《ほとん》ど稀《まれ》である」とある。屍体児解剖について詳細な記録が残されるのも、解剖に回される小児屍体が稀少なものであったからであろう。また森は次のようにもいう。解剖用屍体を集めることはどこも大変苦心しているが、「篤志による解剖は、多く遺体の旧形を止《とど》むる事を求める場合が多く、従つてそれは殆ど病理解剖に止まり、全身の解剖を目的とする我々系統解剖（生理解剖）学者の手まで来るものは甚だ稀である」。そのため「系統解剖実習や標本製作には殆ど刑死・牢死又は身許《みもと》引取人なき行路《こうろ》病者、養老院其他慈善病院の死亡者に限ると云つて差支《さしつかえ》ない状態」であり、また慈善機関の事務当局では「病死後屍体を解剖するのは残酷で、慈善の目的に添はぬと云つて反対」するところもあったと回想している。(49)

明治一九年五月、東京大学医学部では解剖教場の後部に病理解剖教場と実験所を新築。そこは人体病理学と動物実験をもとに疾病の変化の過程を探求する実験病理学の拠点となるところであった。同年五月、近県より大学に回送されて来る屍体は第六、七、八期の別課生に配付され、彼らは「日々実地解剖せしか、悉《ことごと》く両三日前に終りたり。其数は凡《およそ》十体余」であった。[50] また医学部五年生においては従来、「外科手術実地演習を為す可き成規」であったのに、屍体不足によって休止とされてきたが、当今は屍体が増えたことによりスクリバ[51]（J.K. Scriba. 同一四年六月に来日した外科学教授、同二一年七月帰国）が演習を開始したとある。[52] これは医学部が内務省を通じて刑屍体や病囚屍体の下付を願い、それが同一七、一八年に許可され解剖に回されたことによるものであった。香西豊子は医学部解剖学教室に残されていた解剖体の手配に関する備忘録（明治三五年から大正一〇年まで）の分析から、教室では養育院との交渉により法規や施設の規則とは別に、引取人のいない行旅死亡人の遺体を三週間の期限つきで、かつ顔面の解剖をしないという規約のもとで法医学教室を窓口に借り受け、病理解剖ののちに全身解剖に充てていたことを明らかにしている。[53]

明治一九年七月、解剖遺骸百体祭を谷中天王寺において挙行。[54] 同年八月第一医院病体解剖室において、監獄署より回送されて来たコレラ病屍の解剖をベルツ・緒方正規《まさのり》らが執刀、あわせて胃癌の病体解剖も実施し

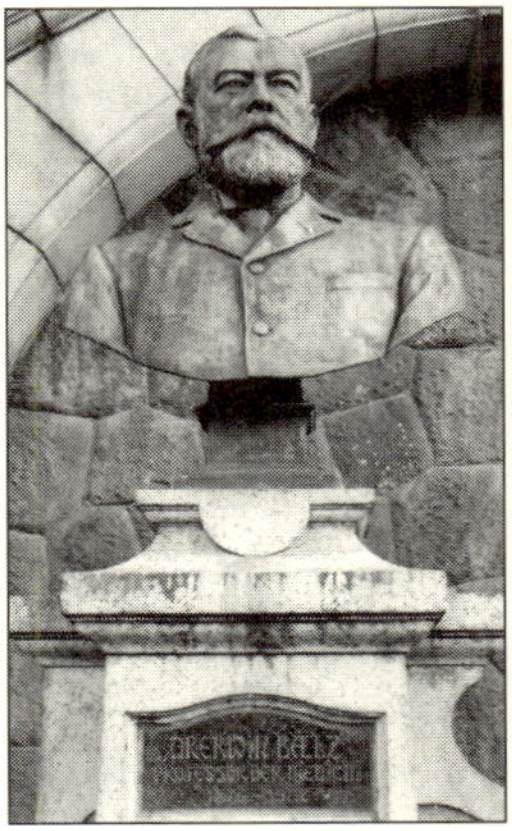

ベルツ胸像
（東京大学本郷キャンパス内）

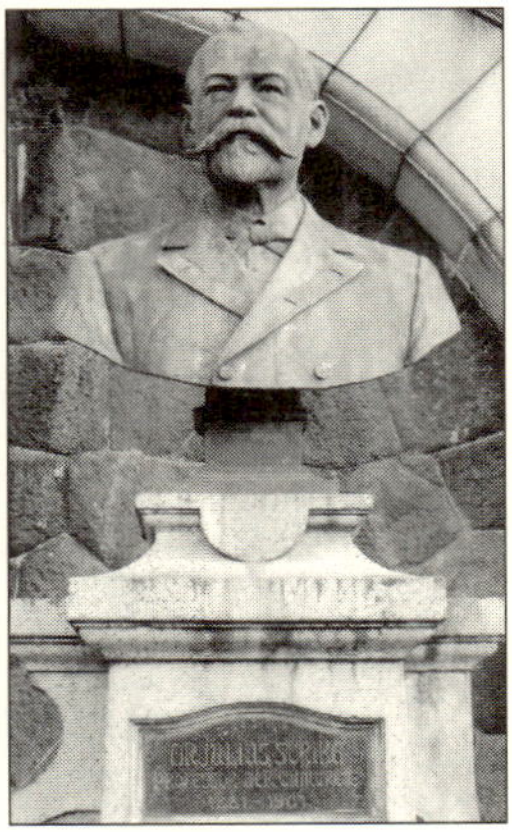

スクリバ胸像
（東京大学本郷キャンパス内）

ている。[55] 同二〇年四月大学は施療と引換えに死後の解剖を受諾させている施療患者の定員を一一〇名に増員。[56] 同年五月東京府と協議し東京府癲狂《てんきょう》院の患者（自費を除く）を大学精神病学科（榊教授）の臨床講義に供するため、医長以下を癲狂院に出張させて治療一切を担当させ、[57] 一一月になると入院患者は二〇〇人以上の増加をみている。[58] なお、東京府癲狂院というのは同一二年上野公園の旧養育院内の病室の一部に開設されたもので（国庫支弁）、養育院在来の精神病患者五〇人を収容し、同一三年には増築して定員を一〇〇名としている（地方税支弁に変更）。貧窮のため施療入院を願う者は願書に「親族二名以上連署し、患者居住地の警察署又は警察分署の認可書を添へ所轄郡区役所を経、当府庁へ出願」すること、自費一等患者（定員一二名）の入院料は一日金二円、自費二等患者（同四九名）のそれは金一円二〇銭で、毎月前納のこととなっていた[59]（東京府令第三二号）。同一五年癲狂院は本郷区に、同一九年には小石川区に移転し、同二二年には東京府巣鴨病院と改称している。[60]

明治二〇年一一月、帝国大学医科大学解剖教場において開催された東京医学会の席上、ドイツより帰国した内科学教授の青山胤通《たねみち》は「病院論」と題して講演し、「（病院は）臨床的病理解剖的治療的等の研究に対し欠くへからさるもの」となっていると論じ、[61] 研究および治療の場としての病院、不確実な診断を視覚下に確定させる病理解剖の行われる病院というものの役割について強調している。明治

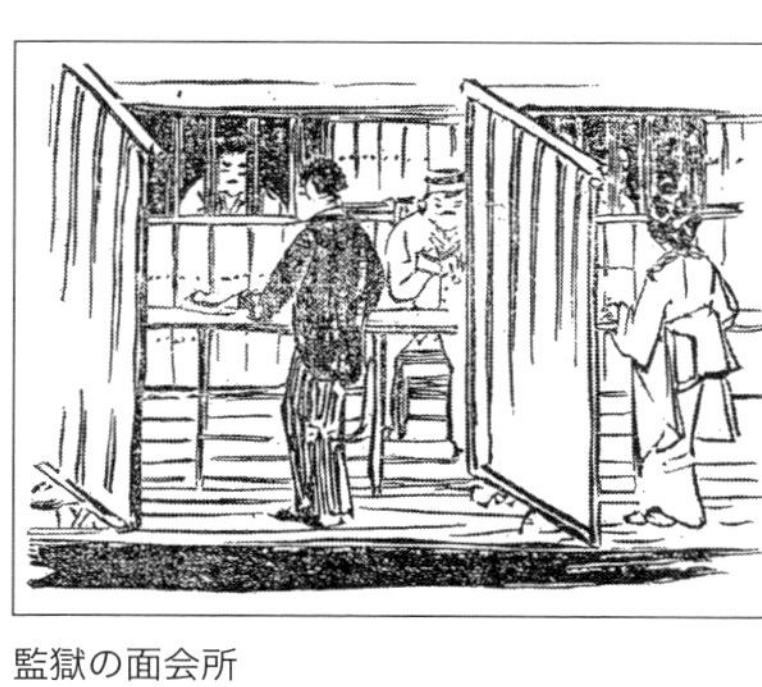

監獄の面会所
（『滑稽新聞』明治 35 年 11 月 20 日，復刻版，ゆまに書房より）

から大正期にかけて医師で作家でもあった正木不如丘《ふじょきゅう》は解剖について、それは「生前に理解出来ぬ所のあつた伏魔殿《ふくまでん》を暴露する好奇心と好学心」に満ちたものと表現しているが[62]、当時の病院医師の多くもそうした好奇心と向学心をたぎらせながら系統・病体解剖に取り組んでいたものと思われる。

明治二五年三月から翌年三月までに病体解剖された遺体埋葬数が一〇〇体に達したため、同二七年五月いつもの谷中天王寺において祭祀を挙行[63]。同二三年以降、東京大学医学部および付属医院における解剖体数は飛躍的に増え、年間の解剖体数が二〇〇前後となっている[64]。同二九年四月付属医院では施療病院としての性格を前面に掲げて組織変革に取り組み、診療各科における私費患者数を五～八名に制限し、その他は官費患者を入れること、私費患者の入院料は上等二円五〇銭、中等一円五〇銭、下等七〇銭に改めること、外来患者は「施療の他は模範薬局に於て取扱ふ事なく、悉《ことごと》く処方箋《せん》を与へて患者の好む処の薬舗《やくほ》にて調剤せしむる」こととしている。そして、病理解剖の増加を図るため学用患者募集の広告を官報・新聞に載せ、また患者の勧誘を警視庁・東京医師会員にも依頼している。ところが、「官費入院の広告現はれてより諸科共に開業医の人々より研究の価値ある患者入院の申込少

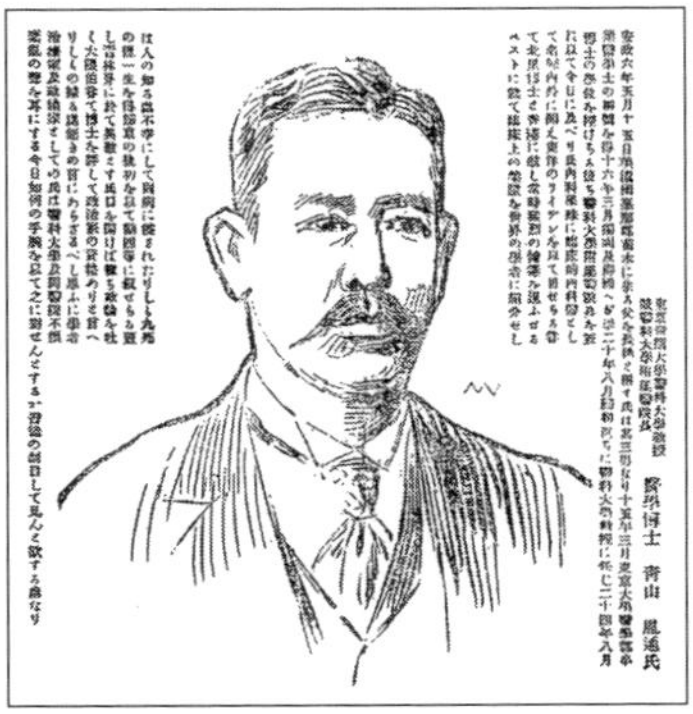

右：青山胤通
(『二六新報』明治 33 年 12 月 8 日，復刻版，不二出版より)

表 1　白米 10kg の値段

| 年次 | 値段 |
|---|---|
| 明治 15 | 82 銭 |
| 20 | 46 銭 |
| 25 | 67 銭 |
| 30 | 1 円 12 銭 |
| 35 | 1 円 19 銭 |
| 40 | 1 円 56 銭 |

(週刊朝日編『値段史年表』より)

なからず、目下殆んど満院（員）の姿」となり、なかには広告に「貧困と、或は研究の材料と云ふ文字」をみて、「普通の施療院の如く、区役所の証明ある裏屋住の者、又は無宿者等ならでは入院を許されざる様に考へ躊躇《ちゅうちょ》する者」も出るような状況となったため、大学当局は「大学病院の目的は慈善のみにあらざるを以て、入院せしむる価値ある者は資産如何などの証明を要」しないと通告。病人の中には「研究の材料と云へば、これ迄と異なりて何か試《た》めし者（試し斬り用の者）にでもせらるるが如く考へて入院に頸《くび》を傾くる人」もいたので、大学では病院の設立以来、その目的は営利ではなく、私費・官費を問わず「研究の心を以て治療」するところであって、組織変更後もそれは変わっていない旨の説明に追われることになった[65]。東京帝国大学付属医院長を務めた塩田広重は回想録において、「（明治二九年）四月には医科大学付属医院の制度が改められ、学用施療患者の入院を主として医学研究の便に供すということになった」と述べている[66]。

明治三四年四月、東京市立駒込病院長[67]を東京大学医学部在職者から出すことに改めるとともに、駒込病院入院患者の中から研究上必要なる者を施療患者として大学付属医院に移し、学生の前で診断し症例を説明する臨床講義に供することとしている[68]。また同三〇年に後藤新平の献策で麹《こうじ》町区永楽町に官設された施療専門の永楽病院（東京医術開業試験付属病院）を大正六（一九一七）年八月、大学の分院としたことにより大学付属医院での解剖体数が急増することになった[69][70]。

以上、お雇い外国人たちによって科学的医学の導入と定着が図られた東京医学校（東校・第一大学区医学校・東京大学医学部）が、系統・病体解剖用の屍体を入手するルートを確保する過程において、施療患者を研究や講義に用いる学用患者に仕立てるまでの流れについてみてきたが、この方式は全国の医学校・病院においても採り入れられていた。そのあたりの事情について、東京の私学における系統・病体解剖の実績を紹介する『東京医事新誌』の記事からみていくことにしよう。

明治九年に長谷川泰《たい》が創設した東京医学専門学校済生《さいせい》学舎は東京大学医学部の教員を講師に迎えて多くの生徒を集め、同一六年二月の調査によれば、開校以来、同学舎に学んだ者は二二七八名、現生徒数五二六名、内務省の開業免状を得る者は毎年平均七〇余名となっていた[71]。同一五年済生学舎は施療を主とする蘇門医院を付設している。施療患者を多く集めれば症例の比較研究が容易になり、豊富な「教材」によって教育効果も高まるからであった。実際、臨床講義に適当な施療患者は「教材」として教室に連れて行かれ、遺体は解剖実習に供されている[72]。また同医院に入院する施療または自費患者の中に「奇患」の者が多く[73]、それら患者を施療した有名な諸先生方による「病床実験集」が神田の医事研究社から出版もされていた[74]。

明治一五年中の蘇門医院における施療患者数は男五六名、女一四名で、全癒六〇名、死亡六名、未治三名、不明一名、薬価は一一五円二〇銭五厘であった[75]。同一六年済生学舎の年間病体解剖回数は二七、その数は東京大学医学部を除く全国の医学校の中で比類なきものといわれている[76]。同一五年一二月東京大学医学部助教授および医学士の二名が済生学舎解剖場において行った病体解剖の詳細な記録が残されている[77]。また同一七年一月には前年一一月に死亡した

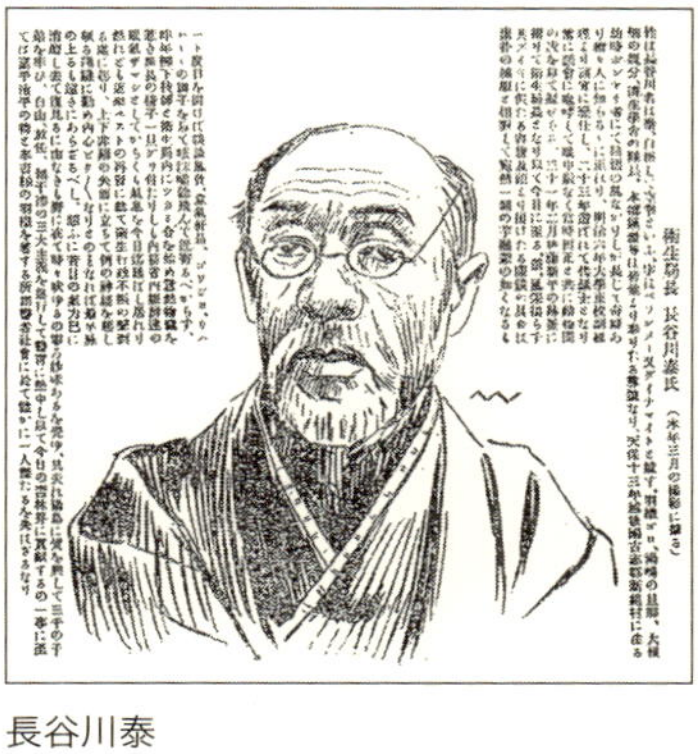

長谷川泰
(『二六新報』明治33年4月23日, 復刻版, 不二出版より)

済生学舎付属病室入院施療患者の車夫三〇歳を、「本舎生徒の診断実地用に供し、死後病体解剖」した「腹水患者剖験」記録が同じく残されている。(78) 翌一七年一月から三月までに実施された病体解剖は六回、いずれも済生学舎の臨床講義に提供。(79) 同年六月済生学舎にて「癲癇《てんかん》性痴狂患者」の病体解剖をベルツらが執り行い、詳細な病状および剖検記録を残している。(80) 同一八年学舎は規模を拡張、教員数一三名、生徒数五〇〇余名、「入院 並《ならびに》 施療患者は三、四十人、外来患者八十余名あり。此等《これら》の患者は生徒に実験を示さるる為」で、「一月以来解剖実験も数回」に及んでいる。(81) 同三六年に長谷川泰は、「文部省当局者は私立医学校には私立大学の名称を許可せずと明言せり。然《しか》る時は当校が明治二十二年以来計画したる私立大学改称の企望は水泡に帰し」たとして、済生学舎の廃校を決断している。(82)

東京大学教授樫村清徳《かしむらきよのり》(83)らによって明治一五年、神田西小川町に創設された東亜医学校では、翌一六年に学則を改め、教旨を「東京大学医学部の生徒と学業技術とも同力の生徒を養成する」とし、教員の多くを東京大学医学部から招聘《しょうへい》している。(84) 第八期のカリキュラムでは病体解剖を組み込んだ解剖実習を行っている。(85) 東京府下の開業医の研修親睦団体である同愛社や弘医会では、社員・会員の受持ち患者が死亡した際、患者の親族からの依頼あるいは生前の患者から「病体解剖依頼書」が提出されている場合、東亜医学校に委託して解剖を行うとしていた。(86) 「病体解剖依頼書」には「私儀段々御施療中病症等も御説明下され、全く肺気腫と存し、到底不治之症と自ら承知仕り候處、今度必死の期に至り候間、後来同病の為め医術進歩と相成り申すべきかと存し候間、私死去致し候上は、病体解剖相願いたく、則ち保証人連印を以て御依頼奉り候也」と記されており、医師より病症の説明を受けて不治であることを理解したので、医術の進歩に貢献したいと思い、死亡後の病体解剖を願い出たという形式の文面となっている。また親族からの依頼書には「病者の死因を知らすして其証を与ふる医の為さざる所なり。其死因を知るは病体解剖に若《し》くなし。其死因を明《あきらか》にし、其余徳を世人に及ほす、亦可ならすや」とあり、死因を明らかにしなければ死亡診断書を書くことができないと医師に諭《さと》され、解剖の承諾を迫られていた様子が知られる。

明治一三年にイギリス留学から帰国した海軍病院長の高木兼寛《かねひろ》、そして東京三田の慶応義塾医学所長の松山棟庵《とうあん》らによって同一四年に創設されたイギリス医学の成医会講習所では、同一五年に施療中心の有志共立東京病院（院長戸塚文海）を開設。同一六年宮内省より六〇〇〇円を下賜され(87)、同一七年内務省医術開業試験の臨床実験場に当てられることになり、また成医会講習所および海軍軍医学校の臨床実習病院に指定されている(88)。医学生徒は臨床実習・解剖に励み、有志共立東京病院の患者を学用に供している(89)。同一八年壮年男子三体の病体解剖を実施(90)。同二三年成医会講習所は成医学校、翌年慈恵院学校、同三六年私立東京慈恵医学専門学校と改称(91)。東京慈恵会の病者紹介規則によれば、「正会員及婦人にして終身会員・有功会員には、食費として毎月納付する金一円毎に、年一枚の割を以て施療券を交付」し、施療券一枚を持参する外来患者は五週間以内、入院患者は施療券五枚で在院日数五週間以内の治療が受けられるとし、賛助会員と男子の終身会員・有功会員は施療券なしで病者の紹介が可能と定めている(92)。なお、病院は同一七年一〇月バザーに関わった婦人慈善会を招待して病院内の診察室・手術場・機器室・病室・解屍室・薬室などを案内し、各種の「キンストレーキ（人体解剖模型）」、ガラス板に疥癬虫《かいせん》を置いた顕微鏡、本院開設以来の切断四肢、珍奇の癌腫、外科病者の写真などの陳列品を解説、また高木兼寛による「キンストレーキ」を用いた解剖・生理・病理に関する講話および本院開設以来の景況に関する演説を催している(93)。同一九年「英国のトーマス病院の病室に倣《なら》ひ広大なる病室」を造営し(94)、ナイチンゲール方式の近代看護教育・訓練を担う看護婦教育所を設立。翌年博愛社を改称した日本赤十字社において開催された篤志看護婦人会では、婦人看護のことは「社会安寧《あんねい》の為め欠くへからさる業」と語られている(95)。

明治五年に第一大学区医学校（東校）を辞した佐藤尚中《しょうちゅう》は翌年、下谷《したや》練塀《ねりべい》町に順天堂を開院。同八年には東京湯島に移転。新築の順天堂は内科を尚中が、外科をベルリンおよびウィーン両大学での留学を終えて帰国した養子の佐藤進が、また同一九年帰朝の佐藤佐《たすく》が内科をそれぞれ担当して多くの患者を集めており、同二〇年一月より一二月までの入院患者数は一四二六名、そのうち外科手術を要する者は五九八名（外科手術は毎週日・月曜の二日間、毎回平均約一〇名の患者、一〇〇余名の傍観生がい

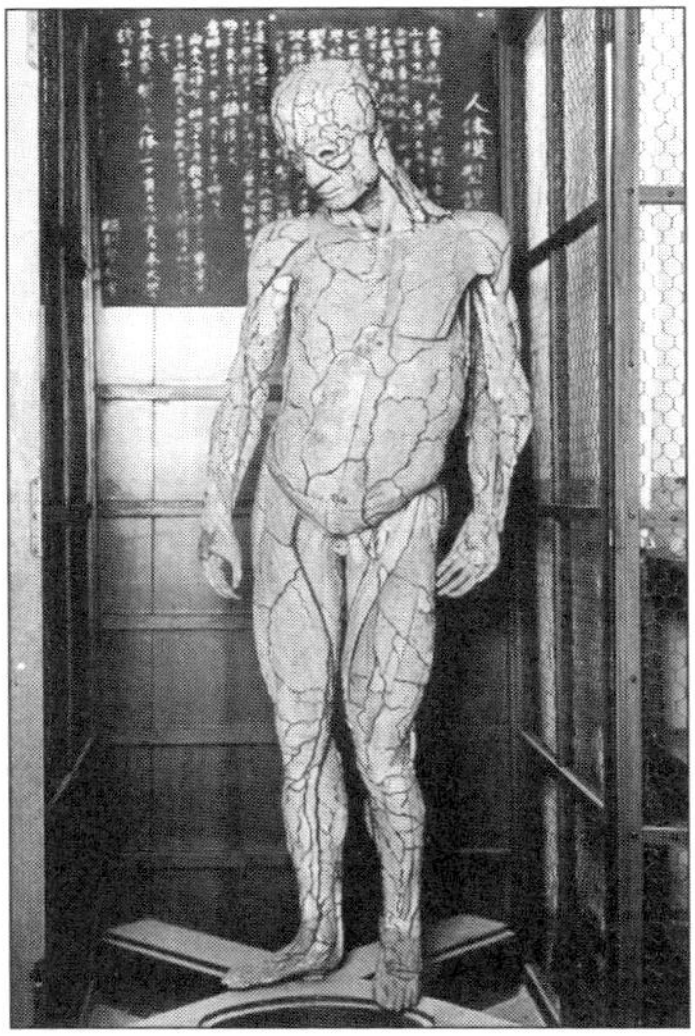

キンストレーキ
（金沢大学医学部記念館蔵，寺畑喜朔氏提供）

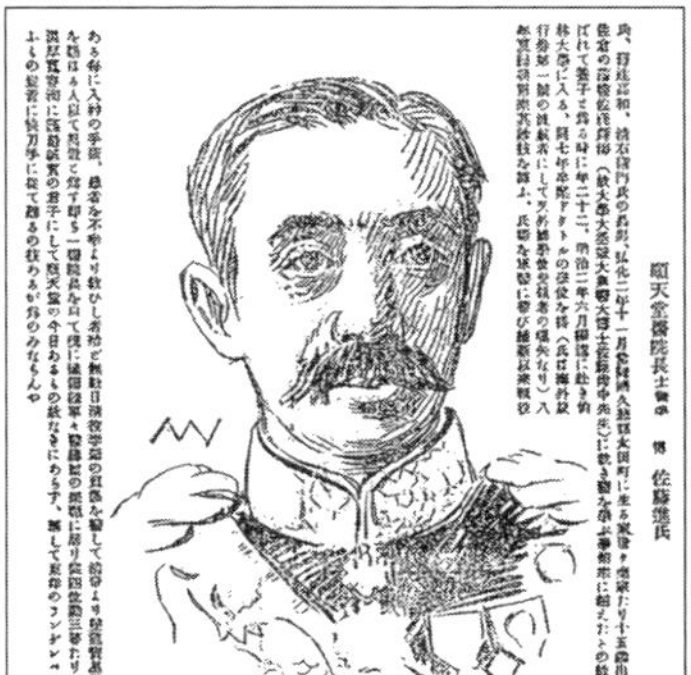

佐藤進
（『二六新報』明治 33 年 9 月 5 日，復刻版，不二出版より）

た）、外来患者数は六二一三名であった[96]。順天堂には医術開業試験をめざす者たちが臨床医学の修練のため住み込みで入塾しており、外来での実地修練、手術の傍観、講義を受けていた[97]。

日本の手本となった近代ヨーロッパの病院においては、臨床に直結した講義が行われていて、講義の評判が高まれば各地から医学生が集まり、やがて病院に特別な講義用の部屋や実験室などが整備され、病院付属医学校が誕生するという歴史的な流れがあった[98]。それに対し後発国の日本では、お雇い外国人医師らによって短期間のうちに病院付属医学校・医学所の体裁が整えられ、あるいは病院とは別に独立した医学校が設けられており、医学校では解剖学・生理学・病理学を中心とする基礎医学の修得に大きな精力が注がれていた。しかし、それに必要な系統・病体解剖用の屍体および臨床実習用の患者の確保には苦労し、やがて学用患者という名の給費患者制度を生み出すこととなった。それは貧困のゆえに医療が受けられない者を支える社会保障の仕組みを欠いた時代が作り出した制度でもあったのである。

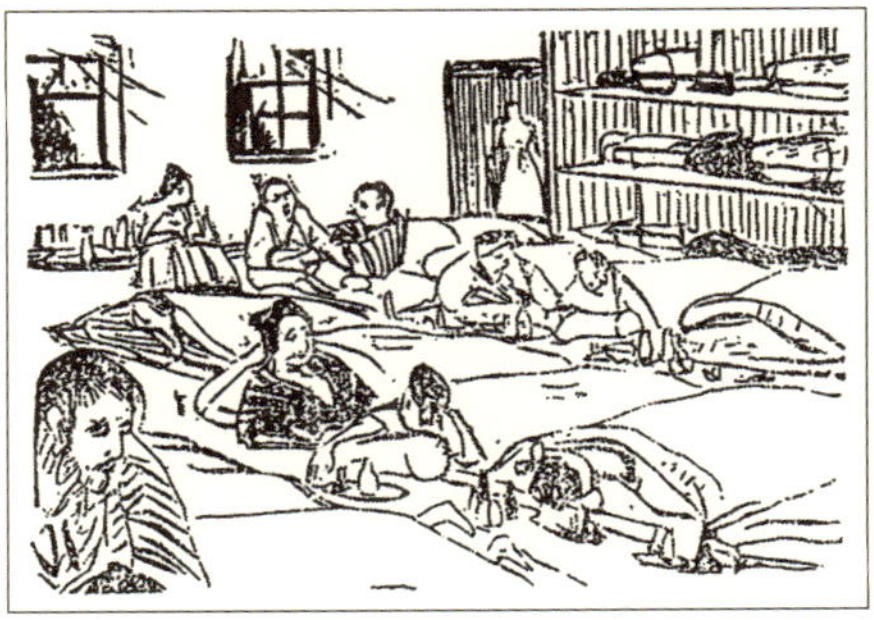

順天堂医院の病室
（『二六新報』明治 33 年 9 月 13 日，復刻版，不二出版より）

（1） 大久保利謙「明治二年医学校（東大医学部前身）に於ける解剖に就いて（一）——「解剖日記」の紹介」『中外医事新報』一二四〇、一九三七年。

（2）東京大学医学部百年史編集委員会編『東京大学医学部百年史』二五九頁、東京大学出版会、一九六七年。
（3）大久保利謙「明治二年医学校（東大医学部前身）に於ける解剖に就いて（二）――「解剖日記」の紹介」『中外医事新報』一二四一、一九三七年。香西豊子『流通する「人体」』五三―五五、七〇―七一頁、勁草書房、二〇〇七年。
（4）東京帝国大学医学部所蔵「明治戊辰より学校履歴　第一大学区医学校」、大久保利謙「明治初年医史料」所収、『中外医事新報』一二二六、一九三五年。
（5）『東京帝国大学五十年史』上冊四四五―四四六頁、東京帝国大学、一九三二年。
（6）江戸中期、窮民救済や金融貸し付けなどを目的に開設された江戸町会所と、その財源である七分金積立を継承するもので、その事業は明治五年営繕会議所に引き継がれ、同所の付属機関として同年養育院を創設し、行旅病人・棄児なども収容。同八年狂人室が開設され癲狂者を収容。同年東京会議所と改称。同九年東京府養育院と改称され、事務長（院長）に渋沢栄一を任命。同一二年より地方税によって運営されることになったが、同一七年東京府会では自らの怠惰によって貧困となった者を、地方税で救済することは惰民をつくる原因になるとして養育院への地方税支弁を廃止。同二二年東京市に移管され東京市養育院となる（東京都養育院編『養育院百年史』一六―三五、四八―五三、六〇―六七頁、東京都、一九七四年）。
（7）注6同書四六頁。注3香西同書五七頁。坂井建雄「近代解剖学教育の成立過程」『解剖学雑誌』八三－四、二〇〇八年。
（8）注4同。
（9）碓井龍太「東大医学部と東京市養育院との関係沿革」『中外医事新報』一二四三、昭和一二年。
（10）注4同。文部省内教育史編纂委員会編『明治以降教育制度発達史』第一巻六七〇―六七一頁、龍吟社、一九三八年。
（11）注4同。
（12）緒方富雄「明治前日本病理学史」四七五頁、日本学士院編『明治前日本医学史』第二巻所収、日本学術振興会、一九五五年。
(13)『東京医事新誌』二九三、明治一六年一一月一〇日。同三〇六、明治一七年二月九日。同三一〇、明治一七年三月八日。
(14)『東京医事新誌』四四四、明治一九年一〇月二日。
(15)『文部省雑誌』明治七年第四号、佐藤秀夫編『明治前期文部省刊行誌集成』第六巻所収、歴史文献、一九八一年。
(16)注4同。
(17)『東京医事新誌』一九四、明治一四年一二月一七日。
(18)『東京医事新誌』三一五、明治一七年四月一二日。
(19)『東京医事新誌』三五七、明治一八年一月三一日。
(20)市川正夫編『医事法令全書』第一四編、泰山堂、一八九〇年。
(21)『東京医事新誌』三九〇、明治一八年九月一九日。
(22)長尾折三『開業医生活乃二十五年』四頁、吐鳳堂書店、一九一五年。
(23)『宮崎県医師会五十年史』二八頁、宮崎県医師会、一九四〇年。
(24)『東京医事新誌』二八五、明治一六年九月一五日。
(25)昭和六三年一一月厚生省健康政策局長通知「病理解剖指針について」によれば、「病理解剖は、病死した患者の死因又は病因及び病態を究明するための最終的な検討手段としてその重要性は高く、また医学研究の進歩と公衆衛生の向上の観点からも不可欠の行為であり、法律上病理解剖は、その目的の正当性、手段・方法の妥当性により刑法第百九十条の死体損壊罪の適用を免れるものである」とある。
(26)市村光恵『改版・医師ノ権利義務』一三一頁、宝文館、一九二八年。
(27)『東京医事新誌』四五五、明治一九年一二月二五日。
(28)ドイツ語による講義が行われる本科生とは異なり、医師の速成を目的に日本語で講義を受ける東京医学校の三年制課程の通学生を前身とする。設置に反対していたミュラーの帰国後、同九年東京大学医学部内に制度化され、同一二年に廃止、地方の公立医学校のモデルとなった（注2同書二六三頁。酒井シヅ『日本の医療史』三九六頁、東京書籍、一九八二年。猪飼周平『病院の世紀の理論』七二頁、有斐閣、二〇一〇年）。

(29)『東京医事新誌』三五、明治一一年一一月五日。

(30) 注2同書四六九頁。

(31)『東京医事新誌』三五〇、明治一七年一二月一三日。同五三四、明治二一年六月二三日。同五三二、明治二一年六月九日。

(32)『東京医事新誌』二七五、明治一六年七月六日。

(33)『東京医事新誌』二九二、明治一六年一一月三日。同二九六、明治一六年一二月一日。同二九八、明治一六年一二月一五日。同三五〇、明治一七年一二月一三日。

(34)『陸軍法令全書』第一号、国立国会図書館近代デジタルライブラリー掲載。

(35)『東京医事新誌』二八、明治一一年八月二五日。

(36)『東京医事新誌』一二七、明治一三年八月二八日。同四七七、明治二〇年五月二一日。

(37)『官報（明治編）』七-四、龍渓書舎、一九八六年。

(38) 長与専斎『松香私志』、『松本順自伝・長与専斎自伝』（東洋文庫）一五七頁、平凡社、一九八〇年。『東京医事新誌』三八九、明治一八年九月一二日。

(39) 佐々木研究所編『佐々木研究所付属杏雲堂病院百年史』三七―三九頁、鹿島出版会、一九三八年。

(40)『東京医事新誌』五〇〇、明治二〇年一〇月二九日。

(41) 森本武利編、酒井謙一訳『京都療病院お雇い医師ショイベ――滞日書簡から』二九二―二九六頁、思文閣出版、二〇一一年。

(42)『東京医事新誌』四〇五、明治一九年一月二日。呉秀三「医学博士緒方正規君ノ伝」、岡田靖雄編『呉秀三著作集』第一巻所収、思文閣出版、一九八二年。

(43)『東京医事新誌』五二二、明治二一年三月三一日。
(44)『東京医事新誌』四一五、明治一九年三月二〇日。
(45)『東京医事新誌』四一〇、明治一九年二月六日。
(46)注20同書第一四編。
(47)注26同書一〇四、一五五頁。
(48)現行の死体解剖保存法第一七条では、「医学に関する大学又は医療法の規定による地域医療支援病院若しくは特定機能病院の長は、医学の教育又は研究のため特に必要があるときは、遺族の承諾を得て、死体の全部又は一部を標本として保存することができる」と規定している。
(49)森於菟『解剖刀を執りて』一二、一七、二九頁、養徳社、一九四六年。
(50)『東京医事新誌』四二五、明治一九年五月二二日。
(51)『東京医事新誌』五三五、明治二一年六月三〇日。
(52)『東京医事新誌』四四六、明治一九年一〇月一六日。
(53)注3香西同書七八―八〇、八四―九三頁。
(54)『東京医事新誌』四三二、明治一九年七月一〇日。
(55)『東京医事新誌』四四〇、明治一九年九月四日。
(56)注2同書四六九頁。
(57)『東京医事新誌』四七五、明治二〇年五月七日。
(58)『東京医事新誌』五〇三、明治二〇年一一月一九日。
(59)『東京医事新誌』一四一、明治一三年一二月四日。
(60)『救療事業調査書』四六―五六頁、恩賜財団済生会、一九一二年。
(61)『東京医事新誌』五〇三、明治二〇年一一月一九日。
(62)正木不如丘『特志解剖』二七頁、春陽堂、一九二五年。

(63)『東京医事新誌』八四三、明治二七年五月二六日。

(64)『東京医事新誌』八二六、明治二七年一月二七日。

(65)『東京医事新誌』九四二、明治二九年四月一八日。

(66)塩田広重『メスと鋏』三七頁、桃源社、一九六三年。

(67)駒込病院は明治一二年コレラ流行により、内務省が北豊島郡駒込村に避病院を開設し施療したことにはじまる。翌年東京府が所管、その後、転変を経て同三〇年東京市所管となり、常設伝染病院となっている。「貧困にして入院料を自弁し能はさる者を施療とし、其他は自費患者として入院料徴収」（伝染病患者施療自費区別及自費等級院書に記入方）するとし、同三五〜三九年度における年平均経費は四万一五一四円であった（内務省衛生局調査『大日本施療院小史』第四章第三節、明治四四年、社会保障研究所編『日本社会保障前史資料』第一巻所収、至誠堂、一九八一年）。

(68)注2同書二六八―二六九頁。

(69)注2同書三四〇、四七三、四八九―五〇八頁。

(70)川端康成が昭和四（一九二九）年に発表した小説『死体紹介人』には、ある新設の医学校の教授が友人に屍体の寄付を頼んだときの会話を次のように記している。すなわち、「解剖学の材料にさ。年頃の娘の死体つて、めつたに来ないから、さうしてくれるとありがたいがね。学校から死体を受け取りに来るし、香奠のしるしくらいは出すよ」、「君の近所に、朝木新八といふ不思議な貧民救済家がいるさうだね。なんでも、葬式の費用に困つている死体を、どしどし医科大学へ寄付するやうに勧めるのだそうだ。僕等の学校は新しくて解剖死体に困るんだから、僕の方へも死体を少し紹介してくれるやうに、君からその人に頼んでみてほしいんだよ」と頼まれ、友人のほうでは解剖の様子を「どんなに兇悪な死刑囚が、どんなに無惨な他殺死体が、どんなに奇怪な病気の施療患者が、またどんなに悲惨な行路死人が――この解剖台の上に横たわつたらうか」などと思い描いている（『川端康成全集』第一巻所収三〇七、三一六、三五四頁、新潮社、一九六九年）。

(71)『東京医事新誌』一二五八、明治一六年三月一〇日。

(72) 史料編集委員会編『こころの母校――済生学舎小史』四三頁、日本医科大学同窓会、一九八六年。
(73) 『東京医事新誌』二九三、明治一六年一一月一〇日。
(74) 『東京医事新誌』三六五、明治一八年三月二八日。
(75) 『東京医事新誌』二六二、明治一六年四月七日。
(76) 『東京医事新誌』三〇三、明治一七年一月一九日。
(77) 『東京医事新誌』三一五、明治一七年四月一二日。
(78) 『東京医事新誌』三〇四、明治一七年一月二六日。
(79) 『東京医事新誌』三一一、明治一七年三月一五日。
(80) 『東京医事新誌』三二六、明治一七年六月二八日。同三二七、明治一七年七月五日。
(81) 『東京医事新誌』三六五、明治一八年三月二八日。
(82) 『東京日々新聞』明治三六年八月三〇日。
(83) 明治一九年、神田に和洋折衷のレンガ造り二階建ての私立山龍堂病院を開設し、後進の指導にあたる。同二〇年一月開業医五〇名に対し臨床講筵を開始。本院施療患者および開業医携帯の患者を講筵に用い、月謝を施療に充当していた(『東京医事新誌』四四八、明治一九年一〇月三〇日。同四四九、明治一九年一一月一三日。同四六二、明治二〇年二月五日。同五二三、明治二一年四月七日)。
(84) 『東京医事新誌』二九二、明治一六年一一月三日。
(85) 『東京医事新誌』三一一、明治一七年三月一五日。
(86) 『東京医事新誌』三〇〇、明治一六年一二月二九日。同三〇五、明治一七年二月二日。同三一七、明治一七年四月二六日。
(87) 『東京医事新誌』二七四、明治一六年六月三〇日。
(88) 『東京医事新誌』三一七、明治一七年四月二六日。『大坂医報』一八、明治一八年二月二五日。
(89) 『救療事業調査』一七七―二〇九頁、恩賜財団済生会、一九一二年。

(90)『東京医事新誌』三六八、明治一八年四月一八日。
(91)注89同。松田誠『高木兼寛の医学』東京慈恵会医科大学、二〇〇七年。
(92)注89同。
(93)『東京医事新誌』三四四、明治一七年一一月一日。
(94)『東京医事新誌』四二二、明治一九年五月一日。
(95)『東京医事新誌』五〇六、明治二〇年一二月一〇日。
(96)『東京医事新誌』四一五、明治一九年三月二〇日。同五一二、明治二一年一月二一日。
(97)『順天堂史』上巻二八六―二八七、六六三、六七四―六八三頁、順天堂、一九八〇年。
(98)阿知波五郎『近代医学史論考』二五〇―二五三頁、思文閣出版、一九八六年。

## 三　全国的に高まった病体（病理）解剖の機運

明治一〇年代には医学校以外でも病体（病理）解剖に対する取組みの機運が高まり、科学的医学の基盤が全国的に形成されていくことになった。それは医師の専門性を向上させ、医師を通して国民の生死および健康の管理、また種痘をはじめとする予防接種および患者の隔離・清潔・消毒を強制し、もって富国の基礎を築こうとする国家の意思でもあった。したがって、国民の間に抵抗のあった解剖も国家の協力が得られやすい環境に置かれていた。

のちに陸軍軍医学校長となった田代基徳《もとのり》は「病理の深奥を究め億万の病苦を救」わんとして、明治一一（一八七八）年二月、自宅のかたわらに病体解剖社を設立し、生徒に外科手術と局部解剖を演習させ、志願者には刑屍体の解剖を傍観させている。当時、世人は「死後の解剖を怖《おそ》れて病院に入ることを肯《がえ》んせす、或は解剖は邦家の政度（制度）に戻《もと》（悖）りて宛《あたか》も戮死《りくし》の刑に等しと云ひ、或は法教の旨に背くと云」う者がいるような情況の中でのことであった。それゆえ「病体解剖に臨みては深く謹慎鄭重《ていちょう》を加へ、粗暴軽卒の言行をなさす、務《つとめ》て人心を失はさるべし」と、田代基徳は社の設立にあたって戒めている。(1)

明治七年東京府芝区愛宕《あたご》町に開設された東京府病院では、同一〇年六月「府下各区の貧民疾病に罹《かか》り、自費にて医療を受け難き者に限り、診察料及ひ薬価を要せすして治療を施す証券」である施療券を発行（施療券発行規則）、同一二年三月病院で死亡した患者の病体解剖を実施し、ブッケマ（T.W.

Beukema）が病的変化を口述している。(2) また大阪の開業医が研修親睦のために組織した大阪医事会同社（議長緒方惟準《これよし》）では、同一一年に病体解剖局の設置を決議し、(3) 同一三年二月、病体解剖を傍観する社員には五〇銭、社外の者には一円、生徒には三〇銭を解剖費として、その都度《つど》徴収することを決めており、(4) 同二一年六月には大阪の開業医が大阪病体解剖社を西成《にしなり》郡木津町に創設し、一〇月より建設に着手したとある。(5)

明治一〇年ごろより各地において開業医仲間が親睦研修、医権の拡張、医家診察料の取決め、(6) 衛生の普及向上、「病院を興すの基礎」(7) などを目的として、組合、医会、「医学校通則中乙種医学校に倣《なら》へる」ところの医学講習所、(8)「患者を携帯して臨床講義を開」く医談会、(9) 医学共進会、医学研究会、医学会社という名の医師団体を結成する動きが、伝染病対策に腐心する府県からの設置要請の通達もあって活発化している。世の中には古い漢方知識をもって口を糊《のり》する医師も多く、病家から非難の声も上がっていたため、医療水準を引き上げるため洋方医を中心とする医学講習会が盛んに設立されていた。たとえば、東京医学会社（東京、明治八年）、大阪医事会同社（大阪、同一〇年）、京都医事会社（京都、同一〇年）、杏林社（愛知、同一〇年）、浜松病院医会（静岡、同一〇年）、東京独立共和保権医会（東京、同一二年）、横浜医会（神奈川、同一二年）、静岡医会（静岡、同一三年）、済生会（福井、同一三年）、福陵医会（福岡、同一三年）、愛衆社（東京、同一三年）、関西近府県連合医師懇親会（大阪、同一四年）、東京医会（東京、同一九年）、国政医学会（東京、同二〇年）、東京医師会（東京、同二四年）、大日本医会（東京、同二六年）などがあった。(10) それら医会では医師の学術向上に必要な解剖についての取決めをしており、同一五年一月千葉連合医会では規則を改正し、病体解剖を受け入れた者に五円から一五円の祭祀料を贈与すると定めている(11)。実際、同一五年一〇月に本人および親族からの申し出によって実施された病体解剖では、医会から遺族に一〇円五〇銭が贈られている(12)。祭祀料の贈与は病体解剖に応じてくれたことへの感謝と応募者を募る意味が込められていた。

明治一六年創設の横浜解剖社では、「泰西諸国の医術、今日の盛域に至りたるは……病屍を剖観し、其病理病原を詳明にし、以て治術の基礎を定」めたことに負っており、わが国においても病体解剖は喫緊《きっきん》の課題であるとして、同社の略則に「死体を剖観して専《もっぱ》ら其病理を講究し、以て吾医道を拡張する」と打ち出している。ただし解剖については当分の間、横浜十全医院（同七年横浜共立病院より改称）の解剖室を利用し、本人の委嘱もしくは尊属の委託にかぎって主治医が実施し、解剖嘱託者には埋葬費もしくは建碑費として毎回五円または一〇円を贈与すると定めている。同社は入社金を一円とし、社員は解剖のたびに実費を支弁し、維持費として一月と七月に各五〇銭を納入、大会の際に慰魂祭を執行すると定めている(13)。

明治一六年和歌山県に開設された開業医の博詢《はくじゅん》医会は「専《もっぱ》ら実地に資し学説に問ひ医道を拡張することを目的に掲げ、会員の受持ち患者の中で死後解剖を願い出ている者は本会において病体解剖を行うこととし、会員は集会のたびに会費一〇銭を徴収すると決めている(14)。同二一年一月開業医の団体である和歌山医会では和歌山監獄の死囚を病体解剖し(15)、四月には会員から病体解剖費の徴収を決定している(16)。

明治一七年東京牛込区神楽《かぐら》町の開業医本多懐悳《かねのり》が主唱して、「施療患者を集め、相共に実地講習を旨とし、且《か》つ患者に付て其病理を究め、互に知識を交換し、長を取り短を補ひ、其見聞を博し以て医学及衛生の進歩を図」るための医学研究会を立ち上げ、多数の貧患者を診療。(17) また同一七年四月、埼玉県下大里郡熊谷駅の報恩寺境内に置かれた熊谷医学講習所の仮病体解剖所では、患者の生前の志願にもとづき病体解剖が行われている。(18)

明治一一年七月、広島の開業医によって設立された医学講習所盈進館《えいしんかん》(19)（翌一二年医術を研磨する医学会社、同一六年には広島医業組合と改称）では病体解剖の際、社員が義捐《ぎえん》して甲種広島医学校（明治四年創設の躋寿館《せいじゅかん》が同一〇年に改称）の解剖学教諭に委託し、医学校解剖局において「病的変化を視察」することを同一八年に決定している。(20) なお、広島医学校では同一九年「公費の患者を募り、専《もっぱ》ら臨床講義の用に充て、而《しか》して一級生は此病室に於て臨床講義を受くるの他、尚広島病院の患者に就て診察実習を為《な》」していたが、解剖に関しては従来より「屍体の数随分少《すくな》からざりしか、昨年内務省第二十五号の達《たっし》出てより以来、一層其数を増加し、常に解剖局」において屍体が充足している状態にあったとある。(21)

三重県にある済生社という市中開業医が組織した医師会同社では、明治一九年三月はじめて病体解剖を実施。これは全癒の見込みのない患者が「後来該病に悩まさるるものの為め参考」になればと決心し、死後の解剖を済生社員に托したもので、四郡の医師五〇名が参集し、祭祀料・葬式料・建碑料が遺族に恵与されている。(22) 同二〇年熊本県の町村開業医の間において顕微鏡が大流行し、それぞれがプレパラートを持ち寄って時々、顕微鏡会を開催していたとある。顕微鏡レベルの組織・細胞病理学への萌動がうかがわれる。また県内各郡に組織されていた解剖組合では組員の醵金《きょきん》をもって解剖舎を建設し、「汲々《きゅうきゅう》として病体解剖」を実施していた。(23)

つづけて地方の医学校・病院における系統・病体解剖の実態についてみていくことにしよう。医学校数は明治五年ごろから全国的に増えはじめており、(24)その多くは同四年の廃藩置県で一時的に閉鎖をみた藩立医学校・医学所からの移管であった。(25)まず秋田県では同五年に県病院を開設しているが、経営難から廃院し有志による会社病院（私立病院）となっている。しかし、それも同七年一月に廃院。その後、公立秋田病院に転じ、同八年一月には病院付属医学局を乙種医学校、病院を医学校付属病院としている。同一一年日本を旅行したイサベラ・バード（I.L. Bird）の記録によれば、二階建ての病院の一階は何人かの寄宿学生のほか患者一〇〇人を収容し、二階は医学生のための教室に当てられていたとある。(26)同八年二月秋田県令は「支那医法の如きは概して漢儒五行の説、人身の臓腑に配し牽強付会《けんきょうふかい》、多くは臆断《おくだん》に出つ。薬物の学亦然《しか》り」といい、非科学的で憶測にもとづく漢方治療に比べ、「方今《まさにいま》欧州格致《かくち》の学大《おおい》に開け、医学に於ては殊に日新を貴ひ益《ますます》精妙を極め、顕微鏡・舎密《せいみ》検査・反照窺器《きき》・病屍解剖等を以て其実地を精窺《せいきゅう》し、随て病理・治法も古今大に径庭《けいてい》す」と述べ、日進月歩の西洋医学では諸機器による検査にもとづいた医療が行われ、病理・治法において漢方医学との間には大きな隔たりがあるとし、安心して受診せよと告諭している。同一五年医術研究のための解剖手続きが定められ、解剖は施治の医師と死者遺族が連署して郡役所へ願い出たうえで許可を受けなければならないとしている。(27)同二一年病院は廃院となっている。

新潟県では明治六年七月、私立新潟病院の開院に当たって県令は「当国は未た此術業開けす。医生たるもの多くは漢家者流にして、其治術粗略迂遠《うえん》、徒《いたずら》に旧様を固守して人身究理の道をもしらさるに、患者も亦其術の巧拙を撰《えらぶ》をしらす。甚しきは祈祷卜筮《ぼくぜい》に依頼して、終《つい》に非命の死を致」している状態にある。そのためこのたび「良巧の洋医」を招き病院を建設したので、「心を安んじて病院に性命を托すべし」と告諭している。新潟病院規則によれば、病院内に設けられた医学教場の科目は解剖学と人身究理学の二つで、順を追って内外科および雑科に進むと記されているだけの簡略なものであった(28)。病院運営には新潟町全戸の屎尿汲取《しにょうくみと》り請負人からの納付金、病院の診療収入金、その診療収入金を預けた薬店からの利子が充てられている(29)。同六年一〇月、病院は県より「刑人の死して帰する所なき者は皆本院に付し解剖すべし」との許可を得て、同月刑屍体の解剖を実施(30)（なお中頸城《なかくびき》郡病院における最初の屍体解剖は同一六年八月)。同九年四月病院は県に移管。翌年五月、県は病院で治療を受けて死亡した患者の遺言、あるいは親族の協議により解剖を願う者に対し、病院が局部解剖を行うことについて許可する。同一一年四月には有籍・無籍を論ぜず、屍体引取人のない刑屍体すべてを病院に下げ渡す旨を許可。同九年に発足の県立新潟病院医学所を同一二年七月に県立新潟医学校とし、また県立新潟病院を医学校付属病院に改め、医学校経費については地方税による県補助金と学校病院収入金をもって充てるとしている(31)。同一六年八月医学校は甲種に認定されたものの、同二一年には廃校。同四三年四月官立新潟医学専門学校を開設。同専門学校では「研究材料として東京より屍体を買入れ居りしが、次第に入院患者増加し、明年（同四五年）よりは東京より買入るる必要なき見込」がついたと、『医海時報』は報じている(32)。

岩手県では明治三年藩校の作人館を盛岡県学校と改め、同学校医学局において医学教育と治療を担わせていたが、同九年八月公立岩手病院と付属医学校を創設。「初めは病院を主とし、医学校をして之れに付属せしめたりしに、明治十二年公立医学校と改称し、病院をして是に付属せしめ」、沼波貞吉校長、南部精一（大学東校教授佐藤尚中の推薦により着任）副長・病院長のほか、職員一〇余名、生徒六〇余名にて構成。常時三、四〇名の入院患者と「医校生徒の演習患者なる者」を抱えていた(33)。同一一年四月南部精一は無籍者の屍体をもらいうけて県下ではじめての解剖を実施し、医学生徒に解剖学を教授(34)。『東京医事新誌』明治一六年六月の岩手県医況によれば、医学校は盛大、生徒数六〇余名、東京大学医学部別課生の教則に拠《よ》り、教諭は四名、一等教諭の吉田が担当する外来患者は六〇余名、二等教諭岩井が担当する入院患者は三〇余名、入院料一日三二銭、別に「救助患者あり、生徒の実地演習に供す」とある。監獄、警察、梅毒検査は助教諭三名が担当、ほかに薬局員五名、書記五名、小使五名、看護人五名がいた(35)。同一七年医学校は甲種に認定。同一九年三月廃校となるが、別の場所において病院および付属医学講習所を存続させている。しかし、同二〇年九月の勅令により翌年三月には廃止し、県立病院は同二二年三月廃院(36)。なお、文部省は同一二年九月欧米に範を取った学制が国内の諸事情に合わず、また地方の経済的負担も重いとして廃し、代わって教育令を公布。その教育令によれば、地方税もしくは町村の公費によって設置するものを公立学校、一人もしくは数人の私費によって設置するものを私立学校とし、医学校は「専門一科の学術を授くる所」である専門学校と位置づけている。

明治九年創設の栃木県医学校は(37)、同一三年一一月に一一〇余名の生徒を抱え、二回目となる解剖を実施(38)。翌一四年九月医学校に解剖局が新築されて、最初の解剖を実施。同年一〇月までに一八回の解剖が行われている(39)。

明治四年四月、医師で丸善の創始者でもある早矢仕有的《はやしゆうてき》らによって横浜に開設された仮病院が焼失したのち、有志の献金によって翌年七月横浜市中病院として再建され、同年一〇月には横浜共立病院と改称。同五年九月より六年八月までの入院病者員数の一ヶ月平均は二六名、外来は二五六名であった。同七年二月病院は県に移管され、高燥の野毛《のげ》山に移転して神奈川県立十全医院と改称。初診料五〇銭、再診料二五銭、支払い不能者には資本金の中から五〇〇〇円を貸し付けた利子をもって診察料に充当させていた(40)。当時、医療過疎の状況を見かねて有志が資金を出し合って設立した病院(共立病院・会社病院)が、その後の経済事情などにより公立病院に転じるケースが多くみられた。十全医院(同二四年県より横浜市に移管、昭和一九年横浜市立医学専門学校付属十全医院となる)では、同一三年にオランダ人医師ブッケマを雇用(41)。翌一四年夭折《ようせつ》した開業医の遺言にもとづき病体解剖を実施している(42)。

なお、明治六年九月より横浜市中病院・十全病院において診療および医学教育に従事していた、在留二〇余年にも及ぶセメンス（シモンズ Duane.B. Simmons）が、老母大病により同一四年一〇月アメリカに帰国(43)。そのセメンスは同六年六月、脚気により死亡した羅卒《らそつ》（巡査）の親族に「解観」のことを持ちかけ、「屍寸断せらるるとも敢《あえ》て辞せさる処なり」との回答を得て解剖を実施。脚気は「一般議論、心臓病となすもの不可なり。多く血液変盾に因する」ものであると説明している(44)。これは第一大学区医学校のデーニッツが同六年一一月に行った病体解剖に先立つものであった(45)。セメンスは同八年にも官許を得て十全病院において「人体解剖」を実施。解剖はセメンス自ら執刀し、「同業有志をして参観せしめ、局部毎に講諭を加ふ。夫《そ》れ同氏は元来、解剖学専門にして、既に人体を解視すること殆《ほと》んと四百余人に至り、本県御雇以来も、全身解剖三回、病体解剖四回」に及んでいるということであった(46)。

岡山藩（県）では明治三年に医学館（のち医学所と改称）・大病院を開設し、玉峰院境内を解剖所として借り上げているが、同五年廃止となる。しかし、同年中に医学所が再建され病院と改称[47]。同八年公立岡山病院は会社病院（私立病院）の時期を経て岡山県病院となる。同病院の医学教場は同一三年に岡山県医学校と改称。同一六年には甲種に認定。当時、他府県出身者が二、三割を占める状況にあり、民力休養の点から医学校費の予算削減を求めていた県会には、他府県の学生を多数教育し国家に貢献していることをもって国庫補助の請願をすべきであるとの意見もあった[48]。県令は医学校への地方税支弁について反対する県会の主張をしりぞけ、同二一年には第三高等中学校医学部（定員四〇〇名）を誘致し開設にこぎつけている。同校は同二七年第三高等学校医学部、同三四年岡山医学専門学校となっていくが、これより以前、久保田氏らの周旋によって同一五年病体解剖が実施されている。これはかつて県下において盛んに行われていた解剖を復活させようと久保田氏らが鼓舞した結果、三体の解剖許可申請がなされるに至ったものという[49]。同一六年には親戚らの反対を押し切って死後の病体解剖を志願した農民を讃《たた》える「剖屍碑」が建立される。「碑に銘して受剖者の意を表」することは、世に「仁意の篤きを知らしむる」ためとある[50]。建碑の動きは全国的なものであったが、そこには病体解剖を忌避する風潮を少しでも和らげたいとする意図が込められていた。同一九年甲種岡山医学校の在籍生徒数は三〇九名、医学校歳費は九六六四円余となっている[51]。

島根県公立松江医院解剖室において明治一五年一〇月、翌一六年七月、同年九月の三回にわたって懲役病囚屍体の解剖を実施。執刀した院長による医学生への説示があり、詳細な病体解剖記録が残されている[52]。同一九年一一月松江医院を元甲種島根県医学校の跡地に移設。その際、医学士を雇用したことにより外来患者は平均七、八〇名、入院患者は三〇名内外に増加している。同医院は松江監獄病囚および師範学校生の治療も担当していたが、風土病の肺ジストマ（肺吸虫症）や象皮《ぞうひ》病（リンパ液の鬱滞《うったい》などによる皮膚・皮下組織の肥厚）、梅毒、外科の患者が多く、手術は週二日、一日平均三、四名であった。同院内に設置の駆梅《くばい》院では月に三回検梅、それにより花街《はなまち》における真性梅毒は稀な状態となったとある。(53)なお、同三八年発行の『島根県私立教育会雑誌』には、本県の中学生に病死が多く、「人間の夭折《ようせつ》程国家の為、亦一家の為不幸にして不経済なるものあらざるべし。殊に教育を受ける者に於て然り」とある。(54)

宮城県では明治五年に有志の醵金《きょきん》によって共立社病院が開院。同年五月には県医学校（生徒一四〇名）が開設され、解剖所も設置。同日に出された解剖願により解剖許可が下りている(55)（かつて仙台藩では、藩校の養賢堂より分離独立させた医学校の外科助教である佐々木中沢《ちゅうたく》が、一八二二年に女囚を解剖し『存真図腋』一巻を著している）。同一三年仙台県立病院が宮城病院と改称され、同一五年宮城病院白石分院を設置。数年で廃院となるが、同一八、九年に刈田《かった》郡連合会経営の公立刈田病院として再興。院内に施薬所、駆梅院を設置。同二三年町村組合病院に改組。同三四年には五名以内の貧困患者を組合病院費より支出する旨の施療規則を制定している。(56)

神戸では明治五年来日のアメリカ人宣教医ベリー（J.C. Berry）が、脚気研究のため病囚屍体の解剖を出願。翌六年兵庫県は県立病院に解剖所の設置を認めている。(57)ベリーは同二年開設の神戸病院（同一〇年公立神戸病院と改称）で診療と教育にあたり、(58)同一二年からは岡山県において治療と伝道に従事。同一三年における神戸病院付設医学所在籍生徒数は公費七八名、私費二〇名となっている。(59)同一五年医学所は兵庫県立神戸医学校と改称。その年、医学校では兵庫監獄署の囚人屍体をもらい受け、「医学開進の資」とするために解剖を実施[60]。同一五年一〇月医学士三名を雇用して校則・教則を改正、病院では臨床講義用入院患者規則を設けている。それによれば、該患者は「医学校生徒の実地研究に当てられるものなれば、療用入費は総て校費を以て支弁し、食料のみは患者の自弁」とある[61]。同一七年五月神戸医学校の解剖学教諭が姫路病院において囚徒熱病屍体の解剖を実施[62]。同二〇年医学校では、第一次伊藤博文内閣の森有礼《ありのり》文部大臣が推進した、天皇制国家という国体意識の涵養と気力の培養の方針[63]を受けて、生徒の服制を定め「洋服を着し、一定の帽子を戴《いただ》き」、また兵式体操の一科を置き「従前の柔弱に流れし面目を一洗」している。また同年県立神戸病院では一昨年の新築以来、外来患者平均二〇〇名、入院患者七、八〇名にまで増加とある[64]。なお、ベリーは一時帰国ののち、同二〇年九月京都に開設された同志社病院の勤務医となっている[65]。

飾磨《しかま》県(明治九年兵庫県に編入)の姫路では、明治七年に設立された施療のための会社病院を同九年公立病院とし、院内に変則医学教場を設置。同教場は翌年兵庫県立神戸病院付属医学所と併合[66]。同一六年姫路病院は公立から県立に移管(院長は前滋賀県医学校長神穂文輔)、新設の解剖場では病屍を剖検するたびに多くの傍観者が参集したとある[67]。

明治八年岐阜県では仮病院を開設。同九年県立病院および付属医学校を設置。同一五年県病院を医学校の付属病院とする。医学校では同一六年七月までに三回の解剖を実施[68]。同一九年七月財政逼迫《ひっぱく》により医学校を廃止させ、病院のみ存続させる[69]。

明治九年創設の三重県医学校は同一六年七月甲種に認定され、解剖局を増築。教諭は連携病院において臨床講義を実施。同年九月には病屍の剖検を生徒が傍観(70)。同一九年医学校は廃され、生徒は大阪府医学校に編入。同様に廃止と決まった徳島県医学校、大分県医学校生徒も大阪府医学校に編入となっている(71)。

茨城県では明治一一年三月、県立茨城病院の開院にあたって「衛生の業、医術の技、人民成育の基源にして国家富強の策権拡張の道、夫《そ》れ是より生ず」と、院長の松岡勇記が挨拶。翌年九月には病院内敷地に茨城医学校を開校。同一八年四月には同校解剖室において病体解剖を実施(72)（水戸藩に開設された医学館では刑屍体の解剖を一八四三年に実施）。同一九年廃院および廃校となる。廃院にともない県では開業医二名と契約を結び、監獄病囚に対する出張診療を依頼している(73)。

慶応三（一八六七）年藩主の命によって創設された卯辰《うたつ》山養生所（貧病院）を併合させた金沢医学館では、明治三年より刑屍体の解剖を実施。同五年医学館は閉鎖。翌六年医学館は再開されて金沢病院、同八年には石川県病院と改称。同九年医学所を分離させて石川県医学所となる(74)。同一三年金沢医学所に解剖室を増築。同一六年一〇月卯辰山に建てられた「解剖遺骸之碑」には、刑を受けて既に罪の尽きた者を医師がさらに解剖に付したのは、生前の罪のゆえではない。解剖によって医術はその巧を致し、察病の方を得ることができ、生前の罪は死後に利を生んでいる。ここに霊を慰めて弔い医術

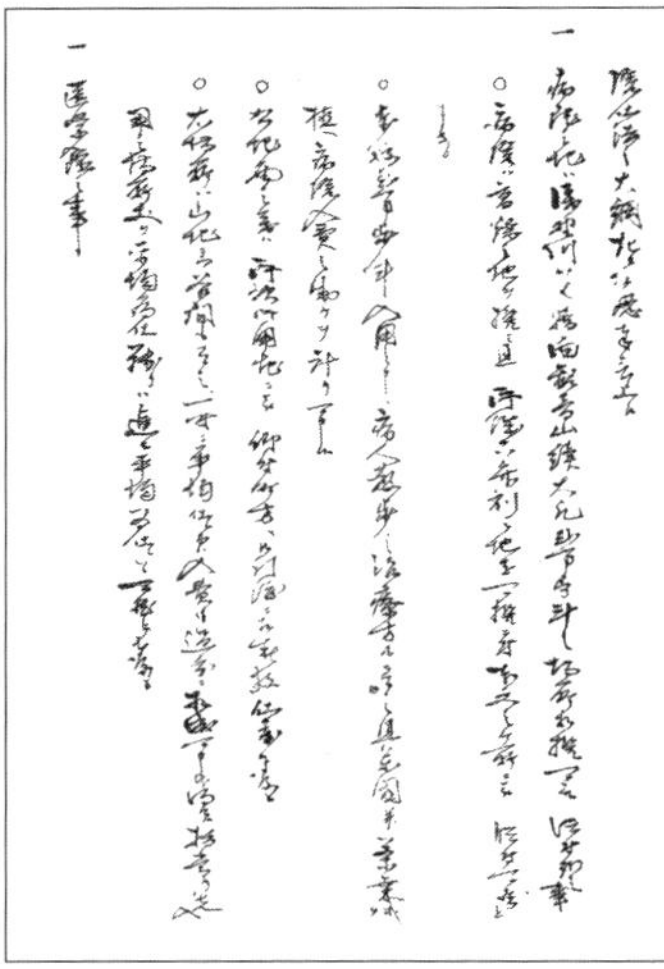

「病院仕法書」慶応３年
（金沢市立玉川図書館蔵）

の進歩を誓うと刻されている。(75) 同一六年金沢病院は廃され医学校付属病院となる。翌一七年医学校は甲種に認定される。(76) 石川県石川郡徳丸村の松江病院仮解剖所では、同一六年七月金沢医学校教諭を執刀医として招き、近郷の開業医数一〇名が傍観する中で病体解剖を実施。残された記録には「近来解剖の盛んに行はるは世人の能《よ》く知る所」とある。(77)

金沢医学校および付属病院では同一六年九月、石川郡徳丸村の松江病院より送られて来た癌腫屍体を剖検。(78) 同一八年における医学校の生徒数はおよそ二〇〇名、製薬科のそれは三〇余名とある。(79) 同二一年四月医学校は第四高等中学校医学部（定員二〇〇名）に引き継がれ、石川県金沢病院は生徒の実習病院とされている（「石川県金沢病院沿革」）。同三四年四月、第四高等中学校医学部は官立金沢医学専門学校に改組。

明治四年韮山《にらやま》県（足柄県を経て同九年静岡県に編入）では「医術究理之為め御仕置済之もの解剖願出」がなされている。(80) 同六年三月浜松において有志の者が資金を出し合い会社病院を開設。翌七年一月同病院は県に移管されて浜松県立病

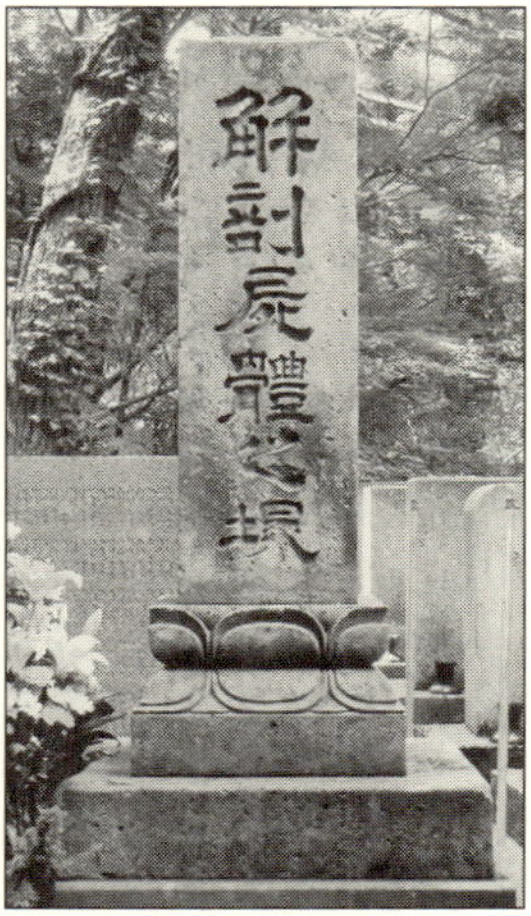

解剖屍体之塚
金沢大学医学部献体者墓地
（金沢市卯辰山）

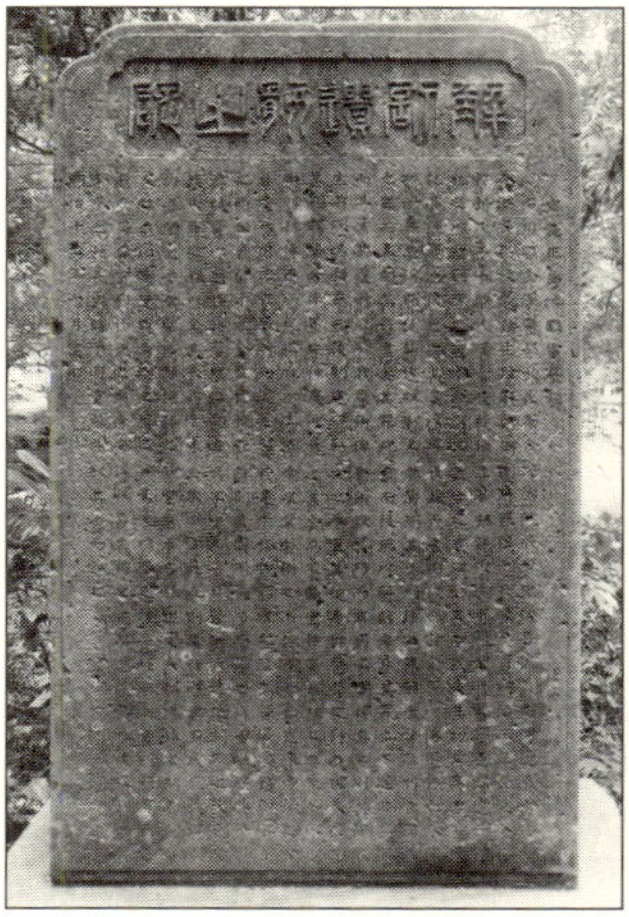
解剖遺骸之碑，明治 16 年
金沢医学校長田中信吾撰文
（金沢市卯辰山）

院となる。県令の林厚徳は「庸医《ようい》・売薬・巫祝《ふしゅく》等の性命を依頼する弊習を脱し、今より疾病の軽重にかかわらす、病院の診察」を受けるように布達(81)。院長の太田用成《ようせい》は開業医の指導と衛生普及のため浜松病院医会を設立するとともに病院付属医学校を開設し、生徒の教科書として『七科約説』(H. Hartshorne の医学書の翻訳)を出版。同一三年医学校を廃止、病院は同一五年公立となっている(82)。同一七年四月病院医師が患者の菩提《ぼだい》寺において病体解剖を実施(83)。一方、県立静岡病院(駿河病院)は「人民内外の疾病を診察し、健康を保護し、兼て医生を教授する所」とされている。診療規定によれば、患者は診察を受けたのち処方のみを請う場合、「金五拾銭より少なからさる手数料を納め」、入院の場合は「病室修繕費として壱人に付毎月金拾銭つつ納」めるほか、内服薬一日分四銭、兼用薬三銭、外用薬一剤二銭、膏薬一貝一銭、眼薬一剤五銭を納めるものとし、「区戸長より極貧たるの証を持参」した者は施薬するとなっていた(84)(明治一一年一〇月「病院規則改正令」)。同一三年五月県立静岡病院は県下ではじめての刑屍体解剖を実施。解剖は遺族・親族からの申し出によるもので、戸長より上申された死体解剖願を県令が許可。解剖と外科手術の演習を死後二四時間後に実施、県下の開業医および師範中学校生徒が傍観とある(85)。同二二年五月の内務省指令には「屍体は二十四時間を経過《すぎ》されは、解剖することを得さるものとす」となっている(86)。

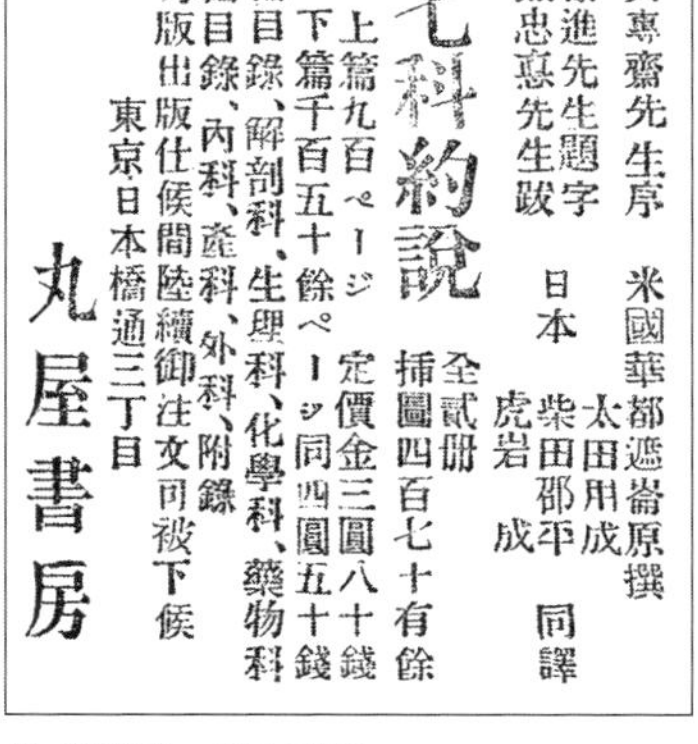

『七科約説』発売広告
(『東京医事新誌』明治15年10月14日)

青森県では明治五年九月弘前会社病院仮規則を設けており、それには鑑札所持の娼妓《しょうぎ》に対し毎月梅毒伝染の有無を検査すること、「士民の別なく其家族人口の多寡《たか》に応し、一人に付一ヶ年弐分弐朱宛薬価として病院へ差出候へは、十二ヶ月の間、軽重長短に拘《かかわ》らす施治致すべき事」（一種の医療保険システムである）、「病院最寄《もより》の店に於て治療切手一枚に付、新貨拾銭宛にて売出候間、社外之者急病並近村農民或は旅人等、右切手にて一日の治療相受くべきの事」、「病院会計の余資を以て器機書籍の代価、医生月給及ひ赤貧の者へ施療等に充て候事」などとある。同一〇年二月には公立弘前病院が開院。同一三年病院は罹災し、同年中に復興するも同二一年廃院となっている。[87] 同一七年五月青森県病院付属医学校（同一一年開設）の教員が、開業医の受持ち患者の遺言と家人の望みにより病家に出向いて病体解剖を実施、学校長および生徒一〇数名が傍観し詳細な解剖記録を残している。[88] 同二〇年弘前病院内の青年らが県下の医事・衛生を振起するために一社を組織し、医事・患者実験などを登載する新誌の刊行を企画。同年弘前病院長伊東重《しげる》は閉鎖された医学校から書籍やキンストレーキ（人体解剖模型）を借用し、公務の余暇に毎夜、生徒に解剖・生理学を教授していたとある。[89]

熊本県では、明治四年に北里柴三郎が入学した古城医学校が同八年に廃校。同年中に県立熊本医学校兼病院として再興、[90] 同一五年甲種に認定される。同一八年医学校における解剖体数は男八名、女三名、囚徒一名、同二〇年には全部解剖が常人で一二名、局部解剖が常人で四名、囚徒で二名とある。[91] 同二〇年の勅令を受けて医学校は廃止、付属病院は県立病院として存続するも、一年で閉鎖となって私立病院となる。同二七年には県立病院として再興。同二九年私立九州学院医学部を継承した私立熊本医学校が開設され、同三七年私立熊本医学専門学校となる。

私立熊本医学専門学校長であった谷口長雄《ながお》の伝記によれば、当時は「解剖屍体数の多少に依つて、学校の価値が判定される」というようなことで屍体の確保に努めたが、「医学の向上進歩のために、屍体を提供せんとするものは、本人は固《もと》より遺族にも甚だ少かつた。最初、学校設置願に添付した書類には、一ヶ年に要する屍体は三十体位としたが、之は最少限度を示したもので……最初は之を熊本監獄をはじめ県内の諸処にて需《もと》めていたが、隣県大牟田《おおむた》地方には三池をはじめ所々に炭坑多きために、全国各地方より来れる労働者甚だ多く、中には病没するも郷里との音信杜絶《とぜつ》して、屍体を引取る者のないものもまた少なからず、土地の役場をしてその埋葬上の煩に堪へざらしめて居つたので、福岡大学や長崎医学専門学校は、既に早くからその役場に手を着けて、それ等屍体を譲り受けていたのを、(谷口)先生も亦右役場に対し数次交渉を重ねて、福岡大学や長崎医学専門学校と同様の条件で斡旋《あっせん》すべしとの承諾を得た。またその屍体の運搬についても九州鉄道株式会社に交渉し前記二校と同様の方法にて、取扱ひ呉るることの諒解をも得た。時に前記の如く四十一年より生徒の定員が増加することとなつたから、(谷口)先生は予《あらかじ》めその前年十一月三池集治監《しゅうじかん》(監獄)にも依頼し、囚徒の屍体提供を得」て、学生の解剖学実習に用いることにしたが、病理解剖用の屍体については「病院に於ける施療患者よりするか、又は医学に理解深き特志家よりの提供に俟《ま》つか」であったとある。(92)

私立熊本医学専門学校は大正一〇(一九二一)年、県に移管されて熊本県立医学専門学校となっているが、谷口長雄の伝記によれば、「生徒の医術実習のために、最初は病院の貧民施療患者を使用するの許可を得ていたが、医学専門学校を設立するに及びては、右の外県費の補助を得て学校にて特別に募集したる入院及び外来の患者を病院に収容するの便を図り、明治三十九年九月『学用患者取扱内規』を定め、更に場合によりては、生徒実習のために一般患者をも取扱はしむることを許した。一般自費患者を学生生徒の実習に供することは、帝国大学は別として、患者より得る収入を以て病院経営の最も重なる資源とする当時の専門学校付属病院のなし得なかつたことで、即ち患者を一人でも多く引付けんとする病院政策としては極めて不利益であるが、仮令《たとえ》一人の患者を失ふも、百人の患者を治する良医を養成することを得ば、その意義極めて尊きものである」との考えにしたがって実行したとある。[93] 熊本県立医学専門学校付属病院規則の第五章学用患者規定には、学用患者は同校生徒の「実験及ひ貧民救療の目的を以て診察するもの」とし、費用を徴収せず、一〇種伝染病および丹毒・産褥《さんじょく》熱症患者は除外し、人員または生徒実験の都合により拒絶する場合のあること、外来診療期間は二〇日以内で、入院は保証人連署のうえ承諾書を提出のこと、院長の許可なく退院することは認めないなどとある。[94]

大阪では明治二年ボードウィンを迎えて、府兵局に置かれていた仮病院を上本町に移設して府民の診療と医学伝習のための病院とし、さらに鈴木町代官屋敷跡に移して大阪府病院として開院、隣地に大阪府医学校病院も開設。同年理化学の教育機関である大阪舎密《せいみ》局を開設し、翌年には大阪府所轄の舎密局が大学に移管され、大阪医学校の生徒が多数聴講におよんでいる。[95] 同四年の大阪府病院医局の報告によれば、外来患者数は二四〇九名（病症数四七、男一九五三名、女四五六名）、入院患者数は五一六名（病症数四九、男四三五名、女八一名）、梅毒・皮膚病・肺病・眼病が多数を占めている。同六年病院は廃止されるも西本願寺内に再興され、同一二年には中之島に移転して大阪公立病院と改称。同病院教授局において医学教育を開始する。同一三年教授局を分離して大阪府立医学校として独立。病院を大阪府立病院と改称し、構内に解剖場を建設(96)。同年東京大学医学部卒業生の岳野忠興が大阪府立医学校解剖学教授を拝命(97)。

大阪府立医学校では明治一四年一月、「病体解剖の義は医術研究上、最緊要の件にして、医学の開進は延《のべ》て社会の鴻益《こうえき》とも相成候義に付き、往々篤志にして解剖相受け候徒も少なからざる処、今般一層盛に解剖を行ひ医術研究の要資に供」するため解剖規則を制定。同規則によれば、解剖の際には祭祀料を遺族に給し、解剖後は遺体を縫合したうえで親戚に引き渡す。親戚が望むならば西成郡長柄村の埋葬地に埋火葬して石碑を建て、毎年一回祭典を行うとしている(98)。同一五年一〇月病死の職人の妻が大阪府立病院長兼医学校長（前年に海軍病院長より転身）の吉田顕三により病体解剖に付される(99)。同年大阪府の漢方医が不治の病（心臓弁膜欠損症）の宣告を受けたことから死後の解剖を決意し、「家世々医を業とすれば、其骨を採つて永く家に蔵し、子孫の解剖学を修むるの料に供せん」と思い立ち、府庁の衛生課員と面談。漢方医の行為は「子孫を愛し、患者を慮《おもんぱか》る其意や美なり」と賞賛される(100)。

明治一五年二月、大阪府立病院付属の駆梅《くばい》院が独立し、駆梅院の「司療医」が増給となっている(101)。翌一六年二月駆梅院を難波村に新築、入院患者は六七五名(102)。のちに同院は府下一〇遊郭《ゆうかく》の娼妓《しょうぎ》を府衛生課が健康診断し、有毒者と決定した者を無料入院させる大阪府立難波病院となっている(103)。同一五年における大阪府立病院の外来患者は二九四一名、入院患者は五七九名(104)。同一六年六月の調査日現在

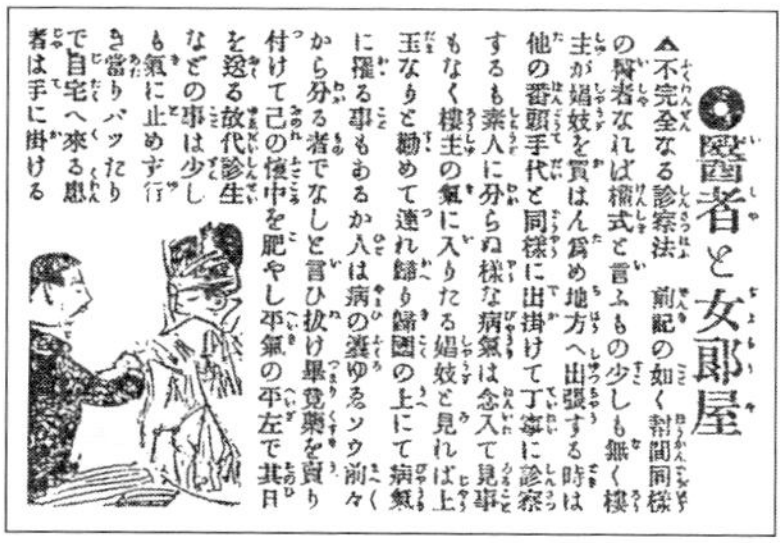

女郎を診る医者
(『二六新報』明治 33 年 6 月 20 日，復刻版，不二出版より)

の入院患者は九五名（巡査二五、施療患者二五、普通患者四五）、医学校生徒は一六〇名[105]。同一六年八月医師の病妻が「医業に益する所あらば」と、死後の剖検を希望。大阪府立病院長の吉田顕三が執刀し「腎臓病屍剖検記録」を残している[106]。同年一一月にも開業医の生前の志願により大阪府立医学校の解剖場において吉田顕三が病体解剖を実施[107]。吉田顕三による病体解剖がつづいている[108]。解剖学者森於菟《おと》の回想によれば、明治一八、九年のころの大阪で、侠客《きょうかく》の小林佐平が府下の行路《こうろ》病者を引き取って貧民授産所の経営に当たっていたが、授産所で病死した者を医学校に送っていたところから、医学校では解剖用屍体の余剰に困り、吉田顕三が英国にならって屍体を塩漬けにして保存を図ったとある[109]。

明治一五年一二月、大阪府立医学校・病院の職員給料が増給となり、病院長の吉田顕三は月俸七〇円、教授兼医学士の沼波貞吉は一二〇円、同岳野忠興は九〇円などとあるが[110]、当時の大阪は「瘋癲《ふうてん》患者非常に多く、例年に比すれば殆《ほと》んど二割も増加したるは、近ころ世間不景気の為め貧窮人の生活に困る故なるへし」という社会状況にあった[111]。同一四年にはじまった松方正義大蔵卿による緊縮財政と増税が物価を下落させ、定額の地租負担が過重となった農民が没落し大阪にどっと流れ込んだのである。同一六年における府下の開業医の内訳は内務省免許一四七名、府限免許一三四七名、内務省乙第一四号達《たっし》に拠《よ》れる免許一三四名の計一六二八名[112]。同一六年中の施療患者数は入院三九名、外来四七名、これに要する費用は八五三円二七銭であった[113]。同一七年一一月大阪府立医学校では、解剖埋葬屍体が二一体になったことにより例年通り招魂祭を挙行している[114]。

明治一八年大阪府立医学校は「身体解剖等の節、実地に就き研究する学科」である「実科」を設置[115]。同一八年八月開業医がわが子の死亡について生前の症状に疑いがあるとして、大阪府立医学校に病体解剖を依頼[116]。また同一九年八月には大阪府西成郡野田村の貿易商の妻が、これまで三人の医師に診てもらっていたものの、病状は進行するばかりで病因も定まらないところから、助からない命と自覚。そこで死後の解剖を望み、委任状を三人の医師宛に出し、夫もその委任状の紙尾《しび》に添書きして解剖を依頼。妻死亡の翌日、「其筋へ出願し、同日午後該村共有墓地に於」いて医師が執刀し、腸結核と判明したとある[117]。同一七年一二月の内務省達《たつし》（府県衛生課設置並事務条項）によると、「医師及ひ遺族より願出る病屍の解剖を許可する事」の事務は府県衛生課において行うとなっている。また墓地における解剖とは奇異なことであるが、『大坂医報』同二一年八月の広告欄に掲載の「大阪病体解剖社員募集」をみると、「当大坂は本邦第二の都府に位しながら、未《いま》た一の共同病体解剖場を設くるの域に達せず。豈《あに》実に刀圭《とうけい》社会の欠点にして、亦余輩《よはい》後進医家の不幸と謂はさる可けんや……（このたび）大坂病体解剖社なる一社を設立し、以て刀圭社会の欠点を補ひ、大《おおい》に我医学進歩の前途を照らすの燭光《しょっこう》と為さん」とあり[118]、大阪府立医学校以外に共同利用できる解剖所がなく、墓地での解剖に至ったものと思われる。大阪には府立医学校以外に医学教育機関として、同一二年大阪府西区の医師藤井秀広らが西長堀南通に開設した博済医院があった。そこでは医生を教授する学則を設け、大阪鎮台病院長の緒方惟準《これよし》（同二〇年大阪に緒方病院を開設）らが公務の余暇に該院に出張し教授および診察に尽力していたという[119]。

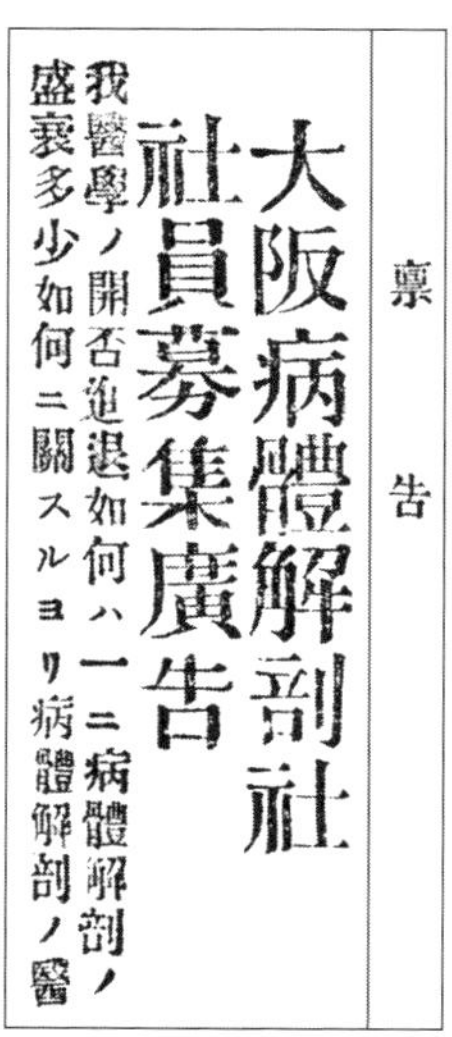

大阪病体解剖社
社員募集広告
（『大阪医報』明治21年8月10日）

明治六年山形県天童に創設された私立病院は経営に困窮し、翌七年医学局・医学寮（医師の再教育・養成機関）併設の山形県公立病院に移行。同一二年公立病院は山形済生館と改称され、広壮な病院を建設。[120]同館では病体解剖がしばしば行われており、同一八年には『出羽新聞』が死亡した力士の病体解剖記事を連載。[121]同年医学寮は山形県乙種医学校となるが、県費支出のほうは年々削減。[122]同二〇年の病院報告によれば、入院患者は常時四、五名、外来患者は一日に一四〇から一五〇名、県下各郡へ職員を派遣して通俗の衛生会を開いて衛生法を教え、開業医に対し新規の治療法を講義とある。[123]同二一年四月県財政の緊縮化によって医学校は廃止、病院は民営となる。[124]

千葉県では明治七年開設の千葉町共立病院が同九年公立千葉病院となり、三年制の医学教場と開業医を対象とする医学講習所を併設。同一三年千葉病院は盛況にして、外来患者は一日に一〇〇余名、入院患者は七〇余名、松戸船橋にある娼妓検梅所（私立病院に委託）へは医員を派出とある。[125]同一五年一〇月医学教場を県立甲種千葉医学校とし、生徒九二名をもって開校。[126]これまで東京医学校に送られていた解剖用屍体が、同八年より千

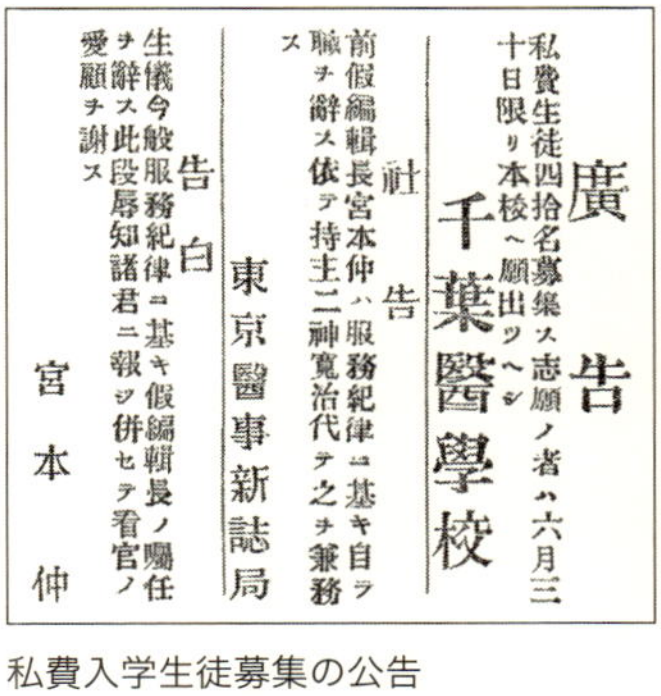
廣告
千葉醫學校
私費生徒四拾名募集ス志願ノ者ハ六月三十日限リ本校ヘ願出ツヘシ

社告
前假編輯長宮本仲ハ服務紀律ニ基キ自ラ職ヲ辭ス依テ持主二神寛治代テ之ヲ兼務ス
東京醫事新誌局

告白
生儀今般服務紀律ニ基キ假編輯長ノ囑任ヲ辭ス此段辱知諸君ニ報ジ併セテ看官ノ愛顧ヲ謝ス
宮本仲

私費入学生徒募集の公告
（『東京医事新誌』明治 16 年 6 月 9 日）

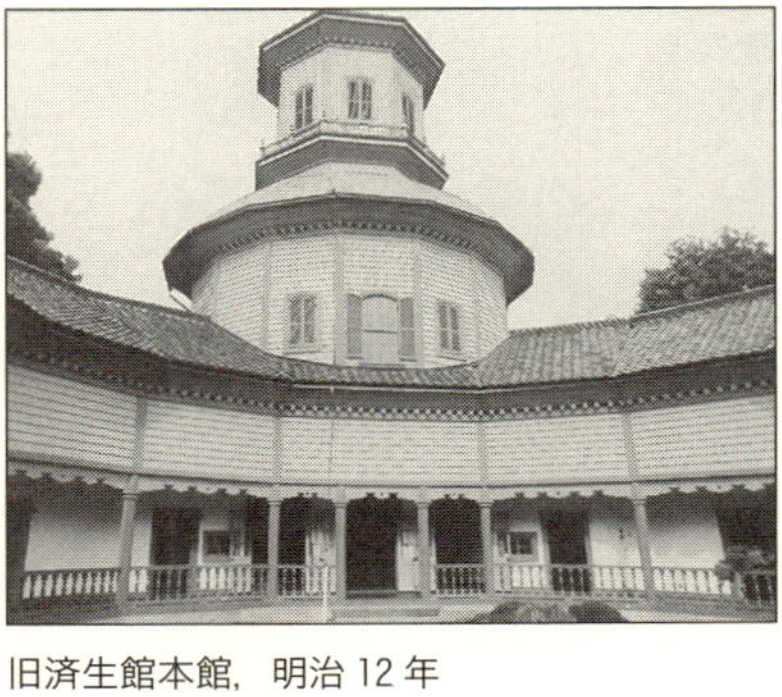
旧済生館本館，明治 12 年
（山形市霞城町に移築）

葉に集められ実習に供されている。同一八年「内務省第二十五号の達《たっし》出てより以来、一層其数を増加し、常に解剖局屍体なきことはな」く、大いに「解剖実習の便を得る」に至ったとある(127)。同二〇年九月医学校は第一高等中学校医学部に改組され、翌年四月には県立千葉病院を設置。篤志者の寄付により医学校内に学用患者・施療患者保護および慰藉《いしゃ》を目的とする貧窮患者救済会を組織する。同二一年度より学用患者費として文部省から毎年度二五〇〇円が交付され、二六年度からは二八〇〇円、三二年度からは四九六四円、大正八（一九一九）年度からは六八六二円に増額され、明治二二〜三二年の一一年間で三万四二六四円の交付を受け、延人員一万九八三六名（一人平均一円七〇銭余）の学用患者を入院させている(128)。同三四年四月第一高等中学校医学部は官立千葉医学専門学校となり(129)、大正一二（一九二三）年四月には千葉医科大学に昇格。県立千葉病院を千葉医科大学付属医院とし、貧窮患者救済会は財団法人救済会と改称している。昭和六年一二月財団法人同仁会と改称(130)。

寛政四（一七九二）年創立の和歌山医学館を基盤として、明治七年一一月に和歌山医学校兼小病院が開設。県令は「泰西の医術、解剖以て其実を按し、窮理以て其病を験《ため》し、舍密《せいみ》以て其薬を施す。故に其術古今に渉《わた》り、日一日より新たにして、大《おおい》に漢人古法を墨守するの見と異なり、是に由《より》て之を観れは医学校病院の設け、人生一日も欠くへからさる者なり」（乙第三六号）といい、また「国家の開達富強は人民の天職を勉め、義務を効《いた》すに在り。其職を勉め、其務を効すは健康を保ち、非命の死を免るるに非《あらざ》れば能《あた》はず。是れ医学校病院を開設して、以て大に医生の学術を勧奨せざるべからざる所以《ゆえん》なり」（乙第三八三号）と、開設の意義を高らかに謳《うた》っている。同八年府県税法の改正により病院は地方税で支弁することになって県に移管。翌九年二月和歌山県病院と改称、医学校は病院付属の教場となる。和歌山県病院条例は、病院を「内外人民の疾病を診療し、健康を保護し、兼て生徒を教授する所」とし、医生の学術試験、屍体解剖について規定。同一五年医学校は四年制の甲種医学校に認定され、病院を医学校付属和歌山病院とする。同二〇年三月には県会の議決を受けて医学校は廃校となり、病院のほうは和歌山県病院として存続。(131)

和歌山県病院の明治一六年における外来患者は一日平均三、四〇名、そのうちの六割は消化器病で、そのほかは脚気・梅毒患者が多数を占めている。(132) 同年大晦日に病院が炎上し、一一月に実施した内務省医術開業試験の答案を焼失させる。(133) 同一九年和歌山県医学校では死刑囚の解剖をしばしば行い、その数は毎月一二体に及んでいた。(134) 同一九年和歌山医学校付属病院は貧民施療規則の停止にもかかわらず、「患者の病性に依り医学経験上実益を与ふる者に限り施療する」とし、入院中の者二名をそれに充てている。(135) 同二一年旧医学校の解剖室が使用できなくなったことにより、和歌山県病院では解剖室を新設。(136) 同一九年における和歌山県内の死亡者総数は一万八一二七名、平均死亡年齢四〇・一八歳、死因は消化器病二六・一%、神経及五管病一五・四%、発育及営養的病一三・九%、伝染性病一三・四%、呼吸器病一一・〇%などとなっている。(137) 日露戦争の終結をみた同三八年、県では財政緊縮のため和歌山県病院を身売りし、病院は日本赤十字社和歌山支部病院として存続。(138)

明治三八年からの五年間における中央および地方の財政支出状況をみると、中央に比して地方の財政支出は低下していたが、地方の都市化にともない財政支出が急速に膨張し、地方債の発行が増加するに至っている。(139) それを受けて同三〇年代から大正期にかけて県立・公立病院の廃院が各地でみられるようになり、それら病院の有力な譲渡先となったのが日本赤十字社であった。(140) 日本赤十字社では同二七年に病院傍観生規定を制定し、傍観生は「内務省医術開業免状所持の者にして、一時に金五円以上を病院に寄付して傍観券を請求」し、許可を得た者は「外科手術・病体解剖・外来患者診察を傍観し、又病院長の病室回診に随従」することができるとしている。(141)

福井では明治三年藩医学所と除痘館（種痘所）を合併して西本願寺別院内に福井病院（根拠病院）を設け、「病理詳明、治術精巧に致る淵源《えんげん》」とみなされた解剖を行っていたが（「解剖局警戒」）、同四年の廃藩置県後、諸改革を実施。(142)同八年福井医学校を開設、生徒の在籍数は七〇名内外であった。同一一年医学校近くに福井県立病院（院長高木友枝）を開設、外来患者一〇〇余名、入院患者二〇余名、監獄病囚に対する出張診察も実施。(143)医学校は同一四年福井病院付属医学教場となり、同一六年における生徒数は六〇余名、寄宿生二〇名内外で、「人民は旧を慣ふて神願祈祷の如きを信し、且《か》つ草根木皮を貴重なる薬とする者往々あるとの由」であった。(144)同一七年乙種県立福井医学校と改称するが、同二一年には廃校。(145)また同一九年福井県の公立坂井病院（元は県立福井病院の分院）において、生前に病体解剖を志願していた患者が死亡したので、親族が連印して病院に解剖を出願。病院では県令に上申、「成規の通り二四時間内の許可」を受け、県立病院長の高木友枝が執刀、医学生徒および郡下の開業医二〇名余が傍観、三時間にて解剖は終了する。その後の親睦宴会の席上にて義金を募り、その一部を祭祀料として遺族に与え、そのほかは建碑費に回して石碑を寺に建立、「永く後世に其篤志を残さんことを計」っている。(146)

福井県が明治二〇年に定めた死体解剖規則によれば、死体解剖のことは県公立医学校付属病院または病院医師、もしくは官府県公立医学校の卒業証書を得た者に限るとし、解剖は死者生前の情願もしくは死者遺族の承諾を得たうえで、それら情願書・承諾書と解剖場所や日時を詳記した書類をそろえて所轄の郡役所に提出し許可を得ること。解剖場所には掛官吏を派遣して臨監させること。解剖後は「速《すみやか》に縫理して原体に復」し、死者生前の容体、解剖実況を詳記した「解剖説」を所轄郡役所に提出のこと。郡役所ではその都度、「解剖説」を添えて県庁に申告することとある。(147) 同規則は三年前に岐阜県が制定した人体解剖規則とほぼ同文となっている。岐阜県の規則では死刑者で遺体の下付を乞う者がいない場合に限り解剖を許可していること、解剖終了後に骨格保存を認めないことが付加されている。(148) 警察犯処罰令第三条には、官許を得ずして死屍または屍胎を解剖した者は二〇円以下の過料に処すとあり、同二二年八月の内務省指令では生前に承諾を得た者に限り官公立医学校・病院において骨格保存することを認めるとしている。(149)

明治一六年五月県立長崎医学校は甲種長崎県医学校と改称され、四名の医学士を擁して「現今西洋流の国手《こくしゅ》大家は、多く皆な本校に於て蛍雪《けいせつ》を積しもの」と誇っている。同一八年における在学生徒は一五〇名。「生徒の実験する屍体解剖は一ヶ月平均五、六体を下らず、屍体は監獄署より来るもの多」く、また「昨年以来毎月十名を下らざる屍体を得て、平日に三体を並べて実施」。さらに今般解剖室を増築して教場と解剖場を区別し、屍体五個を並置して解剖することができるようになって、解剖数は増加しているとある。また医学校隣の丘陵にある県立長崎病院は同一七年に新築され、入院患者は平均八〇名、外国人の入院患者も常時四、五名にて、入院費は上等五〇銭、「毎餐《さん》洋食を供す。其便利にして摂生滋養に適する。蓋《けだ》し他の地方病院の未た嘗《かつ》てあらさる所ならん」という。外来患者は一日平均一二〇名で、「生徒の実地演習には極めて充分」とある。本病院は監獄病院、梅毒病院、伝染病院などすべてを管理しているところから、「歳出入相償ふ姿にして県会に於ても充分信を置き、絶て減額等の異議あることなし」と『東京医事新誌』の報告にみえる。[150] 同一九年には屍体が増えて四五体、「施術殆《ほとん》と虚日なきを得」ており、生徒数は一三三名、卒業生は二一名、歳費は八六一三円余となっている。[151] なお、長らく指導にあたっていた病院教師のブッケマの任期が同二〇年一二月に満了することになり、近日帰国するとある。[152] 政府雇用の外国人の多くが同時期に解任され漸減の方向に向かっていたが、それは西南戦争の際に増発された不換紙幣と、多くの国立銀行が発行した大量の銀行券によって引き起こされた激しいインフレーションへの対応策として実施された地租の〇・五%軽減、諸官庁の諸費用節減のあおりを受けた措置であった。[153] 一方、地方の病院・医学校に雇用されていた外国人医師においては、勤務地を転々としながら比較的長く日本に止まっていた。同二一年医学校は第五高等中学校医学部（定員四〇〇名）に改組され、同三四年官立長崎医学専門学校となっている。

明治四年福島県では白河に漁魚運上金を建設費に充てて仮病院を開設。翌年須賀川に移転させて須賀川病院・医学所を開設。同六年生徒が入学し、翌七年三月はじめての屍

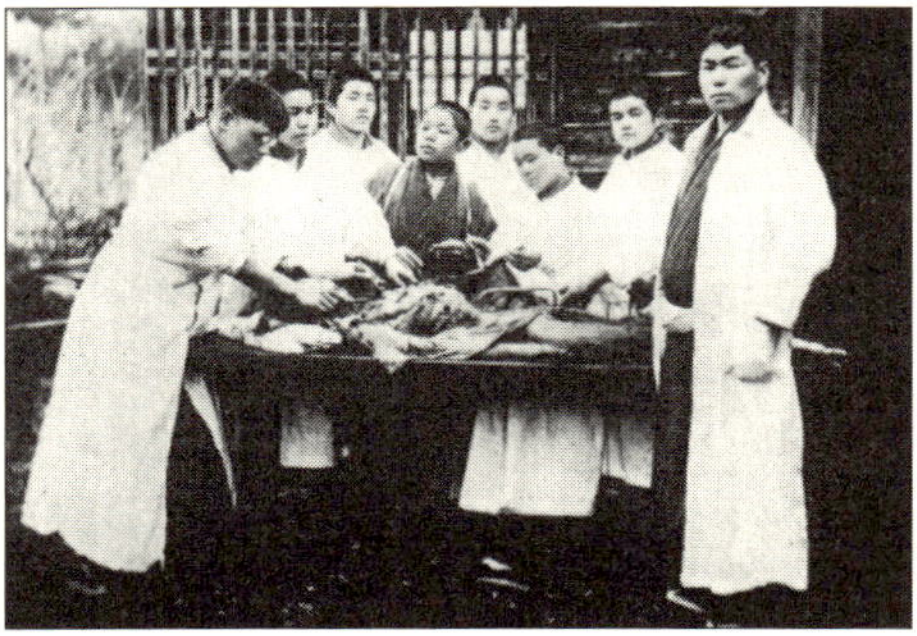

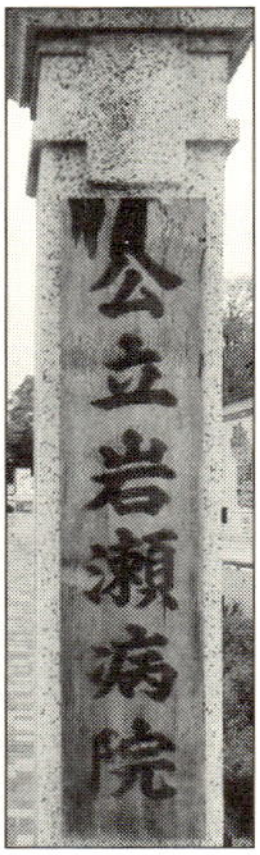


上：医学研究会講習生の解剖（『公立岩瀬病院』より）
左：公立岩瀬病院門標（福島県須賀川市）

体解剖を実施。同八年医学所は医学講習所、さらに同一二年須賀川医学校と改称。同一四年福島に移転して福島医学校と改称されるが、同二〇年三月廃校となる。病院のほうは同一五年に廃院。須賀川出張福島支病院を県立福島病院として残存させるも、同二三年三月には廃院。同年四月共立福島病院が開設される。(154) 同一八年制定の福島県病院規則第一章によれば、「本校は汎《あまね》く衆庶の請求に応し、諸般の疫病を治療し、傍《かたわ》ら医学校生徒をして実地講習の用に供する所とす」とあり、屍体解剖・貧患者入院・施療のことについて規定している。

京都では明治三年一二月、河原町勧業場内に京都舎密《せいみ》局を創設した医師明石博高《ひろあきら》が京都諸寺院の住職（禅林寺東山天華・慈照寺佐々間雲巌・願成寺与謝礼厳・鹿苑寺伊藤貫宗ら）と図って、神仏分離（判然）と廃仏毀釈《きしやく》によって打撃を受けた仏教界より献金を募り、府立病院・医学校の建設を建議。それを受けて同四年一〇月京都府の参事槇村正直《まきむらまさただ》は「療病院建営の告諭」を発し、設立の費用として「遊所遊女芸者茶屋商業」の者に命じていた「窮民授産所費用

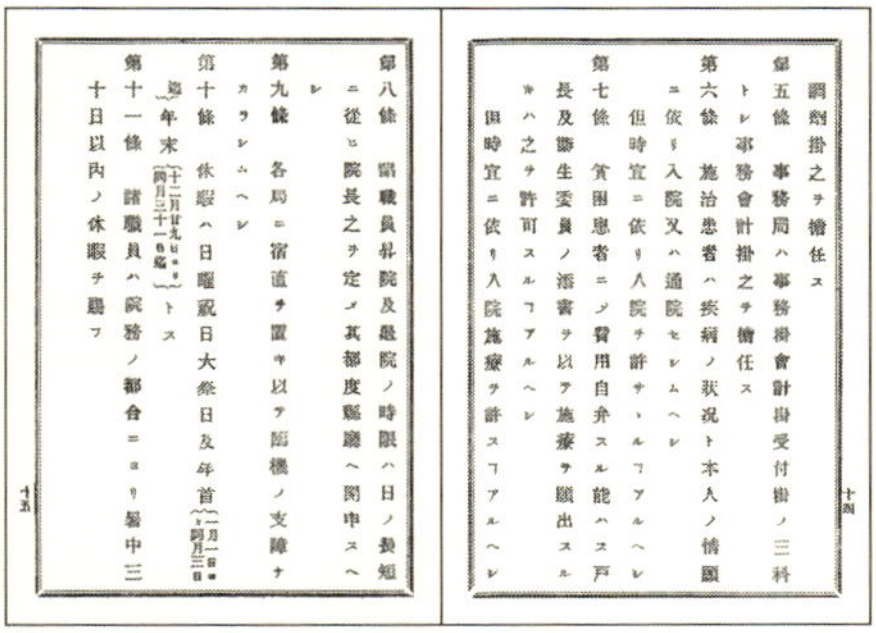

調剤掛之ヲ擔任ス
第五條　事務局ハ事務掛會計掛受付掛ノ三科トシ事務會計掛之ヲ擔任ス
第六條　施治患者ハ疾病ノ狀況ト本人ノ情願ニ依リ入院又ハ通院セシムヘシ
但時宜ニ依リ入院ヲ許サヽルコトアルヘシ
第七條　貧困患者ニシテ費用自弁スル能ハス戸長及衛生委員ノ添書ヲ以テ施療ヲ願出スルモノハ之ヲ許可スルコトアルヘシ
但時宜ニ依リ入院施療ヲ許スコトアルヘシ
十四

第八條　諸職員昇院及退院ノ時限ハ日ノ長短ニ從ヒ院長之ヲ定メ其都度醫局ヘ掲示スヘシ
第九條　各局ニ宿直ヲ置キ以テ臨機ノ支障ナカラシムヘシ
第十條　休暇ハ日曜祝日大祭日及年首（一月一日ヨリ同月三日）迄年末（十二月廿九日ヨリ同月三十一日迄）トス
第十一條　諸職員ハ院務ノ都合ニヨリ暑中三十日以内ノ休暇ヲ賜フ
十五

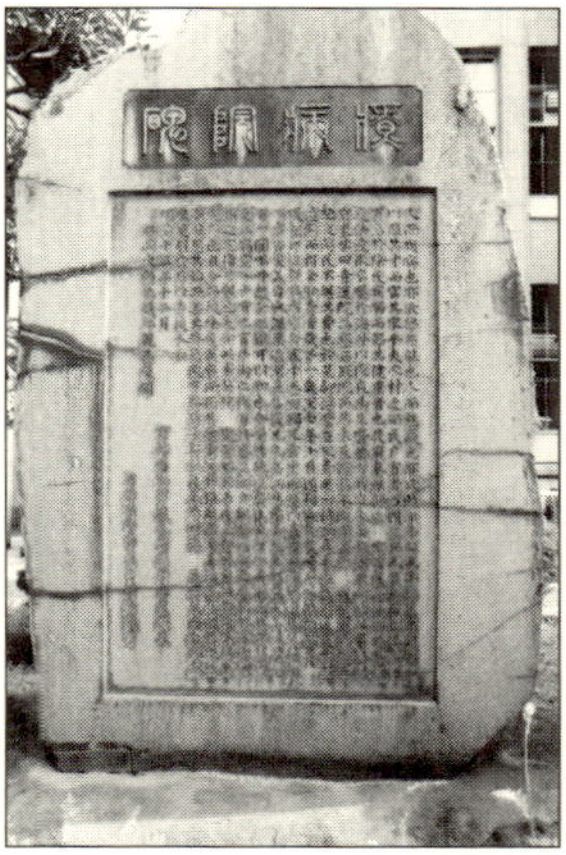

上：福島県病院規則，明治 18 年
（京都府立医科大学図書館蔵）
左：療病院碑，明治 13 年京都府知事槇村正直撰文
（京都府立医科大学キャンパス内）

冥加《みょうが》金」をやめ、代わって「療病院助費遊女芸者冥加銭割」の徴収を指示している(155)。同五年八月ウィーン生まれでライプチヒ大学教授会推薦のお雇い医師ヨンケル（Junker von Langegg）を招き(156)、同年九月木屋町二条に仮病院を開設するが、翌月には閉鎖。同年一一月京都東山の粟田口《あわたぐち》にある天台宗三門跡《もんぜき》寺院のひとつ青蓮院《しょうれんいん》内に仮療病院を開設(157)。それより以前、同年二月舎密《せいみ》局・勧業掛より願い出ていた解剖所が粟田口の山中に竣工している。舎密局では動物解剖を行っていたが、翌六年二月下付された四体の刑屍体を舎密局・仮療病院が解剖し、府下・近国の医師多数が参観（人別二五銭徴収）。同年九月仮療病院では貧病室を設けて施療、患者が死ねば解剖に回していた(158)。同六年一〇月解剖所は青蓮院内の仮療病院に移されて局部解剖所と改称(159)。仮療病院の管理下に置かれた局部解剖所では刑屍体のほか、「奇患変症に罹《かか》」って死亡した入院患者、授産所の病死受業人のうち引取り手のない者を、「病源研究講明」のために解剖することを京都府に出願し、同年一一月解剖許可を得ている(160)。

明治七年一月療病院では授産所の受業人を病理解剖し、埋葬・建碑費用を支出。その後も次々と解剖を実施(161)。同八年三月、上京第二四区に住む園田清兵衛（五六歳）が「人民生命保護のため、又医術研究のため」と称して死後の解剖を出願。同一〇年八月園田の死亡を受けて療病院では篤志解剖を執行。同年における療病院の外来患者数は一七二三名、入院患者数は六一名、消化器病・皮膚病梅毒・呼吸器病・外科的傷病・眼病が多くみられる(162)。同一二年の外来患者数は四二〇二名、入院患者数は三六八名で、神経系病・泌尿生殖器病が急増している(163)。同九年五月ヨンケルの後任としてマンスフェルトが熊本医学校より着任し、教育体制（医学予科三年、本科三年）が整備され、解剖学講義は同九年六月より一二月まで実施となっている(164)（「療病院教則」）。翌年一一月マンスフェルトに代わってショイベが着任[165]。

明治一二年から一三年にかけて療病院および医学校は上京区の梶井町に移転し、構内に解剖所を設置。同一三年七月療病院の開業式が挙行され、翌年七月療病院より医学校（校長は解剖学の萩原三圭《さんけい》）が独立し、同一五年一一月甲種医学校に認定されている。同一四年の療病院治療条則によれば、管内患者の診察料は随意、一等入院料は一週間で二円四〇銭八厘、管外患者の診察料は初診五〇銭、その後は診察五回ごとに五〇銭、一等入院料は一週間で三円八銭五厘と定めている[166]。療病院長兼医学校長の半井澄《なからいさやか》は同一六年七月より二ヶ月間、施療施薬を実施する件について知事に申し出ており[167]、また同年八月には療病院内に私立衛生会を開設している[168]。『東京医事新誌』によれば、同一七年医員の希望により病院内の解剖所を粟田口青蓮院の東へ移し、人畜を問わず解剖を実施とある[169]。

明治一六年三月改正された京都府医学校教則によれば、修学年限を四年六ヶ月とし、第二学期第一年の解剖学（一週一二時間）では「実物又は図譜模型に就て説明し、人屍を得れは別に時間を設け実地剖験せしむ。当時人屍を得るに乏し。故に毎月二回獣屍を代用し、専《もっぱ》ら運刀法を授く」とある[170]。同年四月上京区の有志の医師が医学研究及び衛生法集談会を目的に漸進医会を設け、府立病院長らを迎えて講習会を開催。また「該校近傍は元

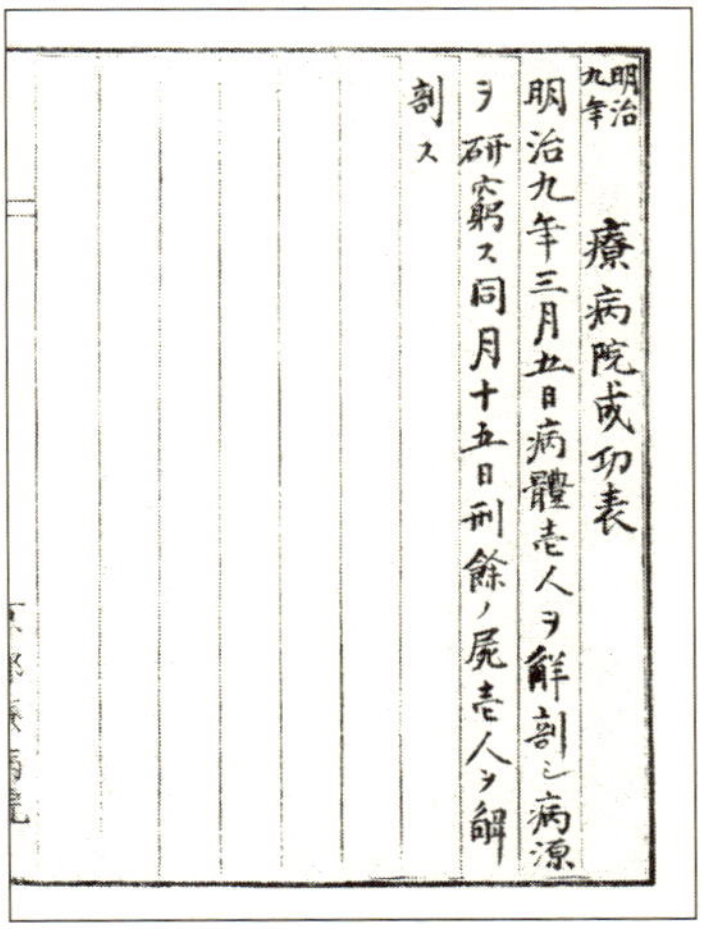
明治九年 療病院成功表
明治九年三月五日病體壱人ヲ解剖シ病源ヲ研窮ス同月十五日刑餘ノ屍壱人ヲ解剖ス

「療病院（解剖）成功表」明治９年
（京都府立医科大学図書館蔵）

来、西陣織工・細民の居る所にして、此頃一般商業の不景気より空手《くうしゅ》、日を送り、活計困難を窮むる者多く」、そのため漸進医会の会員は各自宅において施療を実施することになった(171)。同一七年七月医学校は誓願寺において第一回解剖体大法会を、同三六年一〇月には本願寺にて第四回解剖体大法会を挙行（合祀解剖体数六〇〇）しているが、その解剖体はおもに学用患者および受刑者の屍体であった。同四〇年三月洛東に本校付属墓地を求め「学用患者の墓」を建設(172)。

明治二五年に入学した卒業生の回想によれば、「解剖する屍体は学用患者や刑務所服役者のものが多い。近年解剖数が減ったのは、生活保護法等によって、従来は学用患者となった様な人が学用患者にならないからだ」と述べている(173)。同年の京都府医学校概況によれば、「本校は普通医学上必要なる諸学科を授くるを以て教授の要旨とす。其臨床講義・手術演習等は本校給費患者及府立療病院の入院、外来患者に就きて之を行」っているとある(174)。同二七年四月医学校長の猪子止戈之助《いのこしかのすけ》を会頭とする京都医学会総会では、「医学校解剖室に於て監獄より送致せる脊髄病者の病理解剖」の演示と、二歳児の「実験」がなされている(175)。同三六年六月医学校は専門学校令により京都府立医学専門学校、療病院を同付属療病院と改称し、合わせて学用患者規定を改正。同三九年一一月同校では学用患者慰藉《いしゃ》費募集のため京都市会議事堂において慈善音

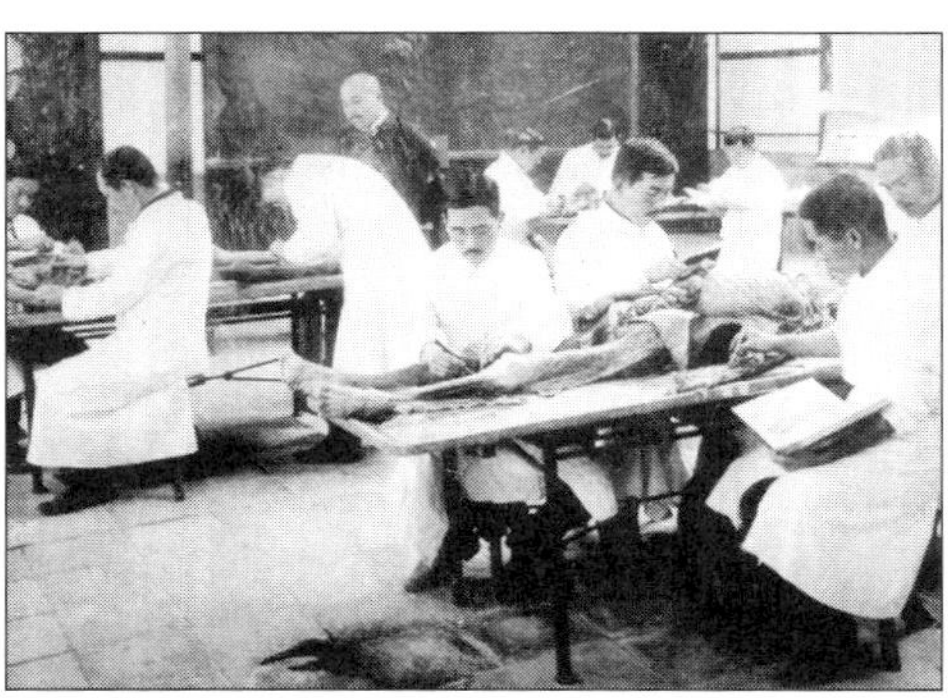

解剖実習する医学生，1912 年
（京都府立医科大学蔵）

楽会を開催し、当日の収益金七二四円四三銭を学用患者慰藉基金とし、また同四〇年九月には学用患者病舎を新築している(176)。

京都には明治八年七月東山天華らによって、「疾病としての狂病」を治療する公立癲狂《てんきょう》院（洛東南禅寺村南禅寺方丈内）が開設されていたが(177)、同一五年一〇月に廃されたのち、禅林寺内に私立癲狂院として再興(178)。同一六年四月現在の入院患者は七六名（うち一七名は女）とある(179)。また同一三年京都二条河原町にあった私立汎愛医学校は塾舎満盈《まんえい》のため新舎を設けるまでの間、通学のみを許可していたが(180)、同一四年三月開業試験に合格し免許を受けた者は二名とある(181)。さらに同一四年大村達斎《たっさい》が建仁寺内に洞酌（洞酌《けいしゃく》）医学校を開設(182)、同二〇年施療施薬を専門とする京都共立恵愛病院（院長半井澄《なからいさやか》）が下京区に開設(183)（同二四年廃院）、同年施療機能をも備えた同志社病院が開院(184)（同三九年廃院）、同三〇年には療病院・種痘館の元医員で開業医の安藤精軒が知恩院山内の法徳院に施薬院を開院(185)（同三五年運営は施薬院協会に移行）、同四二年には東寺が境内に済世救民のための済生病院（院長小林参三郎）を開院している(186)。

明治三二年に開設された京都帝国大学医科大学では、同年一二月「病症学術研究上有望なる者に限り、人員を定めて相当の期限内、薬品、療用品等、治療上に要する諸品を官費を以て支給」（外来患者心得第四条）される施療患者、および「官費入院を許可すへき患者は、其病症学術研究上必要と認

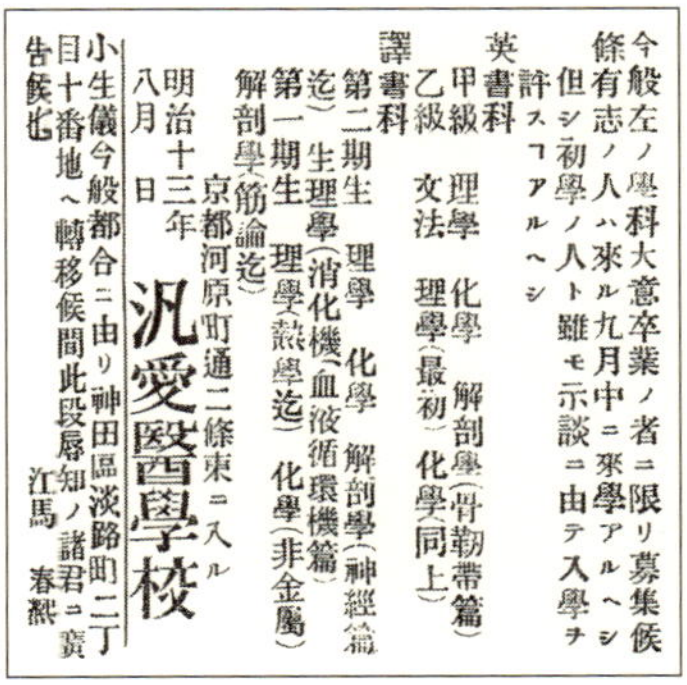

汎愛医学校募集の広告
（『東京医事新誌』明治13年8月14日）

められ、且《かつ》在院中不幸にして死亡したるときは剖検を予約したる者とす」（入院患者心得第四条）とされる施療（学用）患者を受け入れているが、患者の増加にともない、これまで行っていた施療券の配布を同三五年に廃止し、各診療科において一定人員を一定の日時に施療するように変更。さらに同四一年には各科入院患者の三分の二を超えない範囲で施療すると変更している。(187)

高知県では明治三年吸江《ぎゅうこう》病院が開設され、翌年には大学東校所管となっているが、同五年には廃止されて会社立興基病院に移行。同七年公立高知病院と改称。(188) 同八年病院において生徒の教育を開始。三浦省軒病院長（元栃木県病院長）のとき生徒数は二〇〇余名にも達していた。同一二年高知県立高知病院と改称。同一三年一月高知県医学校を西洋造にて新築。病院のほうも日本造にて新築。校長・病院長は吉益《よします》正清医学士、医員六名、生徒数は一七〇余名、「学科を十九科に別ち臨床講義等もありて殆《ほと》んと完備せる一の医学校なりと。又当校生徒八十余名の請望に依り夜学を開き独乙《ドイツ》書を教授」(189)。同年八月病院は医学校付属病院と改称。「生徒の陶冶《とうや》を専《もっぱ》らとす患者」を一ヶ年につき約三〇〇〇人とする規約を設けている。(190) 同一八年県立乙種医学校は校長本多忠夫医学士、教諭三名、助教諭二名、生徒数一五〇名、学期は七期に分け三年半をもって卒業。(191) 同二〇年三月県会の議決により医学校・付属病院は廃止となり、代わって高知県病院を開設、元付属病院長を院長に迎えて「頻《しきり》に病理黴《ばい》菌《きん》の検査を盛ん」に行っているとある。(192)

以上、全国の病院・医学校における系統・病体解剖の取組みについて、おもに『東京医事新誌』掲載の記事からみてきた。「病屍を剖観し、其病理病原を詳明にし、以て治術の基礎を定」めることが医術を隆盛に導く基となると教えられてきた医師たちが、当局に積極的に働きかけたことにより解剖用屍体の収集網が整備され、地域的な偏りはあったものの、明治一〇年代後半から解剖件数が増えはじめ、東京大学医学部では同二三年以降、年間二〇〇体前後を数えるまでに至っている。「病院のかたわら医師養成のことをも兼ね行いて、自然、医学校の体裁」をかたち作っていた地方の病院・医学校においては、(193)同一三年から二一年にかけて解剖室・解剖場（局）の建設が進められている。千葉・新潟・京都・金沢・福井・長崎の医学校では明治初期より解剖が行われ、地方の主要都市に置かれていた病院・医学校あるいは開業医の研修親睦団体でも、同一〇年から一六年にかけて解剖がはじまり科学的医学の全国的な基盤形成をみている。

各府県では解剖の開始にともない解剖規則、解剖手続の制定を急いでいるが、入手可能な解剖用屍体数は生徒数の増加に見合うほどは増えず、福沢諭吉が論説「医術の進歩」において、「維新の一挙、百般の世事と共に解剖の事も亦起り、刑場の死体は無論、尚其外に囚獄、懲役場《ちょうえきば》、又は貧民養育院等に於て病死したる者は、屍を挙げて医学部に付し、其演習の資に供して、学者実際の益を為《な》すこと洪大なるは、人民の幸福、邦国の栄誉にして、益《ますます》我医学の進歩を見ることならんと我輩の切望したる所なるに、去年春の頃より医学部へ送付の死体大《おおい》に減少して、該部の学士も動《やや》も（すれば）手を空《むなし》ふして無事を苦しむの情あり」と憂いているように、(194)屍体不足は常態化していた。

当時、一般には解剖を晒者《さらしもの》の刑に等しいと考えて忌避する風潮が強く、医師たちは患者や遺族を諭《さと》したり、死亡診断書が書けないと強迫して解剖を承諾させていた。解剖用屍体の恒常的な入手を図るために東京大学医学部では明治一〇年に、また地方の病院・医学校では同一二、一三年ごろから貧民施療患者規則・公費（給費）患者規則・学用患者規則を制定し、医学生徒の実習に身体を供し死後の解剖を承諾させる仕組みを全国的に設けている。当初、解剖は病院・医学校の解剖室のほか、寺の境内、死者の菩提《ぼだい》寺、村の共有墓地、患者宅などでも行われており、所轄の役所からの臨監があった。また引取り手のない刑屍体・病囚屍体の解剖は官公立医学校・病院以外では許されず、私立医学校・病院では死者の生前における承諾がない限り実施は不可とされており、官公立の優位は確固としたものであった。解剖に付された遺体は解剖終了後、縫合されて遺族のもとに返還、または病院・医学校所属の墓地に埋葬されて慰霊祭が営まれ、遺族には祭祀料・建碑料が贈られていた。

(1)『東京医事新誌』一四、明治一一年三月一〇日。同一五、明治一一年三月二五日。
(2)『東京医事新誌』五五、明治一二年四月一二日。『大日本施薬院小史』第四章第二節、社会保障研究所編『日本社会保障前史資料』第一巻所収、至誠堂、一九八一年。
(3)『東京医事新誌』三七、明治一一年一一月二五日。
(4)『東京医事新誌』一〇一、明治一三年二月二八日。
(5)『東京医事新誌』五三三、明治二一年六月一六日。
(6)『東京医事新誌』一三、明治一一年二月二五日。同八二六、明治二七年一月二七日。
(7)『東京医事新誌』二九五、明治一六年一一月二四日。
(8)『東京医事新誌』一〇、明治一〇年一一月三〇日。同二九六、明治一六年一二月一日。
(9)『東京医事新誌』四六五、明治二〇年二月二六日。
(10)菅谷章『日本医療制度史』二四〇―二四四頁、原書房、一九七六年。青柳精一『近代医療のあけぼの』一七一―一七八頁、思文閣出版、二〇一一年。
(11)『東京医事新誌』一九九、明治一五年一月二一日。

(12) 『東京医事新誌』二三九、明治一五年一〇月二八日。
(13) 『東京医事新誌』二五五、明治一六年二月一七日。
(14) 『東京医事新誌』二六二、明治一六年四月七日。
(15) 『東京医事新誌』五一三、明治二一年一月二八日。
(16) 『東京医事新誌』五二七、明治二一年五月五日。
(17) 『東京医事新誌』三五一、明治一七年一二月二〇日。
(18) 『東京医事新誌』三一七、明治一七年四月二六日。
(19) 広島県医師会編『広島県医師会史』一九―二二頁、広島県医師会、一九六六年。
(20) 『東京医事新誌』三七九、明治一八年七月四日。
(21) 『東京医事新誌』四二九、明治一九年六月一九日。
(22) 『東京医事新誌』四二四、明治一九年五月一五日。
(23) 『東京医事新誌』五〇二、明治二〇年一一月一二日。
(24) 文部省内教育史編纂委員会編『明治以降教育制度発達史』第一巻六九五―六九六頁、龍吟社、一九三八年。厚生省医務局編『医制百年史』資料編六〇三頁、ぎょうせい、一九七六年。
(25) 大島蘭三郎「近世日本病院略史(1)~(5)」『中外医事新報』一二二一~一二二四、一二二六、一九三五年。注10菅谷同書一一五―一一六頁。小形利彦「明治期公立医学校の授業科目」『洋学』八、二〇〇〇年。
(26) I・バード、高梨健吉訳『日本奥地紀行』(東洋文庫)一八〇―一八一頁、平凡社、一九七三年。
(27) 『秋田県史』第五巻、一一二一―一一二四、一一四四頁、秋田県、一九六四年。
(28) 『新潟県史』資料編一四、二九一、二九三頁、新潟県、一九八三年。
(29) 新潟大学医学部五十周年記念会編『新潟大学医学部五十年史』六七―六九頁、新潟大学医学部五十周年記念会、一九六二年。
(30) 注29同書八九―九〇頁。高田市史編集委員会『高田市史』第一巻五八八頁、一九五八年。

(31) 注29同書一二七、一四一、一六五―一六七頁。『新潟県史』通史編七、六一六頁、新潟県、一九八八年。
(32) 『医海時報』八八七、明治四四年六月二四日。
(33) 『東京医事新誌』一八五、明治一四年一〇月一五日。
(34) 『東京医事新誌』五三、明治一二年三月二九日。
(35) 『東京医事新誌』二七三、明治一六年六月二三日。
(36) 岩手県医師会史編纂委員会『岩手県医師会史』上巻三三―三五、五八頁、同医師会、一九八〇年。
(37) 独協医科大学とちぎメディカルヒストリー編集委員会編『とちぎメディカルヒストリー』二五六―二六三頁、独協出版会、二〇一三年。
(38) 『東京医事新誌』一四〇、明治一三年一一月二七日。
(39) 『東京医事新誌』一八六、明治一四年一〇月二二日。
(40) 神奈川県立図書館編『神奈川県史料』第五巻三六九―三八一頁、神奈川県立図書館、一九六九年。
(41) 『東京医事新誌』一三一、明治一三年九月二五日。
(42) 『東京医事新誌』一四九、明治一四年二月五日。
(43) 『東京医事新誌』一八六、明治一四年一〇月二二日。注39同書三七二―三七三頁。新村拓『在宅死の時代』五七―五八頁、法政大学出版局、二〇〇一年。
(44) 『横浜毎日新聞』七七四、明治六年七月二日。『横浜毎日新聞復刻版』第一三巻所収、不二出版、一九八九年。
(45) 荒井保男『日本近代医学の黎明』一四〇頁、中央公論新社、二〇一一年。
(46) 『横浜毎日新聞』一五一九、明治八年一二月一八日、注44同書第五巻所収、一九九二年。
(47) 岡山市史編集委員会『岡山市史』学術体育編八六―八七、一一四―一二三頁、一九六四年。岡山県史編纂委員会『岡山県史』第一〇巻近代1、七五五、七六三―七六四頁、岡山県、一九八六年。柴多泰『明治前期高梁医療近代史』四一頁、高梁市医師会、一九八九年。
(48) 田中智子『近代日本高等教育体制の黎明』二二一―二三六頁、思文閣出版、二〇一二年。

(49)『東京医事新誌』二三九、明治一五年一〇月二八日。
(50)『東京医事新誌』二七五、明治一六年七月六日。
(51)『東京医事新誌』四九七、明治二〇年一〇月八日。
(52)『東京医事新誌』二四六、明治一五年一二月一六日。同三〇七、明治一七年二月一六日。同三〇九、明治一七年三月一日。
(53)『東京医事新誌』五〇〇、明治二〇年一〇月二九日。
(54)斎藤利彦『競争と管理の学校史』四八頁、東京大学出版会、一九九五年。
(55)仙台市史編纂委員会『仙台市史』第四巻別篇二、四七八―四七九頁、一九五一年。宮城県史編纂委員会『宮城県史』第六巻一八八―一八九、三八六―三八九頁、宮城県、一九六〇年。
(56)公立刈田病院史編纂委員会『公立刈田病院史』公立刈田病院、一九五七年。
(57)小関恒雄『明治法医学史点描』所収「明治初年神戸居留ベリーよりの死体解剖願」玄同社、二〇〇〇年。
(58)注47柴多同書五六―五七、七二―七三頁。
(59)『東京医事新誌』一三八、明治一三年一一月一三日。
(60)『東京医事新誌』二一九、明治一五年六月一〇日。
(61)『東京医事新誌』二三八、明治一五年一〇月二一日。
(62)『東京医事新誌』三二二、明治一七年五月三一日。
(63)犬塚孝明『森有礼』二八五―二八七頁、吉川弘文館、一九八六年。
(64)『東京医事新誌』四八四、明治二〇年七月九日。
(65)『東京医事新誌』四九三、明治二〇年九月一〇日。その他、ベリーについては布施田哲也「医療宣教師John C. Berryがめざした医学校設立運動について」『日本医史学雑誌』六〇 - 四、二〇一四年を参照。
(66)姫路市史編集委員会『姫路市史』第五巻上四一〇―四一二頁、姫路市、二〇〇〇年。
(67)『東京医事新誌』二六一、明治一六年三月三一日。

(68)『東京医事新誌』二七七、明治一六年七月二一日。
(69)岐阜県史編纂委員会『岐阜県史』通史編近代上一〇五二―一〇五五頁、岐阜県、一九六七年。
(70)『東京医事新誌』二八八、明治一六年一〇月六日。
(71)注48同書二三七頁。
(72)水戸市史編集委員会『水戸市史』中巻三、一一八〇―一一八一頁、一九七六年。石島弘『茨城県医事史』明治前期編九五―九六、一〇四頁、資料五五―五七頁、常陸書房、一九七九年。
(73)『東京医事新誌』四七二、明治二〇年四月二三日。
(74)金沢大学医学部百年史編纂委員会編『金沢大学医学部百年史』一〇―五九頁、金沢大学医学部創立百年記念会、一九七二年。
(75)山嶋哲盛『明治金沢の蘭方医たち』二〇二―二〇五頁、慧文社、二〇〇五年。
(76)『東京医事新誌』二九二、明治一六年一一月三日。
(77)『東京医事新誌』二七〇、明治一六年六月二日。同二七七、明治一六年七月二一日。同二八四、明治一六年九月八日。
(78)注76同。
(79)『東京医事新誌』三六八、明治一八年四月一八日。
(80)『静岡県史』資料編第一七巻一一九六―一一九七頁、静岡県、一九九〇年。
(81)注80同書第一六巻一一九八、一二〇〇―一二〇一頁。
(82)土屋重朗『静岡県の医史と医家伝』三七四―三八三頁、戸田書店、一九七三年。
(83)『東京医事新誌』三二四、明治一七年六月一〇日。
(84)注80同書六九五―六九七頁。
(85)注82同書三八三―三八九頁。
(86)市村光恵『改版・医師ノ権利義務』一三二頁、宝文社、一九二八年。

(87)『青森県史』第六巻三六九―三七〇頁、青森県、一九二六年。
(88)『東京医事新誌』三四二、明治一七年一〇月一八日。
(89)『東京医事新誌』五〇四、明治二〇年一一月二六日。
(90)山崎正董『肥後医育史』三四七頁、鎮西医海時報社、一九二九年。
(91)『東京医事新誌』四二八、明治一九年六月一二日。同五一五、明治二一年二月一一日。
(92)谷口長雄先生伝記編纂会『谷口長雄伝』九四―九五頁、谷口長雄先生伝記編纂会、一九三七年。
(93)注92同書六三頁。
(94)注90同書七二一―七二三頁。
(95)藤田英夫『大阪舎密局の史的展開』思文閣出版、一九九五年。
(96)『東京医事新誌』一三六、明治一三年一〇月三〇日。
(97)『東京医事新誌』一三八、明治一三年一一月一三日。
(98)『東京医事新誌』一四九、明治一四年二月五日。
(99)『東京医事新誌』二三九、明治一五年一〇月二八日。
(100)『東京医事新誌』二四八、明治一五年一二月三〇日。
(101)『東京医事新誌』二〇八、明治一五年三月二五日。
(102)『東京医事新誌』二五七、明治一六年三月三日。同二五八、明治一六年三月一〇日。
(103)大阪市社会部調査課『(昭和四年)社会部報告』一〇九、『日本近代都市社会調査資料集成』第三巻、『大阪市社会部調査報告書』第一八巻所収、近現代資料刊行会、一九九六年。
(104)『東京医事新誌』二五八、明治一六年三月一〇日。
(105)『東京医事新誌』二七一、明治一六年六月九日。
(106)『東京医事新誌』二八八、明治一六年一〇月六日。
(107)『東京医事新誌』二九八、明治一六年一二月一五日。

(108)『東京医事新誌』三〇二、明治一七年一月一二日。
(109)森於菟『解剖刀を執りて』一九頁、養徳社、一九四六年。
(110)『東京医事新誌』二四九、明治一六年一月六日。
(111)『東京医事新誌』二七六、明治一六年七月一四日。
(112)『東京医事新誌』三〇三、明治一七年一月一九日。
(113)『東京医事新誌』三〇九、明治一七年三月一日。
(114)『東京医事新誌』三五〇、明治一七年一二月一三日。
(115)『東京医事新誌』三七八、明治一八年六月二七日。
(116)『東京医事新誌』三八八、明治一八年九月五日。
(117)『東京医事新誌』四四九、明治一九年一一月一三日。
(118)『大坂医報』一〇〇、明治二一年八月一〇日。
(119)『東京医事新誌』七九、明治一二年九月二七日。同一〇一、明治一三年二月二八日。
(120)『東京医事新誌』五六、明治一二年四月一九日。『山形県史』明治初期上、資料編第一巻一〇四—一一三頁、山形県、一九六〇年。後藤嘉一『済生館史』三四—三九、六三頁、山形市立病院済生館、一九六六年。小形利彦『山形県済生館の洋学史的研究』八〇—一一三頁、大風出版、二〇一一年。
(121)山形利吉『まぼろしの医学校——山形済生館医学寮のあゆみ』二五一—二五八頁、高陽堂書店、一九八一年。
(122)注120後藤同書九六、一〇〇—一〇三頁。
(123)『東京医事新誌』四九三、明治二〇年九月一〇日。
(124)注120後藤同書一二一—一二三頁。
(125)『東京医事新誌』一三四、明治一三年一〇月一六日。
(126)『東京医事新誌』二三七、明治一五年一〇月一四日。
(127)『東京医事新誌』四二九、明治一九年六月一九日。

(128) 千葉大学医学部創立八十五周年記念会編集委員会編『千葉大学医学部八十五年史』五四―五五頁、同八十五周年記念会、一九六四年。川上武『現代日本病人史』二二一―二八頁、勁草書房、一九八二年。

(129) 千葉県教育百年史編さん委員会編『千葉県教育百年史』一二一六―一二三二頁、千葉県教育委員会、一九七三年。

(130) 千葉大学医学部百周年記念誌編集委員会編『千葉大学医学部百周年記念誌』六四六頁、千葉大学医学部百周年記念会、一九七八年。

(131) 和歌山県史編さん委員会編『和歌山県史』近現代史料第八巻八〇〇―八一七頁、和歌山県、一九八四年。

(132)『東京医事新誌』二九二、明治一六年一一月三日。同二九五、明治一六年一一月二四日。

(133)『東京医事新誌』三〇三、明治一七年一月一九日。

(134)『東京医事新誌』四〇六、明治一九年一月九日。

(135)『東京医事新誌』四四四、明治一九年一〇月二日。

(136)『東京医事新誌』五二七、明治二一年五月五日。

(137)『東京医事新誌』四七九、明治二〇年六月四日。

(138) 注131同書第八巻八〇〇―八一三頁、和歌山県、一九八四年。和歌山赤十字病院八十年史編さん委員会編『和歌山赤十字病院八十年史』一九―三二頁、同病院、一九八六年。

(139) 中村隆英『戦前期日本経済成長の分析』一四七―一四八頁、岩波書店、一九七一年。中村隆英『日本経済その成長と構造』一〇〇頁、東京大学出版会、一九九三年。

(140) 猪飼周平『病院の世紀の理論』一六四頁、有斐閣、二〇一〇年。

(141)『東京医事新誌』八二八、明治二七年二月一〇日。

(142) 海原亮「医療環境の近代化過程」『歴史評論』七二六、二〇一〇年。

(143)『東京医事新誌』四三六、明治一九年八月七日。

(144)『東京医事新誌』二九五、明治一六年一一月二四日。

(145) 福井県医師会編『福井県医学史』一二九―一三〇、二四四、二八五―二八六頁、福井県医師会、一九六八年。
(146) 『東京医事新誌』四二一、明治一九年五月一日。
(147) 『東京医事新誌』四八〇、明治二〇年六月一一日。
(148) 『東京医事新誌』三四四、明治一七年一一月一日。
(149) 注86同書一五六頁。
(150) 『東京医事新誌』四〇三、明治一八年一二月一九日。同四一五、明治一九年三月二〇日。同四三二、明治一九年七月一〇日。
(151) 『東京医事新誌』四九七、明治二〇年一〇月八日。
(152) 『東京医事新誌』五一二、明治二一年一月二一日。
(153) 小風秀雄「大隈財政末期における財政論議の展開」、原朗編『中村隆英先生還暦記念　近代日本の経済と政治』所収、山川出版社、一九八六年。
(154) 北畠良美『公立岩瀬病院史』一六―二四、四二―四五頁、公立岩瀬病院組合、一九六二年。『福島県史』二一、二九四―二九八頁、福島県、一九六七年。
(155) 京都府立医科大学創立八十周年記念事業委員会編『京都府立医科大学八十年史』一五―二二頁、京都府立医科大学創立八十周年記念事業委員会、一九五五年。森谷尅久『京医師の歴史』一四五頁、講談社、一九七八年。
(156) 京都府立総合資料館編『京都府百年の資料』第五巻八一―八二頁、京都府、一九七二年。ヨンケル、奥沢康正訳『外国人のみたお伽ばなし』思文閣出版、一九九三年。
(157) 注155『京都府立医科大学八十年史』三三―三九頁。
(158) 京都府立医科大学百年史編集委員会『京都府立医科大学百年史』三三頁、一九七四年。
(159) 横田穣「明治初年京都に於ける解剖」『医譚』復刊一〇、一九五六年。
(160) 注155『京都府立医科大学八十年史』一一五―一二二頁。
(161) 「京都府立療病院第一次年報」、注158横田同論。

(162) 注155『京都府立医科大学八十年史』一四三―一四四頁。
(163) 注155『京都府立医科大学八十年史』一八〇―一八一頁。
(164) 注156『京都府百年の資料』第五巻三〇一頁。
(165) 『東京医事新誌』二八九、明治一六年一〇月一三日によれば、ショイベは明治一五年四月に帰国。ショイベより寄贈されたドイツ大学校現行入院患者看護法等が病院にとって要用と認めた病院長の半井澄は、これを至急翻訳し各病院に送付したとある。
(166) 注155『京都府立医科大学八十年史』二〇八頁。
(167) 『東京医事新誌』二七六、明治一六年七月一四日。
(168) 『東京医事新誌』二八二、明治一六年八月二五日。
(169) 『東京医事新誌』三一二、明治一七年三月二二日。
(170) 注156『京都府百年の資料』第五巻三〇五、三〇七頁。
(171) 『東京医事新誌』三〇九、明治一七年三月一日。
(172) 注155『京都府立医科大学八十年史』二二九―二三〇頁。
(173) 注155『京都府立医科大学八十年史』二四九頁。
(174) 『東京医事新誌』八二八、明治二七年二月一〇日。
(175) 『東京医事新誌』八四二、明治二七年五月一九日。
(176) 注155『京都府立医科大学八十年史』二六六頁。
(177) 加藤伸勝『地域精神医療の曙』六七―七五頁、金芳堂、一九九六年。
(178) 『東京医事新誌』二三九、明治一五年一〇月二八日。
(179) 『東京医事新誌』二六四、明治一六年四月二一日。
(180) 『東京医事新誌』一三八、明治一三年一一月一三日。
(181) 『東京医事新誌』一八五、明治一四年一〇月一五日。

(182) 注48田中同書一二四頁。
(183)『東京医事新誌』四八九、明治二〇年七月三〇日。
(184)『東京医事新誌』四九三、明治二〇年九月一〇日。徳川早知子「日本訪問看護制度前史の研究・その一」『仏教大学大学院紀要』二六、一九九八年。
(185)『救療事業調査書』二七五―二七八、二八一―二八六頁、恩賜財団済生会、一九一二年。八木聖弥『近代京都の施薬院』思文閣出版、二〇一三年。
(186) 注185八木同書一九二―一九八頁。
(187) 注185『救護事業調査書』三四―四二頁。
(188) 平尾道雄『土佐医学史考』高知市民図書館、一九七七年。
(189)『東京医事新誌』一二四、明治一三年七月一五日。
(190)『東京医事新誌』一二六、明治一三年八月二一日。
(191)『東京医事新誌』四〇三、明治一八年一二月一九日。
(192)『東京医事新誌』四七一、明治二〇年四月九日。
(193) 長与専斎『松香私志』、『松本順自伝・長与専斎自伝』(東洋文庫)一五九頁、平凡社、一九八〇年。
(194) 慶應義塾編『福沢諭吉全集』第二〇巻所収、岩波書店、一九七一年。

## 付論　屍体の所有権

死はすべての所有関係を消滅させるものであるから、屍体自身についても死者からその所有権を奪うことになる。通常、屍体（遺体）は遺言執行者・遺族が占有保管し埋葬することになっているが、最近は臓器移植に関連して、死者が生前に自己の身体の提供を承諾していた場合、その者の生前の意思（自己決定権）が死後にまで及ぶと考え、屍体を人格権の対象と解する立場が強くなっている。(1)

その屍体の所有権という問題に関して台北帝国大学教授の森於菟《おと》は『解剖刀を執りて』において、次のように述べている。すなわち、「明治の末頃から大正の初にかけて屍体処分の問題がやかましく、遺族の承諾を必要とする事を主張して官公立病院の施療患者や行路《こうろ》病者の屍体の処分にも種々の面《めん》倒《どう》の起つた時代に、法曹界の権威江木翼《たすく》博士の説は大に頑迷《がんめい》者流の蒙を啓いてくれたものであつた。それを法律新聞第一九〇九号（大正十年十一月三日）から摘要転載する……屍体の処分は屍体自身の性質上、行政法規に属し、私法の干与する所ではない。屍体を個人の財産と考へるのは根本的に誤つていて、生きたる人間でも、其肉体はその人の所有ではない。哲学上にも所有権の起源は一に人と物とを区別するにあるが、人に意思あり物に意志なく、意志なき物は意志ある人の絶対的支配の下にあるべきが当然であるが、人間自身は財産に非《あらざ》るのみならず、人間を人間として之を財産と区別して法律上の人格となし、此人格を毀損《きそん》すると人権の蹂躙《じゅうりん》とする、故に人間は自己と他人とを問はず人間を所有し得ず。人間を財産視するのは人権の蹂躙である。

かくの如く生きた人間も、自らその肉体を所有する能《あた》はざる以上、死後もその屍体を其人は勿論、何人も私有財産として所有し得べきでない。何となれば、人間は死亡と同時に人間たる資格を喪失し、其生存中に所有せる一切の財産権の消滅するは勿論、死後に財産を所有するの能力を消失し、唯一つの物体としての屍体を遺す。屍体は屍体を所有し得べきでないから、屍体を毀損《きそん》し又は遺棄しても、人権問題は起る理由はなく、財産権侵害の問題は起らぬ。法律が之を罰するは社会の善良なる風俗に反する為に外ならない」といい、また「屍体は髑髏《どくろ》又は木乃伊《ミイラ》と異なり、唯一定期間のみ屍体として存在するもので、間もなく腐敗すべき物体であるから、財産として価値を認め得ざる物体である。社会的衛生上の見地よりするも、迅速に処分する必要ある行政処分の物体と見る外はない……人が死して霊魂の遠く去つた後に残された行政処分の物体に過ぎぬ屍体は、人類の病気を根絶する為に絶対必要の研究資料」であるとし、屍体には財産としての価値も所有権も存在せず、行政処分の対象物であって、医学研究のために用いることがもっともふさわしい処分の方法であると(2)。

これに対して法医学者の市村光恵《みつえ》は「人は自己の身体に対して所有権を有するか」という問に対して、「一般の説明は、人は自己の身体に対して所有権を有せすと云ふに傾くか如し。其理由とする所は『人は権利の主体にして、権利の目的物にあらす。吾人《われら》の身体は、自我人格の構成要素として、権利の主体たり。決して権利の目的、即ち所有権の目的物となるにあらす』と云ふに在り」。一方、「屍体は物と変化し、従て所有権の目的物となることを得るは一般学者の認むる所なり……死者の屍体は、其の瞬間に於ては、一個の無主物となりたるものと看ること、最も論理に適するものなりと云はさるへからす。然れとも無主物は所有の意思を以て、之を先占(最先の占有)するに依りて、其所有権を取得するものなるか故に、家族又は相続人は無主の屍体を占有することに因《よっ》て、其所有権を取得するもの」であるが、「若《も》し医師か或患者と約束し、死後解剖をなすことを条件として施療を為し、其他金銭又は物品を与へたる後」に死亡した際、遺族が反対して解剖を不能にさせた場合においては、遺族は故意に医師の権利を侵害し損害を与えたのであるから、民法第七〇九条の定める不法行為の原則によって、医師の受けた損害を賠償しなければならないと論じている。(3) すなわち、物と化した屍体を遺族が占有することによって所有権が遺族に発生することになるが、死者の生前における意思を遺族が否定し第三者に損害を与えた場合、遺族に賠償の責務が生じるとし、屍体を人格権の対象と認めるような発言をしている。

(1) 新村拓『死と病と看護の社会史』二五一―二六一頁、法政大学出版局、一九八九年。
(2) 森於菟『解剖刀を執りて』七五―七七頁、養徳社、一九四六年。
(3) 市村光恵『改版・医師ノ権利義務』一三七、一五三―一五四頁、宝文館復刻、一九三八年（初版一九〇六年）。

# 第三章　医学校と病院の再編

## 一　解剖用屍体の不足と経費減額に悩む医学校の統廃合

明治一六（一八八三）年一一月、鳥取県立病院の開院式において県令代理は、「邦国は人民の元気に由《よっ》て成り、元気は衛生の普及に由て起る。然《しか》らは即ち衛生は元気の父母にして、之を成育するは所謂《いわゆる》健康の改良を希図《きと》するに在り」と述べているが、(1) これは明治初めより一〇年代にかけて各地に生まれた県立・公立病院における開院演説にほぼ共通してみられる常套句である。国は人民の元気、健康によって成り立っているとするならば、国に医療機関の開設、医療者の養成の義務が生じることになるが、(2) 医療の社会化に向けた国の取組みは弱かった。文部省は小学児童に養生・衛生にかかわる教育実践と身体の規律化を促し、(3) 内務省は巡査・医師・衛生組合員らを動員して地域の清潔・消毒を監視させることに力を注ぎ、医療機関の設置については県および市町村に、明治二〇年代以降は民間任せにしていた。一方、個人主義的で自由競争を望む開業医たちは、国による社会化への動きを強く牽制していた。

一般向けの衛生普及活動は明治一六年五月、健康の保持増進と衛生知識の普及を目的として組織された大日本私立衛生会がおもに担い、衛生会では「身体衛生に関する一般を婦女子にも解し易《や》すからしめんが為め、絵を以て之を示されたれは自然、衛生の道に従て大《おおい》に益あるべし」(4)と考えて「衛生寿護録（双六）」の発売を企図し、また内務省東京衛生試験所内に設けられた衛生参考室では、「衛生上に適切なる利害を何人にも見易《みやす》からしむるかため、人生日常欠くへからさる衣食住に関する内外各種の物件数百種及伝染病の原因たる数種の黴菌《ばいきん》等を蒐集して実物を示し、実物を示すこと能《あた》はさるものは模型・標本・図書・比較表等を以てし、之を類別して数室に陳列」(5)、同じく大阪博物館内に設けられた衛生参考室でも、人体成分標本・人体解剖図・飲食物成分標本・保健食料の献立成分比較・衛生上不合理の食物献立・顕微鏡的病菌図・消毒薬諸種などを陳列して衛生意識の向上を図る活動を推し進めている。(6)

　大日本私立衛生会和歌山支会では連月のごとく、「通俗衛生講談会を開き、専《もっぱ》ら衛生普及に尽力する所なるか、今度新《あらた》に幻燈を購入し、更に画工を雇ひ会員の考案に出つる衛生上の映画数十葉写さしめ、毎会新に珍景奇態を聴衆の一覧に供するを以て近来大に喝采《かっさい》を博し」(7)、また神戸の開業医は「通俗衛生会を起し、毎月二回寺院或は劇場内等に於て演説し、或は幻燈を使用し人身の解剖を示して各自の摂生法等を説明し、大に衛生の拡張を計」るなど、(8)「衛生」を合言葉とする諸活動が明治一〇年

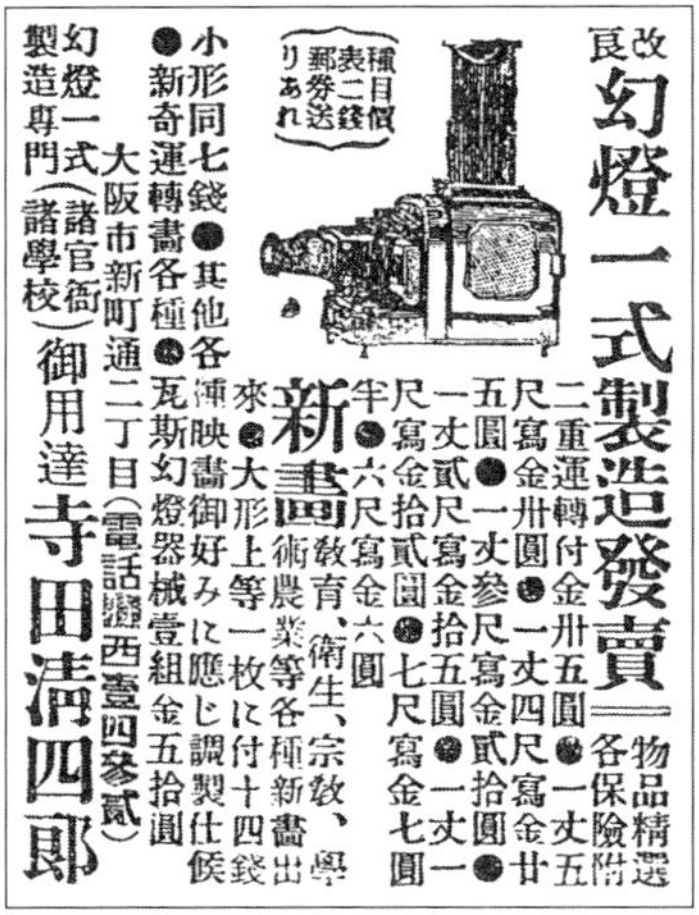

幻燈の広告
(『滑稽新聞』明治 35 年 12 月 5 日, 復刻版, ゆまに書房より)

代から二〇年代にかけて全国的に展開されている。

それら啓発活動の成果であろうか、大日本通俗衛生会が設けた「体格測定所」では創設以来、続々と測定依頼が絶えない状況にあった。測定を受けた者の中には肺活量が四二〇〇立方センチメートル、握力が一六貫二〇匁という体操所（明治一九年に東京師範学校体育専修科に改編された体操伝習所のことか）の生徒もいた(9)。さらに「健康診察」も行われている。これまで「健康体の診察」というものは「陸海軍兵学校と徴兵検査、生命保険の入会より外なかりしが、先頃、三田慶応義塾にて木梨精太郎氏を聘《め》し、健康体の診察を需《もと》めしより次第に流行し、今度は商法講習所にても同氏を聘して去る十六日より其診察を初められ(10)」、播州の開業医窪田昌も「人体上健康診察の必要なるを感し、今般大阪府下東区船越町二丁目四十六番地へ健体診察所を設立し、健体の体重・体長・呼吸・脈拍・活量・筋力等を始め、該診察に係る一切のことを細密に診察」、また千葉県の医師角田佳一も思い立って上京し「健体診察所」の開設を企図していると、『東京医事新誌』は報告している(11)。

衛生立国を掲げて、のちに内務省衛生局に転出することになる後藤新平が福島県公立須賀川医学校兼病院を辞し、愛知県病院の三等当直医として赴任したのが明治九年のことである。すでにそこにはオーストリア公使館付医員であった外科医ローレッツ（Albrecht von

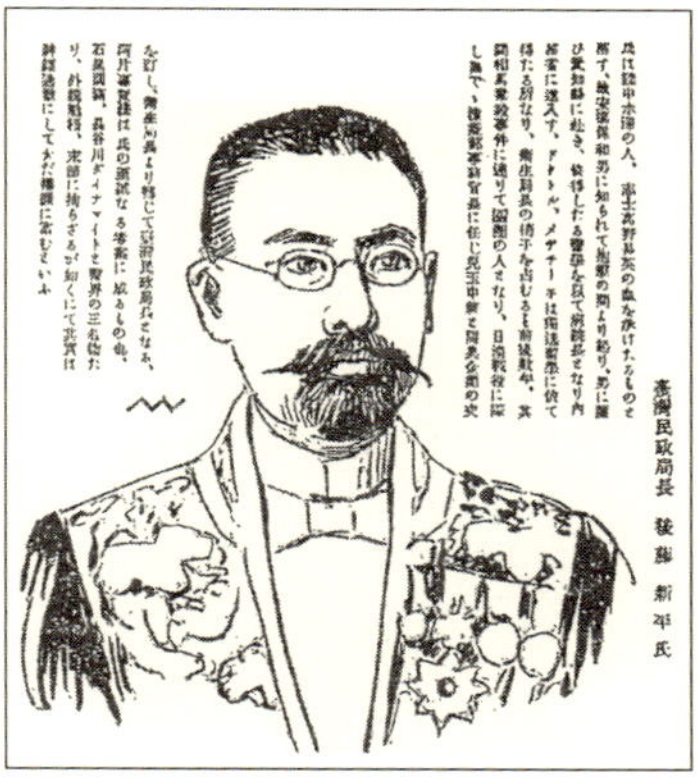

後藤新平
（『二六新報』明治 33 年 6 月 4 日，復刻版，不二出版より）

Roretz）が勤務していたが、ローレツは同一一年一〇月、コレラ対策として「健康警察医官を設く可きの建言」を後藤に代筆編述させ、愛知県令の安場保和に宛てて提出[12]。その建言によれば、「人能《よ》く天命を衛護し、内外痾毒《あどく》をして此生を傷害し得ざらしむる」ための衛生を確立させるには、欧州の医学に通暁《つうぎょう》した専任の健康警察医官を配置して予防衛生に努めさせることが大事であって、いくら病院を設け病人の治療にあたらせたところで、そんなことは枝葉の瑣事《さじ》にすぎないという[13]。

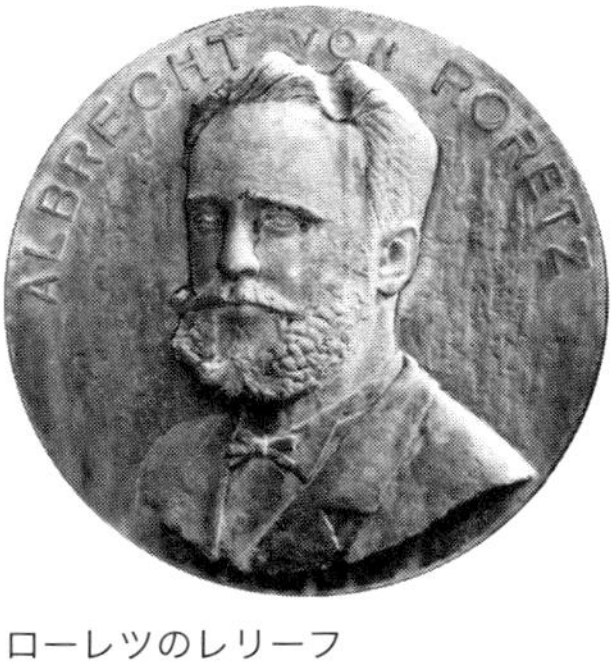

ローレツのレリーフ
（山形市霞城公園内）

その健康警察医官を養成するには医学校が必要となるが、明治一三年四月ローレツが任期満了により石川県病院金沢医学校に転任した後、愛知県病院兼医学校長心得[14]（同一一年四月公立医学所は公立医学校と改称し、病院付属より脱して並立となる）となった後藤新平は翌一四年、愛知・三重・岐阜の三県の医学校を連合させる生徒数五〇〇名規模の連合公立医学校構想を打ち出す。これは三県において試み、いずれは全国規模にまで拡大させる意図を持つものであった[15]。三県の県令に呈するための建議案によれば、現在、各地で競い合って病院あるいは医学校を設けているが、十分に機能しているとはいえない情況である。それは第一に解剖用の屍体が乏しく、第二に資金が寡少により良師が得られず、第三に必要な器機や書籍などを具備することができないでいるためである。近年、刑法の改正によって屍体の入手がますます難しくなっており、医学校の運営に充てられる地方税の資金も削減されている。そのような状況を打開するには数県分の医学校経費を集め、その数県の中から便宜の地に連合公立医学校を設置し、設置場所の公立病院を医学校付属病院にすれば、良師と良き器機に恵まれて解剖実習を行うことができるようになり、また無籍処刑人の屍体を得る便宜も図れるというのである。[16]

後藤の構想は内務省衛生局長の長与《ながよ》専斎《せんさい》の支持を得るも、県令間の足並みがそろわず潰《つい》えてしまうが、その後、ローレツは山形県令の三島通庸《みちつね》の招きに応じて明治一三年九月、石川県病院金沢医学校から山形済生館医学寮の教頭として赴任し公衆衛生の面で業績を残すことになる。しかし当時、山形県会では病院および教育費予算の大幅な減額を求めて三島県令との間で対立を深めていた。その打開策として三島は宮城・福島・岩手・青森・山形・秋田の六県による奥羽六県連合医学校構想を同一四年一一月、奥羽六県連合衛生会議に提案し賛成を得ている。趣旨は後藤の連合公立医学校構想と同じである。三島の提案は県会の受け入れるところとならず、また三島自身も福島県令に転出してしまい、構想は実を結ばなかった。[17] 同一五年には、神奈川・山梨・埼玉・栃木・群馬・長野による生徒六〇〇名規模の連合県立医学校構想が県会で議論されているが、これも各県の足並みがそろわず構想は消滅している。[18]

明治一八年、『東京医事新誌』編輯長で「癩《らい》病治療に熱心」な医師[19]であった岩井禎三が『東京医事新誌』の「新年書（所）感」において、府県医学校の経費が地方税（同一一年制定の地方税規則第一条には、地方税は地租・営業税・雑種税を戸数割にしたがって徴収するとし、第三条に地方税を以て支弁すべき費目を掲げ、警察費・府県立学校費・小学校補助費・病院及び救育所ほかを指定している）によって支弁されていることを憂うと述べていることも、後藤の連合公立医学校構想の意図を下敷きとしたものである。岩井の論によれば、現在、地方税予算議定権を持つ府県会による医学校経費の減額請求が常態化しており、そのため「今年、甲種医学校も来年は乙種に変することあるへく、又地方の情況によりては廃校の論に決することもあらん。府知事・県令に不認可の権ありと雖《いえど》も、又民心に相背馳《はいち》するの恐れ無からんや」といい、地方税に依存している限り府知事・県令が医学校の存続を訴えても、廃校の恐れはなくならない。医学校では経費不足のため解剖用屍体の入手と器機・図書などの完備が容易でなく、また中等卒業者の数は多いのに、卒業者の中に医学を志す者が少なく、そのうえ卒業者に「偏学の者」が多くて、医学に必要な八科目のすべてに通じている者は少ない。そのため医学校では入学定員を充足できずにいる。これらを打開するには、府県が連合し医学校の数を全国で五校から七校にまとめれば、費用も少なく医学の基礎を確立させることができ、また解剖用屍体、器機・図書、明哲な教師、高学力の生徒、そのいずれもそろえることが可能になると訴えている(20)。

自由民権運動が高揚するなか、伊藤博文と大隈重信の政治路線の違いから大隈の参議罷免《ひめん》に至った明治一四年の政変の結果、大隈に代わって大蔵卿に就いた松方正義がとった不換紙幣の整理、日本銀行設立による兌《だ》換《かん》制度の確立、緊縮財政、軍備拡張のための酒税増徴、所得税新設、公債発行といった一連の政策と(21)、同一五年にフランスの絹織物産地リヨンの株式取引所での暴落からはじまった世界的な恐慌は(22)、農産物および生糸価格を下落させて繭《まゆ》農家・自作農民の小作農化を招くことになった(23)。地方町村財政では経費の節減、なかでも教育費および衛生・病院費を重点とする切り詰め策が府県会において常に議題とされていた。教育の重要性と財政負担との兼ね合いの問題として、その後も長く議論されることになるが(24)、同一七年の深刻なデフレーションを踏まえた岩井禎三の発言は、その打開をめざすものであった。

岩井は翌一九年にも『東京医事新誌』に「連合医学校の必要を論す」を発表している。それによると、昨年、自分が訴えたことが世人の注目を浴びたので、前説を敷衍《ふえん》して再び論ずるものであると前置きして、「抑《さて》明治十五年医学校通則の頒布《はんぷ》ありてより以来、府県争ふて医学校を設置し、今や殆《ほと》んと医学校なきの府県なからん」状態となっているが、外面の隆盛に反して内面は貧弱なものである。和歌山県では県会において二回も廃校の論を議決し、新潟県では再議に付してようやくその命脈を保ち、青森・長野・秋田の三県では廃校に決し、岩手県は本年三月かぎりで廃校と聞く。そのほかの県会においても減額、廃校の論争が常態化している。その原因がどこにあるのかといえば、各府県では「十分の資金に乏きも、強《しい》て甲種の資格に充《みたさ》んとし、従来、人民に直接の利益ある病院の規模を短縮して、医学校を拡張するの傾きを為《な》し、人民亦利益を眼前に受るの少きにより、其（医学校の）必要を感」じていないところにある。そこで各府県医学校を集約して連合医学校を設立すれば、前年の論で述べた利点のほかに、連合によって浮いた経費の幾分かをもって病院を設立し、人民の疾苦を直接に救うことができ、また優秀であるが学資に乏しい生徒の給費に充てることもできるとしている。(25)

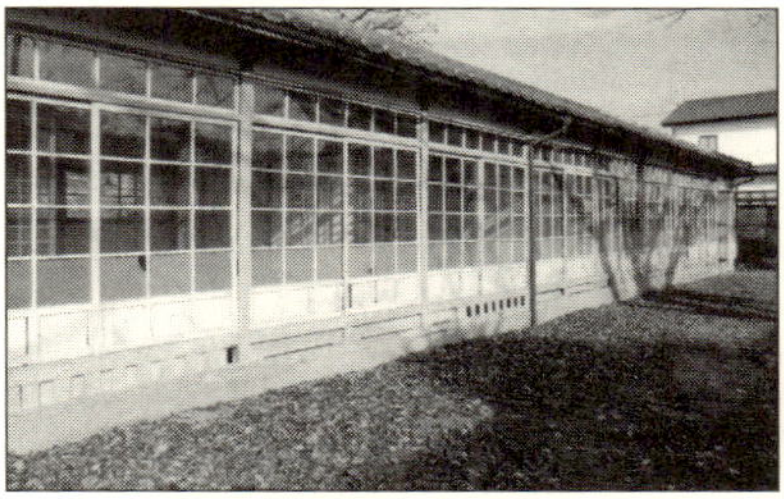
富岡製糸場診療所・病室
（群馬県富岡市）

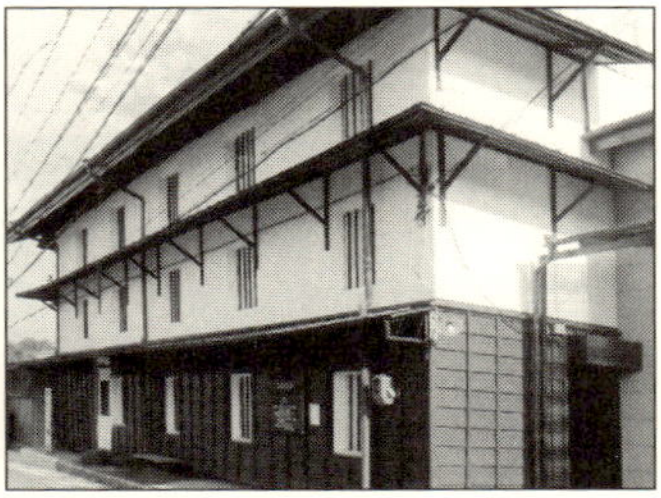
白壁土蔵造りの繭倉庫
（長野県岡谷市）

この岩井の論につづいて、東京神田に住む服部亀一郎は「府県立医学校廃止の風説を聞て感あり」と題する論説を『東京医事新誌』に発表。[26] それによれば、政府は府県立医学校を廃して六大医学校を組織するとか、四大医学校を起こしてこれを大学の分校にするといった風説が流布しているが、その風説に関して所見を述べるならば、政府が明治一五年に「甲種・乙種医学校の制を布《し》くや、各県相競ふて学士を増聘《ぞうへい》し、其規則を整頓し、甲種医学校を設立するに至れり。然るに近時、各地方一般の不景気を来《きた》し、府県会は民力の萎靡《いび》を察し、其費用の減省《げんせい》すへき者は之を減省して措《お》かす。医学校の如きは年一年に其経費を減額せられ、甚きに至ては廃止せらるる者あり」。そのため必要な諸器機、解剖用屍体も入手できず、「病床上の実験」も不十分で生徒の不満も多い。不十分な経費をさらに削減する有様がつづけば、医学は衰退の道をたどることになる。もしも前述の風説が真実であるとすれば、医学校は規模が拡大し、学科は高尚となり、また諸器機は完備し、学術上および病床上の実地経験も充足することになるが、その一方で、各府県の医学校を閉鎖して少数の高尚な医学校を開設することになれば、「学士の速成を遮断《しゃだん》」することにもつながり、医師不足から不測の禍害《かがい》を醸成することにもなりかねないとの反論もある。だが、その反論は誤りである。需要供給の経済上の原理からいって速成に対する需要が世間にあれば、私立医学校を起こし医師の供給を図ろうとする者が出ることは明らかで、現に府下の某私立医学校では陸続として入学する者が多く、開業試験を志願する者の大多数は同私立医学校の生徒である。したがって、医師不足の件は杞憂《きゆう》に過ぎず、四大医学校の設立を支持するものであると述べる。[27]

岩井禎三の論説にあった明治一五年五月の医学校通則とは医学校を甲乙の二種に分けるもので、甲種は修業年限四年以上、授業日数は年三二週以上、授業時間は一週二四時間、入学年齢は一八歳以上、初等中学科卒業以上の学力を有する者、または和漢文・算術・代数・幾何・物理学・化学・動物学・植物学の八科目について初等中学科以上の学力を有する者、教員のうち少なくとも三名は東京大学卒業の医学士であることを要件とするものである。それに対し乙種は簡易の医学科目を教授して医師の速成を図るもので、修業年限は三年、授業日数・時間・入学年齢は甲種のそれに準じ、入学する生徒は和漢文・算術・物理学の三科目について概《おおむ》ね初等中学校の学力を有することとされ、教員のうち少なくとも一名は東京大学卒業の医学士であることを要件とする。これは同一五年二月太政官布達を受けて文部省が制定したもので、同布達によれば、三名以上の医学士および生徒の員数に相当する助教が置かれ、四年以上の学期と教則・試験法を完備し、生徒の実地演習が可能な病院を有し、器機・標本を具備し、内務省の特許を得ている医学校であれば、その卒業生には医術開業免状を無試験で付与するとある。

表2　医学校の推移

| 年次 | 総数 | 大学 | | | 医専 | | |
|---|---|---|---|---|---|---|---|
| | | 官立 | 公立 | 私立 | 官立 | 公立 | 私立 |
| 明治 10 | 19 | 1 | – | – | – | 11 | 7 |
| 14 | 41 | 1 | – | – | – | 28 | 12 |
| 18 | 32 | 1 | – | – | – | 29 | 2 |
| 22 | 13 | 1 | – | – | 5 | 3 | 4 |
| 26 | 13 | 1 | – | – | 5 | 3 | 4 |
| 30 | 22 | 1 | – | – | 5 | 3 | 13 |
| 34 | 21 | 1 | – | – | 5 | 3 | 11 |
| 38 | 12 | 2 | – | – | 5 | 3 | 2 |
| 42 | 12 | 2 | – | – | 5 | 3 | 2 |
| 大正 2 | 16 | 3 | – | – | 6 | 3 | 4 |
| 6 | 16 | 4 | 1 | – | 5 | 2 | 4 |
| 10 | 21 | 4 | 3 | 2 | 5 | 3 | 4 |
| 14 | 19 | 10 | 4 | 2 | – | – | 3 |
| 昭和 4 | 27 | 11 | 3 | 3 | – | – | 10 |
| 8 | 26 | 13 | 1 | 3 | – | – | 9 |
| 12 | 26 | 13 | 1 | 3 | – | – | 9 |
| 16 | 26 | 13 | 1 | 3 | – | – | 9 |

（『医制百年史』資料編より作成）

甲種医学校に認定されると入学志願者は増え、付属病院には重症患者が集まり、「医学校生徒、実地演習には誠に適当」となるが、[28] 認定されなければ入学志願者は減り、付属病院の患者も大幅な減少をみることになる。[29] そのため公立医学校では甲種をめざし、岡山・千葉・愛知・京都・大阪・長崎・神戸・和歌山・広島・三重・金沢では甲種の認定を受けている。高額な報酬を支払わなければならない医学士の雇用は容易なことではなく、また医術開業試験の受験資格のみの付与となる乙種にもなれない私立医学校では廃校を選ぶところが増え、その結果、医学教育は官公立に集中していくことになった。[30] ちなみに、同一二年の医学校数は官立二（大学一、医学校一）、公立二一、私立二五、それが同一七年には官立一、公立三〇、私立二となり、医術開業試験を受けるための予備校的存在であった私立医学校は激減。[31] そんな中にあって同二〇年一月東京湯島に医学専修刀圭《とうけい》学舎が有志によって開設されている。「各地方に於て医学校の閉校するもの続々あるのみならず、府下に於ても私立医学校の甚た乏しきを以て」の故であった。[32] 医学校の総数については同一二年の四八校をピークに下降し、同二一年から二七年までは一二、三で、二八年から三四年までは二〇から二三の横ばい状態がつづき、それ以降一二、三校で推移している。なお、内務省「衛生局第四次年報」（明治一一年七月～一二月六日）第五項「病院及医学生徒」に掲載されている明治一一年度「公立病院及医学所生徒員数」の一覧によれば、本科生は二八六八名、予科生一一一一

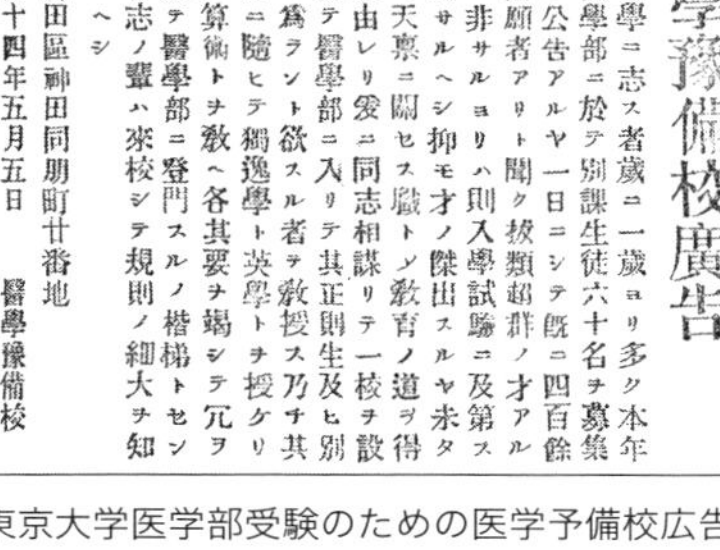

東京大学医学部受験のための医学予備校広告
（『東京医事新誌』明治14年6月11日）

名、科目不詳三三四名、合計四三一三名、そのうち本科生の多い府県として千葉五一三名、大阪四〇二名、長崎一八七名、愛知一七三名、石川一六九名、東京一六八名などがあり、少ないのは鹿児島八名、滋賀・大分一〇名、山梨一五名などであった。(33)

地方では「医師の乏しきに苦《くるし》み、病院内に医学教場を設け、或は医学校を開き、速成教育の法を制定」していたが、良師不足から内務省にその斡旋を依頼する県や郡市町も多く、(34)そのため内務省では二、三の医員を選んで要望に応じていた。しかし、地方からの依頼は絶えることなくつづくので、明治九年内務省では東京大学医学部の本科生三〇名を選んで官費生とし、成業の後は地方病院に赴任することを約束させて学資の給付をはじめたが、(35)官費生の派遣や高額報酬への対応だけで医学士の雇用問題はかたづかなかった。同一五年の『東京医事新誌』によれば、東京大学医学部の卒業生を招聘《しょうへい》して院長・薬局長・衛生課長に任じても、「動《やや》もすれば、其意に応ぜずとて一年或は一年半にして其約を解き、更に他の卒業生を聘《へい》して又数年ならざるに解約するなど、殆《ほとん》ど卒業生の交換にのみ従事するが如き弊害」が生じているとあり、定着率の低さも大きな課題となっていた。(36)いずれにせよ、東京大学医学部卒業の医学士の採用を義務づけた医学校通則の制定によって、ドイツ医学の全国的な普及と東京大学医学部による全国支配を決定づけることになった。(37)一方、教育水準の平準化も図られることになったのである。

医術を開業しようとする者は「日本官立大学並《ならび》に欧米諸国の大学校に於て医学証書を得たる者」のほか、現に開業している者(明治七年医制三

表3　東京大学の授業料

| 年次 | 年額（円） |
|---|---|
| 明治 12 | 12 |
| 19 | 25 |
| 25 | 25 |
| 32 | 25 |
| 37 | 35 |
| 40 | 50 |

（週刊朝日編『値段史年表』より）

七条および同一〇年八月内務省達にもとづく従来開業仮免状の医師で一代限りとされる）、医術をもって諸官庁・地方公立病院に奉職従事している者（同一〇年八月内務省達による奉職履歴の医師）などを除き、同一二年二月の医師試験規則にもとづいて地方庁が実施する試験（作問は内務省）に合格しなければならなかった。その受験科目が理学・化学・解剖学・生理学・病理学の六科目および内科学・外科学または専門各科の選択という西洋医学にもとづくものであったところから、漢方医による激しい反対運動が起こっている(38)。同一五年の『東京医事新誌』に掲載された漢方擁護《ようご》の意見によれば、政府の任は「人民の健全を保護」することであるのに、「医の乏しきか故に人民は尽《ことごと》く健康の幸福を享有《きょうゆう》し難き」状態にある。これを救済し医師を増やすには、主に漢方医が対象の従来開業医の子弟であって、現に父兄の助手となり家名を相続すべき者に対し、開業試験を免除して医術開業を許可するのが良策であるとしている(39)（在群馬病院・岩田太郎）。

明治一一年五月より同一三年九月までの間に医術開業試験に合格した者、および東京大学医学部の卒業生で免状を授与された者は一〇九四名、その内訳は内科兼外科九六五名、内科六二名、外科三名、眼科四七名、産科一名、歯科五名、内科兼眼科一名で、年齢構成は二〇歳の七一名から五二歳の一名までであり、そのうち四〇歳以上が三二名。もっとも多い年齢層は二一歳から二六歳までで、中心は二四歳の一三五名であった(40)。

明治一〇年代の『東京医事新誌』の報告から全国の医療状況をうかがうと、明治一〇年における全国の医師数は三万一六六八人、そのうち概算で漢方が七割、洋方が二割、雑方が一割を占め(41)（「文部省第二年報」による同七年の医師数は二万八二六二人、漢方がおよそ八割を占めていた）、「僻遠《へきえん》地方に至ては、尚《な》お仲景（張仲景『傷寒論』）の支流か、葛根湯《かっこんとう》の一剤を以て安《やす》んして終身を衣食するを得、薬店の主人か一家相伝の灸点を施し、広く其名を遠近に識《し》らるるか如き累々として跡を断さる」の状況にあり[42]、高知県では「従来の開業医は多くは草根木皮者流にして、稀に洋法を学ふ者あるも、動《やや》もすれば分量を愆《あやま》り、或は薬剤の配伍を違《たが》へ、為めに患者を治せさるのみならす、非命の死に陥らしむること往々なきにあらさる」状態であった[43]。また滋賀県阪田郡では開業医五三名のうち一〇分の七は漢方医が占め[44]、愛知県では「概して西洋医を信ずるの有様なれど、漢医を信じて草根木皮に貴重なる生命を委《ゆだ》ぬる者亦少しとせず」とある[45]。神奈川県においては横浜区を除いて比較的漢方医が多く、かつて「漢医諸氏の協力に依て設立せし温知病院は現今患者甚だ少」なくなっているが、漢方医界の重鎮である浅田宗伯の出張所だけは患者がすこぶる多いとある[46]。

陸軍軍医総監を務めた小池正直も、大阪医事研究会において次のように述べている。すなわち、今日、売薬（明治一〇年太政官布告の売薬規則第一条に、「売薬とは丸薬・膏薬・煉薬・水薬・散薬・煎薬等家方を以て合剤し、販売するもの」とある）と漢方医の流行をみており、「官吏の旅行には多く売薬を携へ、某卿の袂《たもと》より宝丹《ほうたん》（近世からつづく守田治兵衛薬局の気つけ・胃薬）か転《ころ》かり墜《お》ち、其他貴顕華族の御手入医者は多く漢方家にして、浅田（宗伯）の門前には患者常に市を為《な》」しており、「日本は尚《な》ほ斯《か》くなん浅ましき世界ゆへ、学問の一点は殆と暗黒」の状態にあると[47]。

政府は明治三年の売薬取締規則以来、成薬店や漢方医が調剤していた売薬の「名実功否」を検査し、薬効の疑わしいものの排除に努め、同五年制定の違式詿違《かいい》条例にみるように旧習の一掃《いっそう》を図って、洋薬への切り替えを推し進めようとしていた。また『東京医事新誌』は西洋医学の振興を願って発刊されたという経緯もあって、漢方に対しては厳しい視線を向けていたが、明治一〇年代までの状況は洋方医よりも漢方医のほうが勢力もあって、福沢諭吉ら啓蒙思想家による漢方医・売薬排除の働きかけにもかかわらず、人びとはそれらによくなじんでいたことが地方の地主日記などからもうかがえる(48)。大阪においては「一生懸命に仏神を尊拝し、一心不乱に呪符を信仰……薬屋の主人に治療を乞ひ、按摩・導引に施術を乞ふ者多く……越中富山の反魂丹《はんこんたん》一貼《ちょう》を服し(49)」、札幌では「患者あるも医薬に因《よ》て治するを知らさる者の如く、加持、祈祷、鍼《はり》、按摩、灸点、呪詛《じゅそ》等に依頼し、薬舗《やくほ》の配剤位に貴重なる身命を委《ゆだ》ね、これに足れりとする弊あり。戸数は二千余戸あるも、医師は開業医四名」というのも現実であり(50)、医師が圧倒的に不足している中で、「世の売薬なるものは無稽《むけい》の方剤十の八九」といわれる売薬に頼らざるを得なかったのである(51)。それら無知な民衆を眩惑《げんわく》する怪しげな売薬、非医師による療法の横行は医権の拡張を願う医師にとって目に余るものであり、その取締りが医会での議題となっている(52)。非医師の横行はその後もつづき、同四四年の『医海時報』は「催眠術者のみならず、其他諸種の方法にて、或は精神病専門とか、或は肛門即治とか、胃腸専門とか、兎《と》に角《かく》に一の専門を限り、医師に非《あ》らずして治療行為をなし、其看板を掲ぐる者続出せんとする有様」と報告している(53)。

明治二〇年六月の『東京医事新誌』は、文部省総務局所属の訓盲唖《くんもうあ》院において盲生が鍼治《しんち》を学ぶことの利害得失に関して、医科大学長三宅秀《ひいず》が訓盲唖院主幹宛に提出した回答文を掲載しているが(54)、医科大学助教授片山芳林がまとめた意見書をもとに三宅が作成した回答は次のようなものであった。すなわち、わが国における鍼治の歴史は長いが、その説くところは解剖・生理・病理において牽強付会《けんきょうふかい》の言が多く、信ずるに足るものではない。学理に徴して効用を究明する必要があるが、それは「医学上の難問にして、未た一朝に之を判決する能《あた》はす」。盲人に鍼治を学ばせるべきかという点に関して、私が目撃するところによれば、「鍼治も亦一定の病に在りては、稍《や》や見る可きもの無きにあらすして、而《しか》して毫《すこし》も其害あるに非らさる」ものである。しかし、流派においては巨大な鉄鍼を用いる鉄鍼家（駿河流）もあり、また往々三稜鍼《りょうしん》を用いて放血を行う鍼治家もいる。この二流派はけっして採用してはならない。金または銀製の細鍼を用いる流派であれば、盲生に学ばせても害はないものと考えるとある。「盲人」による療養行為は近世、当道座《とうどう》といわれる治外法権的な職能団体のもとで行われていたが、明治四年の太政官布告によって当道座が解体され、その後、同一八年内務省の鍼術灸術営業差許方の達《たつし》によって、鍼灸術の営業許可とその取締りが各府県に委《ゆだ》ねられ、各府県ではそれぞれ取締規則を定め、免許鑑札を与えて営業を許可するに至っていたが、訓盲唖院宛の回答はそうした時期のものであった(55)。

長与専斎は自伝『松香私志』において、当時の漢方医の有様を次のように語っている。すなわち、「全国三万有余の漢法（方）医は、みな深くその家学を崇信し、西洋の事物といえばおしなべて忌《い》み嫌うこと頑固なる宗教信徒の如し……多少事を解する人にても往々漢洋医の差別を以て儒学における古学・宋学の異同の類と認め、医術試験のことは流派の異同に拘《かか》わりて私情を逞《たくま》しくせるものなりなど、案外の邪推を廻《めぐ》らす者

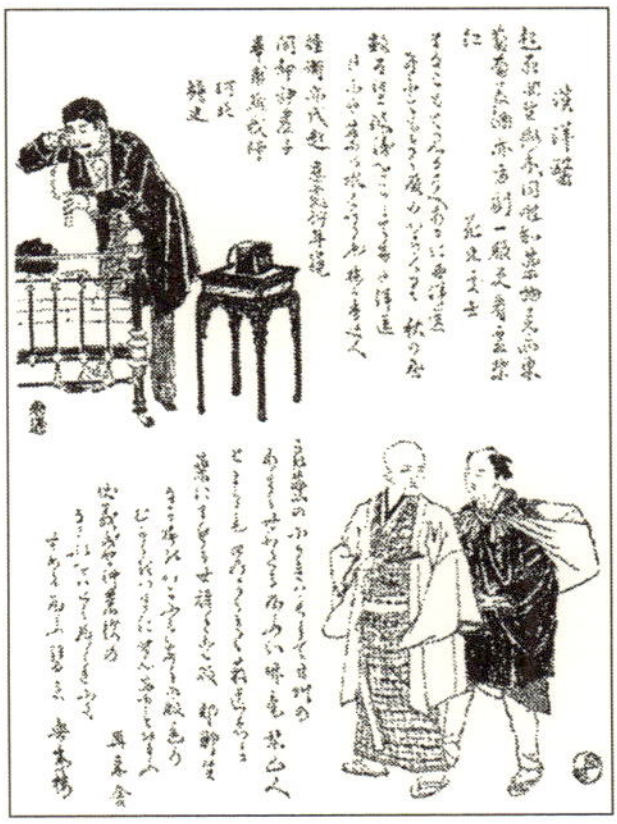
漢方医と洋方医
（『風俗画報』明治 24 年 6 月）

あり」と。[56] 政府およびその関係者による漢方や医療類似行為に対する批判の厳しさは、国が資格を付与している洋方医の地位を固めさせることが目的であり、洋方医に国民の生死および健康の管理、予防・衛生の推進といった社会統制的な役割をしっかりと担わせたいとする政策的な意図から出ていた。一方、洋方医のほうでも期待された役割を担うことによって専門職としての認識が世間に広まり、顧客獲得につながればという思いがあった。

内務省衛生局医務課が管掌していた医術開業試験の実施に関する意見を『東京医事新誌』に掲載の記事から拾うと、およそ次のようなものがある。「開業医に適切なる問題数条を以て之を試験」すべきこと、その理由は「昔日《せきじつ》の医生は僅《わず》かに両三年の学期にして免許を得」ていたのに、今の医生にあっては四、五年を要している。目下、「金融困難、物価騰貴」の折、空しく蛍雪《けいせつ》を消費することは好ましくない。難問を出題するのではなく、実際に適切なる実学的問題をもって試験すべきである。[57] また試験委員の中に私立医学校を経営あるいは教官となっている者が少なからずおり、「門下に私するがごとき卑行をなす弊」が生じているといった批難などがみられる。[58]

試験の実施に関連して、無免許で医業を営む者への対応も大きな課題となっていた。明治一三年神奈川県令の野村靖が内務卿宛に提出した「医師代診者之儀に付伺」には、開業医が別の地に設けた出張所において、開業の手続きを経ていない未熟な代診による診療がみられ、好ましいことではないので不許可にしたいとあり、[59] また同一四年大阪東区においてはおよそ六〇〇余名の無免許医業者がいるとの医師からの訴えで、衛生課と警視署が取調べに当たっており、[60] 山口県では同一一年六月医師代診生の取締法を定めて免状を得ざる者の営業を禁止し、[61] 同一六年京都でも代診を免許医に限定する旨を通達している。(62) 同一八年に結成された洋方医の団体である東京医会は、同二六年に全国組織として生まれ変わって大日本医会（理事長高木兼寛）となっているが、同医会が同年一一月に開催した第一回大会では福井県地方部から「開業医出張所取締法を厳にし、之が規則を設け、管理上の完全を期せんことを政府に建議する事」の議案が出されている。その提案理由の中に、「医師出張所に対する規定は各地方未だ以て取締法の現行著明ならず。故に出張所なるものの中に就ては、一種無免許医と称する者の棲息《せいそく》する所と云ふに近」い状態になっているとある。(63) また同二一年八月の宮崎県開業医取締規則（宮崎県令五二号）は、第二二条に「医術開業免状を有せざる門弟のものへ臨時の代診をなさしむるは妨《さまたげ》なしと雖《いえど》も、治療を専任すべからず」と定めている。(64)

明治から大正期にかけて開業医として過ごした長尾折三は『噫《ああ》医弊《いへい》』において、「都会は群賢の集注する處、而も衆愚の割拠する處、無免許医者の多き都会程甚だしきはなし。警察力は茲《ここ》に及ばず。交通巡査の情を知て而《しか》して怪まず。其平然として診を托する者あるは奇と云ふ可し」と述べている。(65) 同三四年の内務省による医籍調査によって、従来開業医の子弟を中心とした多数の無資格医師が摘発されているが、無免許医業を行う者に対し処罰規定が設けられたのは、明治三九年制定の医師法からであった。法学者市村光恵によれば、「医師の指揮を受け、其代診として患者を診察するのみに止まる者ならは、治療行為にあらさるか故に、仮令《たとい》之を営業として行ふも、医業を行ひたりと云ふことを得す（明治二〇年五月一九日大審院判決）。此理由に依り従来代診の制度か広く行はれたりしか、医師法の制定と共に医師は自から診察せすして治療をなすことを得すと規定せしか故に、爾来《じらい》代診なる者は絶対に其存在の余地を失なへり」と述べている。(66)

代診問題の根は深く、のちに軍医総監になる芳賀栄次郎は「代診及助手問題」と題する明治四四年の論説において、「医術開業試験は明治四七年に廃止」となり、以後は帝国大学もしくは医学専門学校を卒業しなければ医師となれないことになる。これは「医育制の一進歩」であり、いずれ医学専門学校も大学に昇格させて一本化する必要がある。「人命に甲乙なき以上、医師に又二種ある可《べか》らず」。しかしながら医術開業試験の廃止は、開業医にとって大きな打撃となる。それは「代診乃至《ないし》助手の不足」をきたすためで、医学志望者で学校に入学できない者は「皆な代診となり薬局生となり、所謂《いわゆる》、医師の玄関番として、一面学習し、一面自給」している情況にあり、開業医はこれらに「極めて少額の費用にて代診介補調剤の事を弁ずるを得」ているからである。その現状を踏まえて芳賀は、「診察は医師自身これに当り、看護婦を介補として診察治療を補助」させれば代診を減らせるとし、「一層周密の教育を授けたる」看護婦の養成とその採用を提案している(67)。

明治一六年一〇月、開業免状を得ようとする者は試験及第証書または官立・府県立医学校、外国の大学医学部・医学校の卒業証書を地方庁に提出し、それを受けて内務省が医籍に登録し公告するとした仕組みを定めた医師免許規則、および試験を前期（科目は物理学・化学・解剖学・生理学）と後期（科目は外科学・内科学・薬物学・眼科学・産科学および臨床実験）の二期に分け、前期試験合格者（受験資格は一ヶ年半以上の修学者）のみに後期の受験資格（前期の一ヶ年半に加えて、さらに一ヶ年半以上の修学者）を付与するとした医術開業試験規則を制定している。これによって西洋で「科学の知」と認識されていた医学を履修し、一定の学力水準を有すると認められた者を公認の医師、専門職とする体制がはじまることになった。

医療には人体に危害を及ぼす恐れがともなうため、医師の資格を国が厳格に定め、法によって医師の名称独占・業務独占を指示する必要があった。そのことに加え、専門職であれば医療知識・技術獲得に対する不断の努力が求められるところから同年、内務省は開業医組合設置法を公布し(68)、開業医が相互に切磋琢磨《せっさたくま》し医術研究の一層の精進や地方病の原因探索、伝染病の予防、公衆の健康保持と増進に関する職務の精励を指示している。同法の施行を受けて、各府県郡には同二〇年代にかけて、任意加入の開業医組合が生まれ、これまでみられた医師間における批判の応酬、自尊自衒《じげん》的な言動、患者の横取りといったことの抑制に取り組み、倫理規範が作られていくことになった。

　医師免許規則が公布されても、従来開業仮免状を所持する漢方医が未だに圧倒している状況にあった。明治一七年の『東京医事新誌』によれば、医籍編制のため同一七年一月一日現在の開業医名を取り調べるよう内務省から各府県への達《たっし》があり、その結果、東京においても本郷区では奉職履歴が九名、眼科専門免状が四名、大学医学部卒業免状が一三名、受験免状が三七名、従来開業医仮免状が五五名、そして同下谷区では奉職履歴が七名、府県受験免状が九名、従来開業仮免状が六六名であったと報告している(69)。

　明治一九年三月に実施された第一回東京医術開業試験の状況をみると(70)、一日から六日までは浅草本願寺別院において学説試験を、一二日から二六日までは有志共立東京病院において臨床試験が実施されている。前期受験者六一四名の結果は途中退席二六名、退場処分一名、及第者二六二名、落第者三二五名であった。後期受験者二三〇名については途中退席六名、及第者一〇九名、落第者一一五名(71)。同年秋に実施された第二回東京医術開業試験の臨床試験では心臓病、睾丸《こうがん》結核、三期梅毒、肺気腫など二一種の疾患別患者が受験者の診察に供されている。[72] 同二三年に第一高等中学校医学部卒業と同時に開業免状を授与されていた長尾折三も、医術開業試験に代わる卒業試験について、それは「実に人生生活の基礎を築く試金石である。其時の状況は誰人《なんびと》も容易に忘るるものでない……余が内科の卒業試験に実地患者として付与された内、其一人は肺結核の初期であった。而も患者は妙齢の一婦人で職業は娼妓」であったと印象深く回想している。[73]

東京で実施される医術開業試験においては、臨床試験（実地試験）用の患者を有志共立東京病院（慈恵会医院）や医科大学付属医院などからの「借入供用」によって賄《まかな》っていたが、それだけでは「到底完全に試験の目的を達する」ことができなかったため、明治三〇年八月麹《こうじ》町区永楽町に医術開業試験場付属永楽病院を設立し、内務省所管の官立施療専門病院に指定している（同三六年文部省所管に変更）。同病院は「試験に供用する患者を収容するを主要とし、平常は医術の研究を専《もっぱ》らにするを以て、一般患者は鰥寡《かんか》孤独にして医療の資に乏しき者を救済する意」より生まれたものであった[74]（同三六年から患者は「貴賤貧富を論せす、主として病症の如何に依り入院の許否を決」することになっている）。主幹は衛生局長の後藤新平、内科・外科医長にはそれぞれ軍医（嘱託）が当てられ、陸軍省の要求により「患者の内、医術上参考となるものあるときは臨床講義又は手術補助として軍医若干名来院すること」の協定が結ばれている。[75] 同三三年の永楽病院の現況をみると、院長には山根文策が就き、内科・外科医長にはそれぞれ軍医（嘱託）が任用され、患者総数一万四一二〇名、入院四〇三名、外来一万三七一五名、入院死亡者内科八〇名、外科一八名、解剖に付された者一七名となっている。[76] 入院患者心得によれば、「入院施療期限は四週間以内」で「入院患者の食餌《しょくじ》・薬剤・治療等総て無料、付添看病人の食餌は自弁」、外来患者の受付は午前八時より午後二時までで「施療期限は三十日以内」、「診察・薬剤・手術・繃帯《ほうたい》・診断書・処方書等総て無料、薬瓶《びん》に限り患者の自弁」とある。同四二年六月以降、入院は官費患者四〇名、食費自弁患者二〇名とし、自弁患者は食費一〇日分を前納のこと（朝昼夕各一食金八銭、牛乳一合金三銭五厘、鶏卵一個金二銭九厘）となっている(77)。なお、同四三年四月の『医海時報』は医師法の定めにしたがい同四七年に廃止となる医術開業試験に関して、それまでの間、私立医学校に学んで医術開業試験を受験しようとしている生徒の便宜のため、永楽病院を教育病院として利用させてみてはどうか、といった提案をしている(78)。

第一次伊藤博文内閣の初代文部大臣森有礼《ありのり》は、国民各自が国家を担い自己の福利を享受するという意識を持った善良な臣民の育成を、国家の手で図らなければならないとして近代教育制度の全面的な改革に着手し(79)、明治一九年三月には「学術技芸の理論及応用を教授」する帝国大学を最高の学問の府、中学・小学校を普通教育の場と位置づける学校令（第一次帝国大学令）を公布し、東京大学医学部を帝国大学医科大学と改め、また「学術技芸の蘊《うん》奥《のう》を攻究」する大学院を設置している。翌四月に公布された第一次中学校令では官立高等中学校（国庫および地方税より各半額を支出）を第一（東京）、第二（仙台）、第三（大阪）、第四（金沢）、第五（熊本）のほか山口、鹿児島に新設し、尋常中学校（地方税負担）を各府県に一校設置する旨を指示（同三二年二月

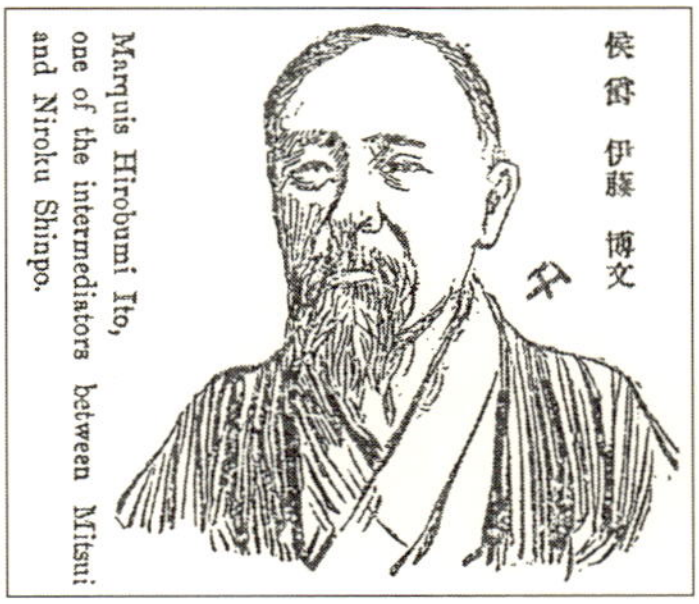
侯爵 伊藤博文
Marquis Hirobumi Ito,
one of the intermediators between Mitsui
and Niroku Shinpo.
伊藤博文
（『二六新報』明治 33 年 7 月 3 日，復刻版，不二出版より）

第二次中学校令において、尋常中学校は中学校と改称され、府県一校以上の設置を義務化）、いずれも修学年限五年である。翌二〇年八月には第一から第五までの官立高等中学校に修業年限四年の医学部が設置され、国の責任において医師を養成するシステムが稼働することになり、第一は千葉、第二は仙台、第三は岡山、第四は金沢、第五は長崎と定められた。第三高等中学校医学部は同五年開設の共立社病院を前身とする県立宮城病院付属医学校を母体としたもので、同一六年甲種に認定[80]（翌年宮城病院は同医学校付属となる）、同三四年仙台医学専門学校、同四五年東北帝国大学付属医学専門部となっている。第五高等中学医学部については、開業医その他の有志が建築費として多額の寄付金を出して誘致したこともあって、長崎医学校跡地に同二一年四月に開設されている[81]。

なお、医学校・病院の建設費と病院運営費の全額、および医学校経費の半額は地方税負担とされ（同三四年四月文部省令により官立高等学校医学部は官立医学専門学校となり地名を冠して分離独立）、生徒の定員は第一、三、五校は各四〇〇名、第二、四校は各二〇〇名となっている。また同二一年九月文部・内務両省の告示によって、「従来死体解剖の儀、帝国大学医科大学へ願出る者あるときは該学に於て聞届来候處、自今文部省直轄高等中学校医学部に於ても同様可聞届に付、右望の者は該医学部へ願出つへし」となっていた[82]。

官立高等中学校医学部の五校新設によって、前述の服部亀一郎が風説として取り上げていた政府による六大あるいは四大医学校構想、あるいは後藤新平らによる府県立連合医学校構想が現実のものとなったわけである。府県会では民力休養、軽費節減、教育への国家の干渉排除という観点から、県立中学校の統廃合論が民党（民権派各党の総称）議員から提出され[83]、また民会では医学校経費の減額請求が常態化し、医学校の存廃が議論されていた。そのような情況において明治二〇年一〇月、政府は官立医学教育体系の完成を踏まえて、府県立医学校の費用については同二一年度以降、地方税をもって支弁することを禁じる勅令を発している。その結果、設備や教師が整わず教育に不安を抱かせていた府県立医学校は閉鎖に追い込まれ、あるいは積極的に閉鎖を選択し、少数の官立医学校に費用および人材を集中させることになった。これまでも財政難から府県立医学校の減少がつづいていたが、勅令はその減少を加速させることになったのである。(84)

その間の事情を栃木県の第四回通常県会における議論からうかがうと、明治一五年の時点においてすでに医学校廃止の上申がなされ、次のようなことが主張されていた。すなわち、地方税は「地方公共の福利を進るため呼《か》、若《も》しくは必要にして已《やむ》へからさるものの為めに要するの費《ついえ》」であって、「特に一部分の便益を図るか為めか、若しくは一個人に営業を与ふるか為めに支出するもの」ではない。「蓋《けだ》し医学なるものは純然たる専門学にして、即ち一個人の営業を教るの学科なり。而して医学生なるものは此学科を修むるの人にして、又医学校なるものは此人を養成する」ところである。したがって、「地方税を以て医学校を設置し、又医学生を養成するや、其利や一個人の利に止《とどま》り、其益や亦一部分の益に止りて、広く地方公共の幸福とはならさる」ものである。これが公立医学校を廃止したいとする第一の理由である。第二の理由は「県下医学校の規模及ひ教則の如きにては、到底其目的を達すること能《あた》はさるなり。何となれは我県医学校は教員、殊《こと》に乏く器機不足を告け、従て教授未た充分」でないことであるとしている。(85)民力休養を掲げて財政削減の要求を突きつける民党議員は、医学校経費の削減理由として、地方税を医学校に投入することは医生一個人の私利を益させることにとどまり、県民全体の福利に結びつかないこと、医師養成の事業は地方の小規模校にとって手に余るものとなっているというのである。

これらの論点は他府県会の議論においても共通してみられるものであるが、そのほかに開業医も増えて医学校・病院の持つ開明的な役割が終わっていること、中学校設立の費用として医学校・病院の諸経費を転用することが考えられていたこと、公立病院の医療費が安価なため患者の集まらない開業医が困窮していること(86)、多額の地方税を投入していながら卒業に至る者が少なく、医学校としての実績が乏しいこと、私立医学校も開校されていることであるから敢て公費をもって医生を養成する必要性が低いといった理由もあげられている。

明治二一年の医学校数をみると、前述したように同一二年をピークに下降線をたどっていたが、官立五、公立三（廃校一五）、私立四で、公立は京都、大阪、愛知を特許医学校として残すのみとなっている。官立と公立は同四二年まで校数に変化がなく、一方、受験生が集まった私立は乙種医学校として存続し、同二九年には一四校を数えている。しかし、その年をピークに減りつづけ、同三六年以降は二校のみで、大正期は四校、昭和期に入って一〇校ほどとなっている(87)。

特許医学校として残った京都府医学校（療病院医学校）では、明治二〇年一二月より地方税による支弁がなくなって存亡の危機に立たされるが、服部嘉十郎・安藤精軒らが「医学校継続願」を提出し、多額の維持費を寄付して危機を切り抜けている(88)。同二二年一二月京都府会では「療病院医学校敷地・建物並《ならびに》物品別記の通《とおり》、及《および》資金一万八千三百九十八円四十三銭四厘、準備金二千九百五十八円四十三銭四厘を以て財産」とすること、「療病院医学校は元資の利子・授業料・入院料・診察料・薬価等を以て院校に係る諸経費に充」てること、「療病院医学校の収支は毎年度予算を議定し、残余あるときは之れを準備金に増加す。若《も》し予算不足を生するときは府会の決議を経て準備金の内より之れを補ふ」こと、「療病院医学校の収支決算は翌々年度に於て之れを議会に報告する」ことを決議し、「地方税外特別の経済」の扱いとしている。[89] すなわち、医学校経費を療病院経費に組み替えるという操作をして、医学校への地方税支弁を継続させたのである。地方税を府県立医学校に支出することを禁じた勅令は、同三六年三月公布の専門学校令により廃されて地方税による支弁が解禁となり、また同月公立私立専門学校規程が制定されたことを受けて、医学校は京都府立医学専門学校と改称、大正一〇（一九二一）年京都府立医科大学となっている。

府立大阪医学校は同二一年一月大阪医学校と改称し、同校中に教授部と病院を置いたうえで、大阪医学校病院を「講習の請求に応し病患を治療し、生徒をして実験せし」めるとともに、「本府在籍貧困の患者にして医療受け難きもの五十名を限り、来る一〇日より入院施療」する病院と定め、また医学校の経費については地方税を仰がず、病院収入をもって支弁するとしている。[90] 同三四年大阪府立医学校と改称するが、医学専門学校を整備して単科大学への昇格を図っていた校長の佐多愛彦《さたあいひこ》は、同校に一年半の予科を設けて同三六年大阪府立高等医学校としている。[91]

愛知医学校の前身は明治四年設立の仮病院・医学校で、その後転々とするが、同九年に公立医学所、同一一年公立医学校となり、同一四年愛知医学校となっている。同一六年甲種に認可。[92] 同二〇年の勅令に対し医学校では「各地方医学校の前後廃止する中にも依然として独立し、其資格は従前の通り特許にて、彼の高等中学校医学部と対峙《たいじ》し、今後倍々盛大に維持する」とし、英語・兵式体操・精神病学の三科目を増やし、生徒の服制を定め、医学士および生徒の増員を図り、病院は組織を改良して独立し増収増益を図っている。[93] 医学校は長らく県会で予算削減が求められていたが、愛知病院とともに県の特別会計（病院収入と授業料）のもとで維持されることとなり、[94] 同三六年には愛知県立医学専門学校と改称。大正九年愛知医科大学、昭和六（一九三一）年名古屋医科大学、同一四年名古屋帝国大学医学部となっている。

これまでに閉鎖された医学校を『東京医事新誌』から拾い出すと、同一六年には松山・高松病院付属医学校[95]（明治七年松山仮病院・医学所として開設、同一六年松山医学所を廃して乙種医学校を開設、同一九年医学校を廃止、大正二年県立松山病院を日本赤十字社に譲渡）、一八年には青森県立医学校、一九年には秋田病院医学校、三重県甲種医学校、和歌山甲種医学校、徳島甲種医学校[96]（明治一二年県立徳島病院、同一三年徳島県立徳島医学校設置、同一六年甲種医学校認可）、富山医学校、島根県甲種医学校、二〇年には岐阜県乙種医学校、県立茨城医学校・付属病院、高知乙種医学校・付属病院、二一年には県立千葉甲種医学校・付属病院、県立広島甲種医学校、県立新潟甲種医学校、県立福井乙種医学校などがあり、付属病院については医学校の閉鎖後、県立病院として存続させたところも少なくなかった[97]（和歌山、岐阜、高知、千葉、熊本など）。

長与専斎《ながよせんさい》は『松香私志』において、公立医学校の閉鎖にともなって「多数の医学志願者は頓《とみ》に就学の便を失い、あるいは設備不完全の私立学校に入り、あるいは開業医の門下に無規律の独習をなして内務省の試験及第を僥倖《ぎょうこう》し、今日の頽勢《たいせい》を馴致《じゅんち》することとなりぬ。大学および高等特許の医学校に養成せらるる少数の医師にては、とても全国の需要に応ずるにたらず。いきおいかの試験及第者を以て補給せざるを得ざるが故に、試験の程度は志願者の学力に適応せんとの手心に由《よ》りて、動《やや》もすれば卑近に傾き、少なくとも世の文運と伴いて歩武を進むることあたわず」と、医師数を確保するために医師試験のレベルを低下させざるを得なくなったと述べている。[98]

明治二二年政府は高等中学校経費の地方税支弁を中止させ、国庫支弁の官立に切り替え、民力休養を求める県会に応じているが、[99]同二一年における医師数四万五八四名の内訳をみると、大学卒業が一一五五名（総医師数の二・八％）、官公私立医学校卒業が一一二一名（同二・八％）、外国学校卒業が一三名（同〇％）、試験及第が四六八〇名（同一一・五％）、奉職履歴が一五七六名（同三・九％）、従来開業が三万一九八二名（同七八・八％）、限地開業（同一六年一〇月医師免許規則および同一七年一月内務省訓示にもとづき、医師の乏しい地において医業に従事する者には無試験で仮開業免状を授与）が五七名（同〇・一％）であった。ちなみに同四四年のそれは、医師数が三万八八二四名、そのうち大学卒業が二九〇五名（総医師数の七・五％）、官公私立医学校・専門学校卒業が一万一六九二名（同三〇・一％）、外国学校卒業が一二二名（同〇・三％）、試験及第が一万三五〇二名（同三四・八％）、奉職履歴が五七〇名（同一・五％）、従来開業が九七三八名（同二五・一％）、限地開業が三二八名（同〇・八％）であり、この間における伸びは大学卒業が二・五倍、官公私立医学校・専門学校卒業が一〇・四倍、外国学校卒業が九・四倍、試験及第が　二・九倍、奉職履歴が〇・四倍、従来開業が〇・三倍、限地開業が五・八倍であり、学卒は著増、漢方医がほとんどであった奉職履歴・従来開業は著減、独習・乙種卒の試験及第は増加といったところである。[100]『医海時報』は同四四年の官立医学専門学校の入学出願者を四六四三名、入学許可者数をおよそ六二〇～六三〇名、「本年も約四千名の失意学生を生ずる訳なり。最も此の中、公私立の医学校へ赴く者あるを以て、此方へ約六百名内外は収容せらるべければ、結局三千余名の医学生氾濫《はんらん》は免れざるべし」と報じている。[101]

明治四四年末日における府県別の医師種類別の割合をみると、[102]大学卒業者二九〇五名のうち二五・七%が東京におり、八・〇%が京都、三・九%が大阪、三・六%が兵庫、二・五%が神奈川で、この五府県で四三・七%を占めていた。官立医学専門学校卒業者六四九五名については東京八・七%、福岡五・五%、長崎五・〇%、岡山四・九%、石川四・〇%、新潟三・六%、宮城三・三%で、官立医学校が置かれている県に比較的多く集まっているといえる。府県立医学専門学校卒業者四五五三名についてては愛知一三・二%、大阪一〇・二%、京都八・七%の三府県が圧倒しており、いずれも同二一年特許医学校として存続が認められたところである。試験及第者一万三五〇二名では東京一三・六%、福岡四・二%、大阪三・七%、愛知三・一%、長野三・一%といったところが主なもので、全府県に分散している。従来開業者九七三八名は広島五・四%、鹿児島四・七%、熊本四・二%、福岡四・二%、東京三・五%で、西日本に多くみられる。最後に私立医学専門学校卒業者六四四名についてみると、東京一八・五%、熊本六・八%、神奈川四・二%、岡山三・七%であり、熊本に多いのは同二九年創設の私立熊本医学校（同三七年私立医学専門学校、大正一〇年県立に移管）があったためである。医学士および医学専門学校卒業の医師ほど市部に集まる傾向があったが、その傾向はその後もつづくことになる。そのため農村開業医の技術不足によって想像以上に診断不明の死亡者が多くなっていたと、昭和前期の内務省衛生局は指摘している。[103]なお、明治二九年四月登録税法の公布により医師二〇円、薬剤師一二円、仮開業医師五円が定められている。[104]

これまで明治二一年から同四四年までの医学校および医師についての動向をみてきたが、この間に人口は三九〇三万人から四九八五万人に急増。これに対し医師のほうは三万四〇〇〇から三万八〇〇〇人のほぼ横ばいの状態で、人口一万人に対する医師数は一〇・四から七・八人に減少している。同四四年の人口一万人に対する医師数は東京一三・一四人、京都一〇・四四人、佐賀一〇・三四人、石川九・七五人に対し、沖縄三・〇八人、青森四・五二人、岩手四・七四人、秋田四・九二人で、最大格差は四・二三倍となって医師の偏在と医師不足が明らかとなっている。[105] 医師不足の原因には不景気にともなう全般的な税収不足と医学校経費の削減、不況に喘《あえ》ぐ社会を背景に民力休養と経費節減を唱える民党による議会攻勢、地方都市での医学校経営の難しさ、医学校よりも病院の設置を優先したいとする府県民の要望、医師の養成に必要な解剖実習・外科演習用屍体の不足、府県立医学校に対し地方税支弁を禁ずる明治二〇年の勅令といったことによる医学校の閉鎖があった。明治二一年を境に公立・私立医学校は激減し、少数の官立高等中学校医学部に医師の養成が集約されることになった。

西洋医学を履修し一定の学力水準を有する者のみを医師として公認する医術開業試験の実施（試験に学用患者を供用）と、漢方医・非医師・代診医への圧迫、取締りを通じて専門職としての洋方医の地位を固めさせた政府は、彼らに国民の生死の管理、疾病の治療および健康の増進、衛生知識の普及活動を担わせたのである。医師の養成、新薬および医療技術の開発と導入において、施療患者・学用患者が大きな役割を果たしていたが、前章までにみてきたように、彼らに対する扱いのひどさに同情を寄せる者はいても、その役割を評価し人権擁護に尽力しようとする者はいなかった。なお、医術開業試験は医師身分を定めた同三九年五月公布の医師法によって廃されているが（医術開業試験を八年間認める暫定措置を設定)、その医師法第一条によれば、医師は帝国大学医科大学医学科または官公私立の医学専門学校医学科の卒業者、外国医学校の卒業者または外国において医師免許を得た者、医師試験合格者(受験資格は文部大臣の指定外の医学専門学校卒業者か、外国医学校において四ヶ年以上の医学課程を修了した者)に限るとされ、医師は学卒者に限定されることとなっている。

(1)『東京医事新誌』三〇三、明治一七年一月一九日。
(2)宇沢弘文『公共経済学を求めて』二四二頁、岩波書店、一九八七年。
(3)新村拓『健康の社会史』一五五—一二六頁、法政大学出版局、二〇〇六年。
(4)『東京医事新誌』三五〇、明治一七年一二月一三日。
(5)『東京医事新誌』五〇九、明治二〇年一二月三一日。
(6)『東京医事新誌』五三五、明治二一年六月三〇日。
(7)『東京医事新誌』五一三、明治二一年一月二八日。
(8)『東京医事新誌』四八四、明治二〇年七月二九日。
(9)『東京医事新誌』五三四、明治二一年六月二三日。
(10)『東京医事新誌』三一二、明治一七年三月二二日。
(11)『東京医事新誌』四六四、明治二〇年二月一九日。
(12)田中英夫『御雇外国人ローレッツと医学教育』二三一—二三三頁、名古屋大学出版会、一九九五年。
(13)鶴見祐輔『後藤新平』第一巻二四八—二五一頁、勁草書房、一九六五年。注3新村同書一〇六—一〇七頁。
(14)戸苅近太郎・青井東平『名古屋大学医学部九十年史』四〇頁、名古屋大学医学部学友会、一九六一年。
(15)田中智子『近代日本高等教育体制の黎明』二八四—二八八頁、思文閣出版、二〇一二年。

(16)『東京医事新誌』一五四、明治一四年三月一二日。
(17)後藤嘉一『済生館史』九三―九四頁、山形市立病院済生館、一九六六年。小形利吉『まぼろしの医学校――山形済生館医学寮のあゆみ』一七五―一七九頁、高陽堂書店、一九八一年。
(18)注15同書二八九―三〇四頁。
(19)『東京医事新誌』八三五、明治二七年三月三一日。
(20)『東京医事新誌』三五四、明治一八年一月一〇日。
(21)神山恒雄『明治経済政策史の研究』九―三八頁、塙書房、一九九五年。
(22)石井寛治『日本の産業革命』五四―五五頁、朝日新聞社、一九九七年。
(23)神立春樹『明治期の庶民生活の諸相』六―九頁、お茶の水書房、一九九九年。
(24)大霞会編『内務省史』第一巻一五六頁、地方財務協会、一九七一年。
(25)『東京医事新誌』四〇五、明治一九年一月二日。
(26)注25同。
(27)注15同書三〇九―三一〇頁。
(28)『東京医事新誌』三一一、明治一七年三月一五日。
(29)『東京医事新誌』三一二、明治一七年三月二二日。
(30)菅谷章『日本医療制度史』五九頁、原書房、一九七六年。神谷昭典『日本近代医学の定立』一四七―一四八頁、医療図書出版、一九八四年。青柳精一『近代医療のあけぼの』二六七―二六八頁、思文閣出版、二〇一一年。
(31)厚生省医務局編『医制百年史』資料編六〇三頁、ぎょうせい、一九七六年。猪飼周平『病院の世紀の理論』八二頁、有斐閣、二〇一〇年。
(32)『東京医事新誌』四五八、明治二〇年一月八日。
(33)内務省衛生局編『明治期衛生局年報』所収、東洋書林、一九九二年。

(34)長与専斎『松香私志』、『松本順自伝・長与専斎自伝』(東洋文庫)一五八頁、平凡社、一九八〇年。
(35)注35同。
(36)『東京医事新誌』一九九、明治一五年一月二一日。
(37)中山茂『帝国大学の誕生』四九頁、中央公論社、一九七八年。
(38)深川晨堂輯著『漢洋医学闘争史』医聖社復刻、一九八一年(一九三四年初版)。
(39)『東京医事新誌』二三七、明治一五年一〇月一四日。
(40)『東京医事新誌』一四〇、明治一三年一一月二七日。
(41)『東京医事新誌』一四六、明治一四年一月一五日「本邦高等医学教育尚早論」。
(42)『東京医事新誌』一、明治一〇年三月二五日。
(43)『東京医事新誌』一二四、明治一五年七月一五日。
(44)『東京医事新誌』二四五、明治一五年一二月九日。
(45)『東京医事新誌』二五二、明治一六年一月二七日。
(46)『東京医事新誌』二八八、明治一六年一〇月六日。
(47)『東京医事新誌』二四四、明治一五年一二月二日。
(48)新村拓『在宅死の時代』五三—五九頁、法政大学出版局、二〇〇一年。山本武利「広告の誕生」、青木保ほか『近代日本文化論』第七巻所収、岩波書店、一九九九年。
(49)『東京医事新誌』一四五、明治一四年一月八日。
(50)『東京医事新誌』二四九、明治一六年一月六日。
(51)『東京医事新誌』二三七、明治一五年一〇月一四日。
(52)『宮崎県医師会五十年史』一三七、一四〇~一四三頁、宮崎県医師会、一九四〇年。
(53)『医海時報』八八二、明治四四年五月二〇日。
(54)『東京医事新誌』四八二、明治二〇年六月二五日。

(55) 明治四四年鍼術灸術営業取締規則が制定され、営業には地方長官の行う試験に合格するか、地方長官の指定する学校・講習所を卒業したのち、地方長官の免許鑑札を受けなければならないことになっている（注31『医制百年史』九六—九七頁。足立洋一郎「東海訓盲院の設立と初期盲教育をめぐる状況」『静岡県近代史研究会』二二、一九九六年参照）。なお、高梁都素武編纂の『明治四一年三月全国学校案内』（東京内外出版協会）をみると、鍼灸学校として大阪高等鍼灸学校（大阪市南区）、鍼治揉按医術講習学校（横浜市）の二校が掲載されている。政府は免許鑑札制を医療類似行為者に導入して監督を強めてはいたが、医師資格を持たない者による医療類似行為の拡大に対し、国民の健康と生命を危険に曝す行為であると訴える医師の反発は強かった（鈴木晃仁「医療の社会史考察」、川越修・鈴木晃仁編著『分別される生命』所収、法政大学出版局、二〇〇八年）。

(56) 注34同書一四五頁。

(57) 『東京医事新誌』一五〇、明治一四年二月一二日。

(58) 『東京医事新誌』一五一、明治一四年二月一九日。

(59) 『東京医事新誌』一三一、明治一三年九月二五日。

(60) 『東京医事新誌』一六七、明治一四年六月一一日。

(61) 『東京医事新誌』四一一、明治一九年二月一三日。

(62) 『東京医事新誌』二八九、明治一六年一〇月一三日。

(63) 国立国会図書館近代デジタルライブラリー掲載。

(64) 注52同書二八頁。

(65) 長尾折三『噫医弊』四九—五〇頁、医文学社復刻、一九三四年（初版一九〇七年）。

(66) 市村光恵『改版・医師ノ権利義務』一七頁、宝文館復刻、一九三八年（初版一九〇六年）。

(67) 『医海時報』八六三、明治四四年一月一日。

(68) 国立国会図書館近代デジタルライブラリー掲載。

(69) 『東京医事新誌』三二一、明治一七年三月一五日。

(70) 旧医術開業試験の実施状況については樋口輝雄「東京府における明治一二年から一六年までの医術開業旧試験と歯科専門での受験者」『日本歯科医史学会会誌』二一－三、一九九六年に詳しい。
(71) 『東京医事新誌』四一八、明治一九年四月三日。
(72) 『東京医事新誌』四五三、明治一九年一二月四日。
(73) 長尾折三『開業医生活乃二十五年』一五五―一五六頁、吐鳳堂書店、一九一五年。
(74) 『救療事業調査書』五―三三頁、恩賜財団済生会、一九一二年。
(75) 「明治三〇年衛生局年報」第三章三七―三九頁、注32同書第七巻所収。
(76) 「明治三三年衛生局年報」第三章六九―七〇頁、注32同書第八巻所収。
(77) 注74同。
(78) 『医海時報』八二六、明治四三年五月六日。
(79) 犬塚孝明『森有礼』二六五―二七一頁、吉川弘文館、一九八六年。
(80) 宮城県史編纂委員会『宮城県史』第六巻三六四―三六六頁、宮城県、一九六〇年。
(81) 『東京医事新誌』五一二、明治二一年一月二一日。同五二四、明治二一年四月一四日。
(82) 市川正夫編『医事法令全書』第一四編、泰山堂、一八九〇年。
(83) 筒井正夫「農村の変貌と名望家」、『シリーズ・日本近代史』第二巻所収、岩波書店、一九九三年。
(84) 注31猪飼同書八二頁。
(85) 栃木県史編さん委員会『栃木県史』史料編近現代8、一五九―一六〇頁、栃木県、一九七九年。
(86) 村山幸輝『地方から見た近代日本社会の形成』一五、三三―三四頁、文真堂、一九九四年。
(87) 注31『医制百年史』資料編六〇三頁。
(88) 『京都府百年の資料』第五巻五二一―五二四頁、京都府、一九七二年。『東京医事新誌』五一七、明治二一年二月二五日。
(89) 注88『京都府百年の資料』五二四―五二五頁。

(90)『東京医事新誌』五一四、明治二一年二月四日。
(91)吉川卓治『公立大学の誕生』一七〇—一七四頁、名古屋大学出版会、二〇一〇年。
(92)名古屋大学五十年史編集委員会編『名古屋大学五十年史』名古屋大学、一九九五年。
(93)『東京医事新誌』五一八、明治二一年三月三日。
(94)注91同書一九四—一九六頁。
(95)松山市史編集委員会『松山市史』第三巻二一五—二一七頁、松山市、一九九五年。
(96)福島義一『阿波医学史』五四—六〇頁、徳島県教育会出版部、一九七〇年。
(97)『東京医事新誌』二七六、明治一六年七月一四日。同三六五、明治一八年三月二八日。同四一一、明治一九年二月一三日。同四二一、明治一九年五月一日。同四五五、明治一九年一二月二五日。同四四九、明治一九年一一月一三日。同四五七、明治二〇年一月一日。同四六四、明治二〇年二月一九日。同四七一、明治二〇年四月九日。同五二三、明治二一年四月七日。
(98)注34同書一六〇頁。
(99)注15同書二四〇—二四一頁。
(100)注31『医制百年史』資料編五七二—五七三頁。注32同書収載の各衛生局年報の「累計医師員数種類別」表。
(101)『医海時報』八八七、明治四四年六月二四日。
(102)「明治四五年大正元年衛生局年報」、注33同書第一四巻所収。
(103)黒川泰一『保健政策と産業組合』一〇三—一〇六頁、三笠書房、一九三九年。
(104)『東京医事新誌』九四一、明治二九年四月一一日。
(105)注33同書収載の「明治四四年衛生局年報」の「累年医師員数種類別」表。

## 二　娼妓・貸座敷業者への賦金と病院の開設

内務省「衛生局年報」（明治八〜昭和一二年）にもとづく種類別病院数の統計（明治一六〜四二年までは病院総数のみで内訳の記載はない）によれば、[1]明治八（一八七五）〜同一五年における本病院・支病院以外の病院として癲狂《てんきょう》病院（同一五年における病院数は六）、梅毒病院（同一三〇）、脚気病院（同五）、癩《らい》（起廃）病院（同五）、貧民病院（同一）、種痘病院（同一）、眼科病院（同九）、産科病院（同一）、整骨病院（同一）、外科病院（同一）が記載されているが、そのうち梅毒病院数の多さが際立っている。同一五年の病院総数六二六に対する梅毒病院の割合は二一％にもなる。

つづいて内務省「衛生局年報」、厚生省「衛生年報」（昭和一三〜二七年）、同「医療施設調査」（昭和二八年〜）にもとづく明治四三〜昭和一五（一九四〇）年の三〇年間における病院数の推移をみると、[2]総病院数は一・九倍、一般病院数は四・一倍にまで膨張している。総病院数に占める一般病院数の割合は大きく伸びて三二％から六八％にまで増加。一般病院を除くその他の病院にお

表４　病院数の推移

| 年次 | 総数 | 種類別病院数（施療・癩を除く） | | | | |
|---|---|---|---|---|---|---|
| | | 一般 | 精神 | 結核 | 娼妓 | 伝染 |
| 明治 43 | 2,475 | 792 | – | – | 158 | 1,515 |
| 大正 3 | 2,686 | 983 | – | – | 137 | 1,549 |
| 7 | 2,869 | 1,198 | 1 | – | 163 | 1,486 |
| 11 | 2,884 | 1,264 | 1 | – | 148 | 1,437 |
| 昭和 1 | 3,429 | 1,829 | – | – | 149 | 1,401 |
| 5 | 3,716 | 2,115 | 91 | 54 | 145 | 1,262 |
| 9 | 4,491 | 2,827 | 130 | 71 | 133 | 1,286 |
| 13 | 4,615 | 3,108 | 158 | 153 | 116 | 1,008 |
| 15 | 4,732 | 3,226 | 163 | 195 | 102 | 979 |

（『医制百年史』資料編より作成）

いては、精神病院と結核病院が増加し、戦後は一本調子の右肩上がりとなっている。娼妓《しょうぎ》病院のピークは大正一〇（一九二一）年の一七三、以後は漸減し、戦後は昭和二四年の六四七で、翌年には消滅。伝染病院のピークは大正二年の一五七二、それ以降は漸減し、戦後になって急減している。

右記のその他の病院の中で特異的な存在であったといえるのが娼妓（梅毒）病院である。それはのちにも触れるが、近世以来、梅毒は貧窮のゆえに身を落とした遊女・娼妓を介して世間に蔓延《まんえん》したという認識が形成されており、(3) 遊客への感染を防止するための対策が早くから取られていたこと、その一環として設けられた検梅および隔離治療（駆梅）所が遊郭内に置かれたこと、遊客の性欲の捌《は》け口（道具）として扱われた娼妓に対する強制検梅・入院は人権無視といわれるような状況下でなされていたこと、もうひとつの感染源である買春客への衛生警察的な取締りは行われず、梅毒病院の治療対象外となっていたこと（一般の梅毒患者は皮膚科を受診）、病院は貸座敷業者（楼主）の既得営業権を保護し、公娼制度を維持することによって社会防衛を図るという社会政策的な機能を担わされていたこと、(4) 娼妓・貸座敷業者への賦金が一般病院の開設費・検梅費・警察機密費の財源となっていたことなど、他の病院にはみられない性格を有していた。

内務省では、娼妓病院を公娼営業者の経営に任せていては花柳病予防の目的が達せられないとして、明治四〇年より毎年の地方長官会議において府県費による病院の公設化を求めていたが、経費の点から反対する者が多く、そのため内務省は思い切って同四四年娼妓病院公設の勅令発布に踏み切っている。その理由は第一に、地方長官がいう経費のことを考慮していれば、いつまでたっても公設化が進まないこと。第二に同四〇年の統計によれば、全国の各府県が娼妓貸座敷・引手茶屋など公娼営業者より徴収している税金が一六〇万一八一一円に上っているのに対し、支出の検梅および病院費は三七万六一六〇円に過ぎず、差引き一二二万五六五一円が他の名目で使用されていて、この差引き分を病院開設費に充てれば経費に問題がないこと。第三に昨年改正された行政執行法第三条によれば、私娼を健康診断して病毒が見つかれば、その者を入院させなければならないとなっているが、私営の娼妓病院しかなければ、府県では別に私娼のための駆梅院を設立するか、委託の病院を探さなければならない。それゆえ公娼病院を公設し私娼も含めて収容すれば都合がよいではないかというのである。その当時、全国の娼妓病院数は二九〇、検診医数は四七五名、公設病院を持っているところは一〇府県のみであった。(5)

娼妓（梅毒）病院の病院総数に占める割合は大正期でおよそ五％、昭和前期でおよそ三％、病床数のほうは大正期で四五〇〇〜五五〇〇、昭和前期で四九〇〇〜五六〇〇、総病床数に占める割合は大正期でおよそ五〜一四％、昭和前期でおよそ三〜五％となっている。総病床数が大正一一年に前年の二倍の八万一三三八に急増し、その後も着実に数を伸ばしている中で、娼妓病床の数値にはほとんど変化はなかった。

「明治四五年・大正元年衛生年報」第八〇表の府県別娼妓病院をみると、(6)病院数は新潟の一八を筆頭に、宮城一五、福岡九、長野・福井各七、東京・京都各六、神奈川・山口各五で、病床数は大阪の七〇〇を筆頭に、東京五四七、京都三三八、愛知二五三、長崎二五〇、三重二三四、神奈川二二五などとなっており、また入院患者数では東京の一万九五四人、大阪七八五六人、京都四七四三人、愛知四三九五人、新潟三一六六人、長崎三〇七六人といったところが目立っている。病院の収入（府県負担額および雑収入）と支出をみると、京都では収入五万六〇五一円に対し支出は五万五一一〇円、大阪は五万三九五九円に対し五万二八八九円、東京は二万一七八六円に対し二万一七八六円、広島は二万一〇六七円に対し二万四六四円、神奈川は一万八〇二四円に対し一万八〇二四円で、経営規模の小さなところは埼玉の収入二一五三円、愛媛の二五二〇円である。収支差が黒字になっているところは一七府県、赤字病院はなく、収支差のない病院は二一府県である。三八府県における病院総収入は三九万四六三六円、平均収入は一万三八五円、総支出は三八万六九六四円、平均支出は一万一八三円で、娼妓病院の事業規模は約一万円といったところであった。

古くは唐瘡・広東瘡《かんとんそう》・楊梅《ようばい》（山桃）瘡・琉球瘡・黴《ばい》瘡（黒色のかさぶた）などと呼ばれた梅毒が、日本に伝播したのが永正九（一五一二）年から翌年にかけてのころで、その後、売淫《ばいいん》遊女・飯盛《めしもり》女らを介して急速に全国的な流行をみることになる。(7) 検梅（陰門改め・陰門開観）は日露修好通商条約が締結された翌々年の万延元（一八六〇）年、長崎に入港したロシア軍艦の艦長が長崎郊外にロシア兵専用の慰安所（魯西亜マタロス休息所）を設け、「魯西亜ドクトル者婦人を見改」めたことにはじまっており、それにはポンペと松本良順、その門下の生徒も関わっていた(8)（「ロシア水兵慰安所の規則」）。検梅は長崎につづいて慶応三（一八六七）年、フランス海軍の軍医サバティエ（P.A.L. Savatier. 慶応元年来日）が横須賀製鉄所のフランス人技師たちを相手にしていた「らしゃめん所の女郎衆」に対して実施。(9) また同年にはイギリス海軍の軍医ニュートン（G.B. Newton）が、横浜の居留民の保護にあたっていたイギリス兵の感染防止を目的に、横浜吉原町遊郭内に梅毒病院（The Lock Hospital）を開設している。翌年より「百人之中八拾人、梅毒相病」む遊女の検梅を実施し、楼主たちの反対をしりぞけて顕著な成果を上げたとの報告がなされている(10)（「横浜梅毒病院覚書」）。

治療には甘汞《かんこう》（塩化第一水銀）の蒸気浴、水銀剤の内服と塗布、昇汞《しょうこう》（塩化第二水銀）水の皮下注射が行われていた(11)。梅毒の病原微生物スピロヘータ・パリイダが発見されたのは明治三八年のことである。大正期になると、エールリヒ（P. Ehrlich）と伝染病研究所の秦《はた》佐八郎が明治四三年に発見した有機ヒ素化合物サルバルサン（標本六〇六号）の使用がはじまるが、患者は水銀やヒ素の副作用に苦しめられることになった。なお、ニュートンによる強制検梅は軍隊における性病予防を目的として制定されたイギリスの伝染病予防法（一八六四年）にもとづくもので、イギリス海軍が寄港する世界各地の海軍駐屯《ちゅうとん》地では同様な検梅が行われていた(12)。

明治四年五月、民部省は各地方官に対し、売女渡世の新規開業を禁じ梅毒除害の施設を設けるよう求めているが(13)、長崎において梅毒病院の開設に尽力していたニュートンは同年長崎に客死し、病院は閉鎖となっている。ニュートンの後任として軍医セジュイック（H.N.M. Sedgwich）が横浜梅毒病院長に着任し、翌年には軍医ヒル（G.B. Hill）に交代となっている。このイギリス公使館主導の交代劇に対し、神奈川県令睦奥宗光《むつむねみつ》は「主国の権、何《いず》くに在るや」と

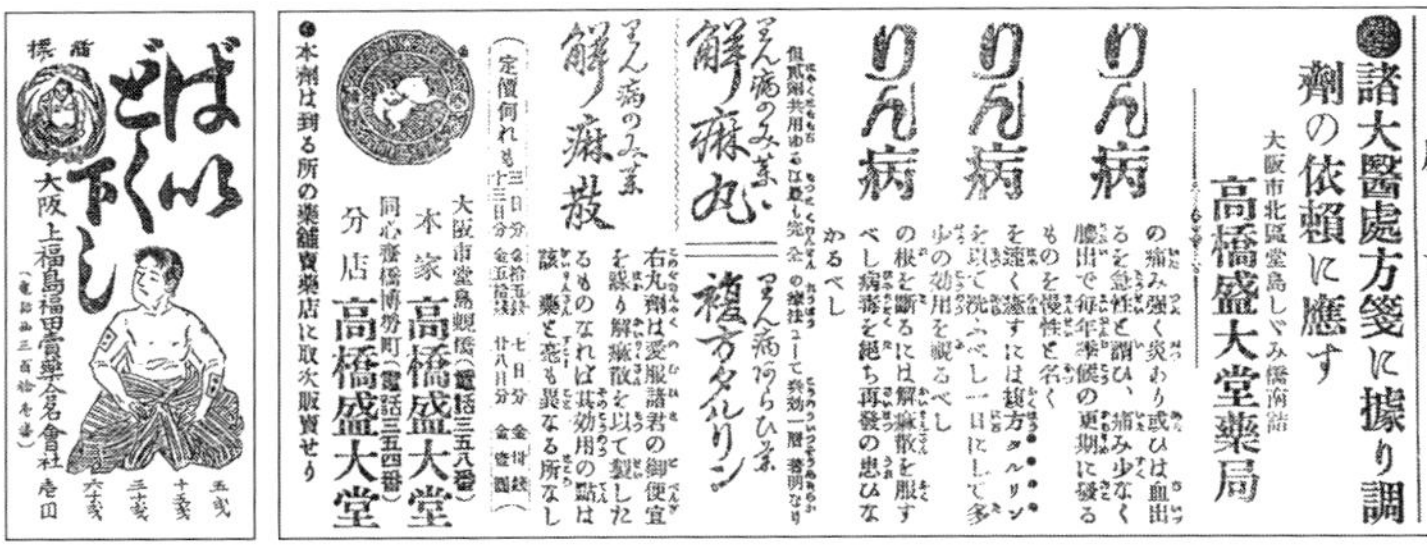


梅毒・淋病薬の広告
(『滑稽新聞』右：明治34年6月5日，左：同35年12月5日，復刻版，ゆまに書房より)

不満をぶちまけている。外務卿に出した訴えによれば、もともと病院の設置は「ニートン氏義挙に出るを以て、別に月給を要することなし」、日本人の病院医師、通弁、水夫、定役、同心、門番、足軽の入費は吉原地代金をもって支払い、その他の入費は「遊女及ひ芸妓揚代《あげだい》（彼女らを呼んで遊ぶ代金）の歩合を日々積み置き、毎月末に仕払ひ、且《かつ》病院建築は官の入費を以て之を弁し、後来一切の修繕は都《すべ》て歩合を以て仕払」うなど、日本の財政負担で運営がなされていたにもかかわらず、院長の交代はイギリス側の都合で勝手に行われている。今日においては日本人の医師も「追々修業相進候者も有之、即今に至候てはヒイル（ヒル）不詰合候とも治療差支無之見込に付」き、「ヒイル（ヒル）を断り戻し、別に洋医を雇ひ、大いに病院を造営し、其事務管轄一切のことは文部省の所属たらん」と陸奥は訴えるが、日本人による自主管理が実現したのは同一四年のことであった(14)。イギリス公使館による検梅への介入と主権問題は兵庫県においても同様に生じていた(15)。

　明治六年五月、神奈川県令大江卓は遊女病院規則を定め、第一則に「英国医師ヒエール（ヒル）毎朝第九字（時）出席、遊女病気有無相改候」とし、第二則に遊女は一日三〇〇人までを定員とし、毎週朝八時までに鑑札を持参して

●六〇六號の發賣

近時我醫海の一大發見たるエールリッヒ及秦氏の螺旋菌病特に梅毒の特効藥たるヂオキシ、ヂアミド、アルゼノベンツオル（六〇六號）か、既に其發明者より、有名なるヘックスト、アムマインの染料製造會社マイステル、ルチユウス、ウンド、ブリユーリングなる製造會社の手に移され、同社にては直に獨逸政府より製法特許權を得て其製造に着手したる由は、既に客月五日發行の本誌に記報せし所にして、其後同國にては程なく發賣せられしならんと想像せられしも爾來凡一ケ月間何等の消息にも接せさりしに、去る二十八日東京日本橋區室町三丁目の三共合資會社が獨逸より受取りし報告に依れば、該藥は新にザルファルサン Salvarsan なる名稱を附され、一管〇、六瓦入金六圓にて發賣せらるゝとこなり、愈近日獨逸にて發賣せらるゝと同時に、本邦に向ても送品せらるゝ由なれば、茲一ケ月乃至一ケ月半の内には此効力卓絶なる新藥本邦醫家の手に入るべく、三共合資會社は該品の大賣捌店として、迅速に醫家の需用に應すべしと云ふ。

化学療法剤の最初となる 606 号製剤（サルバルサン）の発売広告
（『医海時報』明治 43 年 12 月 3 日）

病院に出向くこと、第六則では病院寄宿（入院）遊女一五～二〇人につき介抱女一人を置くこととし、二〇人を超えた際は遊女の身寄りの者か懇意の者を介抱人とする。別に介抱人を置く場合は自費とし、すべての介抱人は婦人に限るとある。第八則では寄宿娼妓の入院諸入費として一日一人二〇銭を負担することとなっている。[16]同一三年制定の梅毒病院規則では、介抱女の呼称が看護婦に変更、また週一回の検査で梅毒が見つかった娼妓について「其軽重に拘《かか》わらず渾《すべ》て入院せしめ、其旨詰合の貸座敷総代へ通知」し、「該患者の検査証並《ならびに》営業鑑札は入院中其病院へ預り置」くこと、入院中は毎日検査を受けること、薬価および入院中の諸費を除く一身上に係る物品はすべて自費とすること、入院の延日数が一五日以上のときは賦金《ふきん》（課税）の半額を、一ヶ月のときは全額を免除すること、入院中に廃業が認められた者が引き続いて治療を受ける場合は自費扱いにすることなどを規定している。[17]

明治九年四月、内務省は各府県に布達して、梅毒は「娼妓売淫に起因」するものであるから、「予防の法は娼妓梅毒検査の外」にはないとして娼妓営業を許可する地での検梅を命じており、全国的な規模で娼妓の検診がはじめられている。[18]「衛生局第一、二報告」によれば、[19]兵庫病院における同九年七～一二月実施の娼妓検査数は八四五四人、そのうち有病者数は八一一人、罹患率九・六％であった。同じく姫路病院では検査数四九三人、有病者数一一四人、罹患率二三・一％となっているが、姫路には遊郭があり、また芸妓による密売淫も行われていたため梅毒患者が多かったのである。[20]神奈川県においては同一二年以降、娼妓・貸座敷渡世の者の願出により浦賀、藤沢、三崎、横須賀、小田原に公立梅毒病院・分局が開設され、同一三年制定の娼妓梅毒検査規則には曜日ごとに検査場所を移すこと、たとえば月曜は高島町（明治六年梅毒病院が吉原から高島町へ移転）、火曜は戸塚駅、水曜は藤沢駅とい

った具合に県内一六ヶ所に検梅所を設けて実施のこととある。(21)

明治一二年一~一二月における横浜梅毒病院での検査数は二万九五九三人、そのうち有病者数は一四〇五人、罹患率四・七%であった。同じく横須賀梅毒病院では検査数六一〇三人、有病者数三四二人、罹患率五・六%、藤沢梅毒病院では検査数三九四八人、有病者数二三二人、罹患率五・九%、小田原梅毒病院では検査数五六九一人、有病者数一八九人、罹患率三・三%などとある。(22)同年の各地における梅毒検査人員表によれば、全国で三〇万八六八八人が検査を受け、有病者は七八八四人、罹患率は二・六%で、罹患率の高い府県は愛知七・九%、新潟七・五%、青森七・三%、滋賀六・八%などとなっているが、東京は一・〇%、京都四・二%、大阪四・〇%であった。(23)同一三年制定の神奈川県入院娼妓規則 並《ならびに》 娼妓及貸座敷罰則をみると、入院娼妓の生活には厳しい規制があり、遵守しない娼妓と違反するように教唆《きょうさ》した貸座敷に対しては罰金一〇円以下を、支払い能力のない者には苦使六〇日以下に処すとある。(24)入院は娼妓に他者との接触を禁じて治療に専念させるとともに、手仕事を教えて社会に再適応させる訓練の場ともなっていた。(25)

明治一二年九月、東京大学医学部では「婦人の梅毒研究の為め娼妓の梅毒検査の儀」をその筋に依頼し、貸座敷にはその旨が伝えられたとある。(26)また同一六年大阪の駆梅院では故松山義定が院長のとき、「(患者が)常に無聊《ぶりょう》に苦しむの余り、遂には種々の弊害を醸《かも》すに至らんも知らざるべからず」と考え、松山が師となって患者に小学教科を教えたところ、弊害をみることもなく過ぎたが、松山の物故後はこのことが立ち消えとなって悪弊も生じていた。そのため今回、午後一時から三時まで裁縫を教えることになったとある。(27)同一八年高知医学校・病院では毎週金、土曜日に医師を貸座敷に派遣し検梅にあたらせていたところ、最近では真性の梅毒患者をみなくなったと報告している[28]。

娼妓・密淫の取締りは警察の職務であった。明治一八年から同四四年まで神奈川県高座郡署（同二六年に藤沢警察署と改称）の巡査として、藤沢・茅ヶ崎・相模原地区の派出所・駐在所に勤務した石《いし》上憲定《がみのりさだ》の日記『自渉録』[29]には、その取締りに当たったときの様子が記されている。そのいくつかを紹介すると、まず明治二二年一〇月一日藤沢の遊郭吉野家の娼妓を打擲《ちょうちゃく》した楼主を訓戒し、同二三年八月二二日長野県より逃亡の娼妓が相模原において旧楼主に捕まり、新旧楼主による争いが生じたので示談を勧告している。同二八年九月一三日には平塚の遊郭の客員帳を検閲し、「登楼者の氏名を知り、始めて驚く程、持部内の人民登楼せり」とある。また同二九年一二月五日には平塚の遊郭で行方捜索を依頼されていた若者を探索。同三一年六月三〇日逃亡娼妓を平塚の遊郭に引き渡し、同四二年一二月一日茅ヶ崎の料理店を検査して淫売婦五名を連行、拘留《こうりゅう》一〇日、科料一〇〜一三円。同四四年九月四日には「昨夜十一時警察署の巡査らしきもの来り。店にてコップ酒を呑み、続て二階に揚り酒一本呑て二円下婢に与へ、同衾《どうきん》を迫る。其行動、巡査にして密売検挙の行動あり。下婢之れを察し応せす。払の点に至り五十銭と云ふ。勘定高しと彼是云ふ」と、売春に関するおとり捜査についても記している。

ヨーロッパをモデルにはじめられたわが国の検梅・治療システムは、明治三三年の行政執行法第三条の規定および娼妓取締規則、娼妓健康診断施行規則の制定によって公娼制度の中に位置づけられ、娼妓年齢は一八歳以上であって、警察署に備えた娼妓名簿登録者以外の娼妓稼業を認めず、健康診断の受診を義務とし、娼妓より廃業届（娼妓名簿削除）の申請があれば承認し、娼妓の居住地を指定し、貸座敷外での娼妓稼ぎを禁止することなどを規定している。(30) さらに同四三年七月の勅令「風俗上取締を要する稼業を為す者及行政執行法第三条の患者（密売淫犯者およびその常習者）の治療設備に関する件」において、(31)「地方長官は風俗上取締を要する稼業を為《な》す者の疾患を治療する為、病院を設立し之を管理」すること、「地方長官は行政執行法第三条の患者を収容する為、必要なる施設を為す」こと、その費用は府県の負担とすることが命じられ、各地方において施設の開設および整備が進められることになった。なお、昭和二（一九二七）年四月制定の花柳病予防法には(32)「花柳病と称するは梅毒、淋《りん》病及軟性下疳《げかん》を謂《い》う」とし、市その他公共団体に花柳病伝播のおそれがある者を診る診療所の設置を命じるとともに、その経費の六分の一ないし二分の一を国庫補助し、また花柳病に罹患していることを知りながら売淫した者には、六ヶ月以下の懲役または五〇〇円以下の罰金に処すと定められている。

遊女芸者冥加《みょうが》金・芸娼妓貸座敷賦《ふ》金《きん》は娼妓病院の開設・運営費に充てられただけでなく、一般病院のそれにも流用され、明治二一年には衛生警察諸費、刑事警察機密費、地方官機密費の財源ともなっている。(33) 明治初期、病院の設立・運営費に充当させていた山形県の場合をみると、賦金は貸座敷一戸につき一ヶ月二円、寄留芸娼妓一人につき一ヶ月五〇銭、一回の揚代《あげだい》五〇銭以上の一等娼妓につき一ヶ月二円二五銭、同四〇銭以上の二等娼妓につき二円、同三〇銭以上の三等娼妓につき一円七五銭、同三〇銭未満の四等娼妓につき一円五〇銭としており、(34) 青森県では明治五年一一月芸娼妓貸座敷の賦金の半分を病院設立の資本と決め、翌六年六月有志の醵《きょ》金《きん》と合わせ会社病院済衆社を開設している。済衆社病院は同八年二月より娼妓の梅毒検査を施行。同院は同九年一〇月県に移管されて公立青森病院、翌一〇年には県立青森病院と改称している。(35)

北海道の函館では文久元（一八六一）年に医学所兼病院（函館医学所・民政方病院）を開設しているが、その資金は役所の補助金および奉行所役人・市中医師・商人・遊女屋の積立金などからの借用で賄《まかな》い、借用の積立金は娼妓の梅毒治療費と相殺《そうさい》されている（梅毒検査は明治六年制定の娼妓規則によって行われ、有病者は函館病院で治療）。なお、病院は同一一年に焼失。同一四年には再建されて公立函館病院、同一七年県立函館病院、同一九年庁立函館病院、同三二年区立函館病院、大正一一年市立函館病院と改称している。(36)また福島では同四年に白河県の病院建設資金に充てるため、一四歳以上の飯盛女三七八人に対し一日一人銭一〇〇文宛の課税許可を大蔵省に願い出ているが、当局の見解によれば、本来、宿駅に売女《ばいた》を置くことは許されていないはずであり、また売女が廃業すれば冥加金《みょうが》も減ることになって不都合であるとして却下されている。(37)

明治五年五月、仙台に開設された宮城県共立社病院の共立病院規則によれば、一般の患者を三つに分け、上等は「入社の者」、中等は「即金にて治療を受くる者及切手持参の者」、下等は「施薬を受くる者」で、「入社の者」とは「一人より五人まで一戸に付き一ヶ年金一両、六人より十人まで一戸に付き金一両二歩、十一人より十五人まで金二両、病院へ差出し候得ば、十二ヶ月の間、治療」が受けられる者、中等の「即金にて治療を受ける者」とは薬価を定則にて支払う者、「切手持参の者（近村の農民、旅人）」とは薬店にて切手を一枚二分五厘にて買い求めて一日分の治療を受ける者をいい、下等の「施薬を受くる者」については赤貧を証明する戸長の証券持参を要件とする者としていた。これは一種の保険システムであったが、病院は創業にあたって「県下病院創業妓税を以て補給する上は、別に梅毒院も相立、病妓検査梅毒伝染致さざる様治療を相加へたく候得共、病院創立の初めにて行届兼候間、毎月一の日朝第六字（時）より昼第十二字（時）までの間、病院へ来り候はば検査に及ふへき事」、また「妓税及病院会計の余財を以て赤貧の者に施薬致し候事」を定めており、病院の創業に当たって建設資金として娼妓に賦金し、またその賦金を施療施薬にも充当させていたことが知れる(38)。

明治五年栃木県では仮病院の財源に貸座敷・娼妓・芸妓への賦金を充て、運営費には有志者の寄付金、生徒の月謝、患者の薬代を充当すると決め(39)、また同九年八月愛媛県では和気郡に駆梅院を創設し、管理は前年に開設された収養館（医学仮病院）に任せ、運営費は芸娼妓賦金をもって支弁させるとしている(40)。同様に静岡県でも同一二年の県会において静岡・浜松・掛川など五病院の設置を決め、建設費として地方税のほか娼妓・貸座敷・引手茶屋への賦金をもって充てるとし、娼妓梅毒検査の入費はすべて賦金をもって支弁するとしている(41)。

京都府では明治四年一〇月、参事の槇村正直《まきむらまさなお》が「療病院建営の告諭」を発し、設立の費用として「療病院助費遊女芸者冥加銭割」を「遊所遊女芸者茶屋商業」の者に命じている。府達によれば、「世上に毒（梅毒）を流し、安然遊業を以て渡世」する者たちが、醵金《きょきん》することによって「病毒を流伝するを変じて、却《かえっ》て衆人の病難を救」うことになると諭《さと》したうえで、冥加銭割として一昼夜の花代の二〇分の一を各人に出銭せしめ、それを日々積み立てて一ヶ月分を月末に納付させることとし、納付者には一週間ごとに行われる医師による検査結果が良好であったことを示す「健全保護之鑑札」を渡し、病気が見つかった者からは鑑札を引き揚げ、冥加金の出金停止の措置を取るとしている。翌年一〇月には市中医師より療病院維持費として各戸一ヶ年金一円を差し出させ、納金の際に医師鑑札を渡し登録させているが、前年一二月の調査によれば、市中の医師は洋医一三五名、漢洋折衷一一二名、漢方二九二名であった(42)。同三年下京第一五区の「遊女屋渡世御免の地」にいる売婦の中に、「梅毒症相煩《わずらい》候者少なからず、其療法行届《ゆきとどか》ざるにより其身廃疾に陥」る者が多く、それのみならず「来客へ伝染、諸人愁苦の媒《なかだち》」となっているとして、療病館を建て駆梅療法をはじめることになったが（芸妓梅毒治療所療病館設置及療病館規則）、同六年同館は療病院の管轄下に置かれることになった。同一二年芸妓が「春色を密売」することにより娼妓の検梅が無益となっている実情を鑑《かんが》みて、京都府では芸妓と娼妓を合併して「芸娼妓の名称」を与え、「悉《ことごと》く検梅の法を守」らせたところ大いに実効があったという(43)。

娼妓・芸妓・貸座敷・引手茶屋に課された冥加金（賦金）を元手に設立運営された娼妓（梅毒）病院・駆梅院・検梅所は、遊客の性欲の捌《は》け口・道具として扱われた娼妓らの人

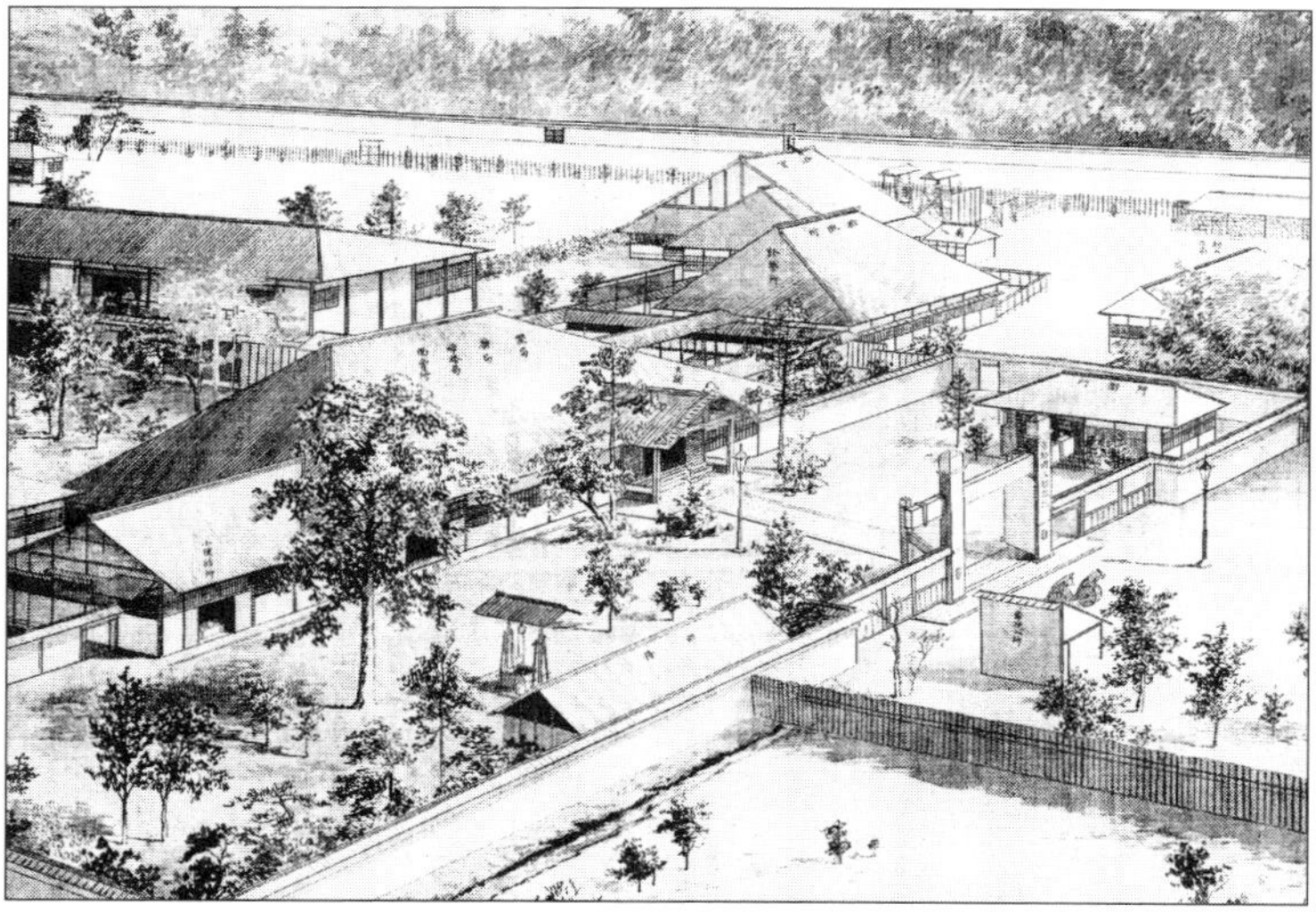

京都駆梅院，明治 18 年田村宗立筆
（京都国立近代美術館蔵，同館ニュース，2009 年表紙絵より）

権を無視する一方で、貸座敷業者の既得営業権を保護し、公娼制度を維持する役割を担わせるという特異な医療施設であった。患者の人権を否定し、性病汚染による国力低下を危惧《きぐ》する社会防衛的発想にもとづく治療のあり方は、学用患者制度のそれと基底の部分において通じていた。

(1) 厚生省『医制百年史』資料編五六四—五六五頁、ぎょうせい、一九七六年。
(2) 注1同書資料編五六六—五六七頁。
(3) 立川昭二『日本人の病歴』九六—一〇五頁、中央公論社、一九七六年。
(4) 猪飼周平『病院の世紀の理論』五九頁、有斐閣、二〇一〇年。
(5) 『医海時報』八四〇、明治四三年七月二三日。同八七七、明治四四年四月一五日。
(6) 内務省衛生局編『明治期衛生局年報』第一四巻所収、東洋書林、一九九二年。
(7) 立川昭二『近世病草紙』一四五—一六三頁、平凡社、一九七九年。新村拓『日本医療社会史の研究』三九二—三九五頁、法政大学出版局、一九八五年。曽根ひろみ『娼婦と近世社会』吉川弘文館、二〇〇三年。福田真人「検黴のはじまりと梅毒の言説」、福田真人・鈴木則子編『日本梅毒史の研究』所収、思文閣出版、二〇〇五年。
(8) 日本科学史学会編『日本科学技術史体系』第二四巻四二頁、第一法規出版、一九六五年。松本順『蘭疇自伝』、『松本順自伝・長与専斎自伝』(東洋文庫)二四—二七頁、平凡社、一九八〇年。古賀十二郎『西洋医術伝来史』三六八—四一〇頁、形成社復刻、一九七二年(初版一九四二年)。宮崎千穂「日本最初の梅毒検査とロシア艦隊」、注7『日本梅毒史の研究』所収。
(9) 中西淳朗「横浜における梅毒とその治療史」『皮膚病診療』二二—一一、二〇〇〇年。
(10) 注8『日本科学技術史体系』第二四巻四二—四四頁。
(11) 宗田一「駆梅用水銀剤の製造をめぐる認識と展開」、実学資料研究会編『実学史研究Ⅱ』所収、思文閣出版、

一九八五年。山脇悌二郎『近世日本の医薬文化』二七—三二頁、平凡社、一九九五年。荒井保男『日本近代医学の黎明』九五—九六頁、中央公論新社、二〇一一年。
(12) 大川由美「近代検梅制度の導入と英国『伝染病予防法』」『日本歴史』六二三、二〇〇〇年。
(13) 注1同書資料編二三三頁。
(14) 神奈川県立図書館編『神奈川県史料』第五巻一〇〇—一〇三、三六九—三八七頁、神奈川県立図書館、一九六九年。
(15) 大川由美「兵庫梅毒病院建設問題と英国公使館」、第一〇一回日本医史学会報告、二〇〇〇年。
(16) 注14同書三八四—三九〇、四六二—四六四頁。
(17) 注14同書四〇〇—四三五、四六四頁。
(18) 注1同書資料編二三六頁。
(19) 注6同。
(20)『東京医事新誌』二六一、明治一六年三月三一日。
(21) 注14同書四六四—四六五頁。
(22) 注6同『第四次年報』。
(23) 注22同。
(24) 注14同書四六五—四六七頁。
(25) P・コンラッドおよびJ・W・シュナイダー、進藤雄三ほか訳『逸脱と医療化』四五八—四五九頁、ミネルヴァ書房、二〇〇三年。
(26)『東京医事新誌』八〇、明治一二年一〇月四日。
(27)『東京医事新誌』二六二、明治一六年四月七日。
(28)『東京医事新誌』三八九、明治一八年九月一二日。
(29)『茅ヶ崎市史史料集』第一集、茅ヶ崎市、一九九七年。

(30)注1同書資料編二六六―二六八頁。
(31)注1同書資料編二七六頁。
(32)注1同書資料編二八五―二八六頁。
(33)神谷昭典『日本近代医学のあけぼの』一七七頁、医療図書出版社、一九七九年。川上武『現代日本病人史』一六六頁、勁草書房、一九八二年。藤目ゆき『性の歴史学』九四頁、不二出版、一九九七年。藤野豊『性の国家管理』一二頁、不二出版、二〇〇一年。早川紀代『近代天皇制と国民国家』三〇七―三〇八頁、青木書店、二〇〇五年。
(34)後藤嘉一『済生館史』一一〇―一一一頁、山形市立病院済生館、一九六六年。
(35)『むつ病院史』二四―二六頁、市立むつ病院、一九七二年。
(36)函館市史編さん室『函館市史』通説編第二、一三六八―一三七三頁、函館市、一九九〇年。阿部龍夫『市立函館病院百年史』三―四、一〇―一一、四八―四九頁、無風帯社、一九六四年。
(37)庄司吉之助『庄司吉之助著作集』第五巻第八章第四節、吉川弘文館、一九八三年。
(38)『宮城県史』第六巻三八六―三九一頁、宮城県、一九六〇年。青柳精一『診療報酬の歴史』二二一―二二二頁、思文閣出版、一九九六年。
(39)独協医科大学とちぎメディカルヒストリー編集委員会『とちぎメディカルヒストリー』二五七頁、独協出版会、二〇一三年。
(40)愛媛県史編さん委員会『愛媛県史』資料編近代1、三六六頁、愛媛県、一九八四年。
(41)土屋重朗『静岡県の医史と医家伝』三七二―三七三頁、戸田書店、一九七三年。
(42)京都府立医科大学創立八十周年記念事業委員会編『京都府立医科大学八十年史』一五―二一頁、京都府立医科大学創立八十周年記念事業委員会、一九五五年。森谷尅久『京医師の歴史』一四三―一四五頁、講談社、一九七八年。
(43)『東京医事新誌』一〇一、明治一三年二月二八日。

## 三　私立病院増加の背景と世評

大阪の医師河野徹志《てつし》は明治二一（一八八八）年の『大坂医報』誌上に、病院の構造・管理法について論じた「病院論」を連載しているが、「数多《あまた》の患者を集合して其治癒を速《すみや》かならしめ、患者の健康を保ち、生命の長久なるを以て目的」としている病院において求められるものは、換気によって得られる清潔な空気、一定の装置によって一定の温度を保持した空気、清水の供給、完全な清潔法（掃除・消毒）であるとし、病院の立地には高燥で空気の流通がよく、下水の流れもよい場所を選び[(1)]、病舎は「各独立して、一舎の空気、直《じか》に他舎の空気に混入せさる様」に建築し、下階の汚染された空気が上階の空気と混じらないように平屋建てが望ましく、病床は一定の距離を置いて並べる。「若《も》し病院にして外来患者の治療を要するときは、一の（独立した）施療室あるを要すへし（西洋諸国の病院は大抵慈恵病院なるを以てなり）、此室は病舎と全く其門戸を異にし、決して病舎の近傍にあるへからす」といい、汚染された空気が部屋から部屋へと流通しない工夫など細部にわたって論じているが、建築の構造としては、いわゆるパビリオン（pavilion）法がよいとしている[(2)]。

石川県金沢病院教頭として招かれたオランダ人軍医のスロイス（P.J.A. Slüys）も明治一二年著述の『衛生新編』下巻「病院」において[(3)]、病院は「繁華の地を避け、他の人家と隔離し、清冷なる流水の通ずる所」に、一室一〇人収容の病室を多く建てること、病室を多くするのは患者退院後、新鮮な空気を通すために病室を一週間から四週間ほど空けておく必要があるためであるといい、望ましい建築様式は平屋あるいは低層病棟を間隔をあけて平行に並べ、それを渡り廊下で結ぶパビリオン法であると説いている。これら病院論の背景にあったのは「(病)毒は病者体中に醸成し、人より直に人に伝ふ。即ち其の病体に抵触し、又は種殖するを以て伝染する」というコンタジオン(contagion 接触伝染説ではなく、病毒は「土中の湿気及ひ空中の汚染等に因て大気の腐敗するに因り、又他の腐敗物に因て生」じるミアスマ(miasma 瘴気《しょうき》)であるとする非接触伝染説であった(『衛生新編』下巻)。悪臭を放つミアスマに対抗するには清潔な環境、なかでも新鮮な空気が必要であり、それゆえ都会ではなく郊外の乾燥した高台が望まれたのである。同時に、そこは病人を健康人から切り離しておくのに都合のよい土地でもあり、その意味において病院は社会を防衛する役割を担わされていたのである。

明治四年九月、高知県に開設された吸江《ぎゅうこう》病院(同年大学東校に移管)では、開設の主旨と病院規則を掲げる「病院報告書」において次のように述べている。(4)すなわち、「当病院は断崖の上に凸立し、風景最美なるのみか、其の地、素《もと》より高燥にして清爽《せいそう》の空気を通じ、周囲に一点の汚穢《おわい》なく……悉皆《しっかい》看護者に命じて病者の食薬を与ふるゆへ、其の為に一として不足あることなし。之に反して病家に依ては空気の通暢《つうちょう》宜しからず。或は土地の湿気ある等にて病者の回復を妨げ、或は医士遠方にて其の治療十分ならず。或は看護の仕様宜しからずして遂に病者の不幸に成る事あり。或は伝染病、譬《たと》へば痘瘡《とうそう》・痢病に罹《かか》るとき、其の病一家族に伝染し、且《か》つ其の災を親戚・朋友に及《およぼ》すこと屢々《しばしば》これあり。然れども病院に入て其の治療を受くるときは固《もと》より右等の弊害なく、且つ事々簡便にして病者の回復亦速《すみや》かなるべし。是れ世界の各国に於て病院の盛大を致す所以《ゆえん》也」と。一九世紀半ば、伝染説の疾原を突き止める病原細菌学が台頭してくると、病院の立地条件にも変化が訪れ、人里離れた高燥の地よりも交通の便の良い繁華な地が選ばれるようになる。

病院の呼称は近世中期以来、西欧医療を紹介した書の中に散見され、経世済民家の佐藤信淵《のぶひろ》の『混同秘策』(一八二三年)には、病院の呼称とその機能を詳記した文がみられる[5]。しかし、病院の呼称は広がらなかったようで、明治元年一二月の軍務官の記録には、先般、病院を建てたものの運用がはかばかしくないため、「暫時《ざんじ》、病院之名目を相止め、当分、軍務官治療所と唱」えるようにしたとある[6]。近世は入院を必要としない鍼灸漢方の時代であったところから、治療施設としての病院の発展には限界があった。病院が認知されるようになるのは幕末から明治にかけて頻発した伝染病や梅毒蔓延《まんえん》への対応から、あるいは外科手術およびその後の療養を支える必要から、さらには医療・衛生に従事する者の講習・実習用施設の必要から、病院需要が一気に高まってからのことである。各府県では競うように病院建設に走り出すことになるが、立地のほとんどは利用に便利な府県庁所在地となった。

明治八年五月に改正された医制では公私病院に関して規定し(第一三~一八条)、病院建設から運営に至るまでの諸手続きを定めている。翌年三月内務省は病院の種別について定義し、官立病院とは「陸軍省・文部省・警視庁等全く国税のみを以て設立し、直ちに該省庁にて管轄するもの」、公立病院とは「地方区画の民費を以て設立するもの、又は全く府県税を以て設立するもの、及ひ府県税を以て民費の幾分を扶助するもの、並《ならび》に管内人民の献金穀を以て府県庁にて設立するもの等」、そして、私立病院とは「一人或は幾人の私財を以て設立するもの」としたうえで、今後、病院の設立伺はこの種別にしたがって書式を整え、病院位置・名称・院則(患者診察の手続き・入院料・薬価・診察料差等の類)・教則(医学生徒教場を付属するものは教科の品目・順序等)・院長以下医員の履歴と給料・病院費用（書籍・器機等入費）・営繕入費ならびに諸雑費・雇人給料の項目ごとの費用、また総費用のうち民費賦課金、有志献金、収入金、府県税それぞれの額について記載し、公立は内務卿宛に、私立は府知事・県令宛にそれぞれ提出し許可を得るように求めている(7)。これは公私立病院の開設に当たって文部省の許可を要するとした医制第二五条の規定を具体化したもので、私立も府県を通じて内務省に報告することが義務づけられたのである。この府県宛に出された内務省達《たっし》を受けて、東京府では「私立病院設立願書式」を同九年六月に定め、私立病院設立手続きの細則を整えている。その後、病院設立の許可は府県に任されることになり、設立伺書式は同二〇年一二月内務省訓令をもって廃され、それぞれの地方において規則を設け病院の管理に当たることになった(8)。

　内務省による官立・公立・私立の定義とは別に、巷《ちまた》では三者の違いを次のように認識していた。すなわち、明治一二年の『東京医事新誌』に掲載された坂府回陽主人なる者の論説によれば、「病者の止宿所」にして「一種廉価《れんか》の治療所」である病院には私立と公立とがあり、その違いといえば「院長の学術の優劣」にある。仮に「私立病院に於て学術兼備の院長を雇はは、何そ公立病院と異なる所あらん」という(9)。また同一五年の群馬県会では医学校付属病院の存廃をめぐる議論において（なお医学校は前年度県会において廃止と決定、その代わりに給費制度を設けて生徒を東京に送り、修学後は県下にて七ヶ年の勤務義務を負わせるとしている）、廃止を訴える議員に対し存

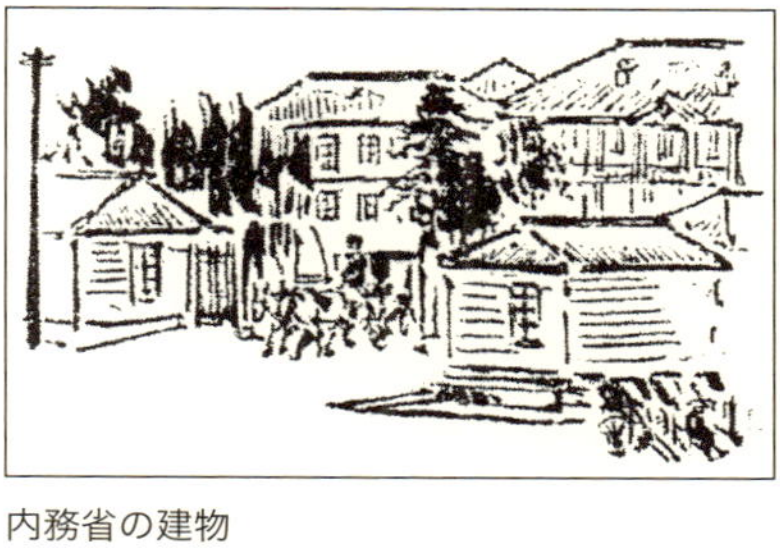

内務省の建物
（『国民新聞』明治 25 年 11 月 10 日，復刻版，日本図書センターより）

置を望む県側の回答は、「病院に公立・私立の別ありて、私立は県下に八ヶ所あれども、僅《わずか》に開業医の店を開きたる如きに過ぎず、決して十分の効果を見難し。故に今日勢い公立病院の力を借るにあらざれば、前述の如き惨状（低レベルの開業医が多数を占め患害の生じている状態）を救う能《あた》わざる」とある。私立病院とは開業医が店を開いたような非力なものであり、公立病院を存続させてその力を借りる必要があるというのである。(10)

医師で評論家でもあった長尾折三は、『東京朝日新聞』に同四二年二月から四月まで連載した「当世医者気質《かたぎ》」の記事の中で、私立病院が「客引政略に、宴会政略に、将《はた》た広告政略に、あらゆる手段方法を尽して患者の吸集」にあくせくし、外来患者が来れば「予《かね》てスッパ抜いた手段で頻《しき》りと入院治療を勧誘」している。「凡《すべ》ての医者は皆云つて居る。仮令《たとえ》小規模にもしろ、入院室を持たない医者は駄目であると。ツマリ右様の甘い汁が吸えないからであろう」と皮肉っている。(11) 利益追求の私立病院に対する世間の評判は官立・公立病院に比べ芳《かんば》しいものではなかった。

経営主体別病院数の推移をみると、明治中期以降において私立病院の著増をみているが、私立病院もはじめは東京の著名な医師（流行家）による開院が多く、(12) それが次第に一般開業医による診療所の増床、病院化の動きとなって広まっていった。『東京医事新誌』の病院報告から私立病院の動向を拾うと、明治一四年埼玉県立分病院である熊ヶ谷病院の廃止にともなって私立病院が開院したのにはじまり、(13) 同二一年までの間に二五の私立病院の新設を伝えている。大阪における私立病院は同一一年に設立された回春病院（院長山本信卿）が最古のもので(14)（同一九年東成郡天王寺村に回春病院付属大阪癲狂院を設立）、同一六年七月までに一九の私立病院を数えている。大阪府庁では「近来一弊を生して、動《やや》もすれば病院の名誉を涜《けが》すものなきに非《あら》ざる」により私立病院規則を検討していたが、(15)同年八月開業医規則九ヶ条、私立病院規則八ヶ条を制定し、(16)開業医には「門戸に竪《たて》一尺、幅四寸の木標に何科何某と記して掲くる事」を求めている。(17)

明治一八年一月には「各府県下に於て私立の病院を新設するもの夥多《かた》」とあり、(18)愛知県においては同一七年に私立病院設置規則を、宮城県では同一八年に公私立病院設置規則を制定するに至っている。同一七年大阪府の私立病院規則に倣《なら》って京都府でも私立病院取締規則を制定。(19)同二〇年京都では「当今は私立病院及出張診察所等の設立大《おおい》に流行にて、当市内に出張所の増加せしは四、五十ヶ所もあり。私立病院も過般来、大に増加せし」とあり、(20)洛東の知恩院境内の良正院では私立脚気病院が開設され、式典において駆梅院長江坂秀三郎が演説している。(21)

宮崎県が同二四年二月に制定した私立病院設置手続によれば、「病院設置後三日以内に県庁へ届出」ること、病院には「院長の外一名以上の医員・薬剤員を置き、並《ならび》に患者数名を容《いれ》るべき病室を備」えていることとある。(22)私立病院や開業医が増えるにつれ、患者を集めるための誇大広告が明治二〇年代になると現れ、被害も出ている。(23)同三九年五月に制定された医師法では、第七条において「医師は其の技能を誇称して虚偽の広告を為《な》し、又は秘密療法を有する旨を広告することを得す」と定め、専門知識のない患者がだまされることのないように広告の規制を打ち出している。医師会が専門職集団であろうとすれば、自らを厳しく律する必要があった。

厚生省が作成した経営主体別病院数の統計から総病院数に占める私立病院の割合を調べてみると(24)（括弧内は総病院数）、明治七年五五・八％（五二）、同一〇年二二・〇％（一五九）、同一四年三四・三

%（五一〇）、そして勅令（府県立医学校の費用は地方税をもって支弁することを禁止）をみた同二〇年を境にして私立病院は急増。同二一年には六〇・一%（五六四）、同二六年六六・〇%（五七九）、同三一年六八・七%（七五四）、同三六年八〇・二%（七八六）、同四一年には八八・〇%（八四二）にまで達している。同七年から同一〇年まで減少していたものが、一一年からは増加に転じ、三六年以降は八割を占めるまでに至っている。その結果、内務省の強制力をもって体系的な病院供給体制を構築することができず、その状況が今日に至るまでつづいている。明治中期の県会では、民力休養と地租の軽減を求める民権派議員が公立病院・医学校の廃止を訴え、その声に押されて私立病院が多数を占めることになったのである。私立病院および医師の配置は病院経営者の意向によって左右されるところから、医療機関の偏在はなくなることがない。

明治四五年・大正元年における私立病院の府県別分布をみると[25]（「明治四五年・大正元年衛生局年報」）、総病院数七九四に対する割合では東京一六・〇%、北海道一一・三%、大阪五・七%、京都・兵庫・千葉は各三・九%、神奈川三・三%、埼玉二・九%といった大都市を抱える府県およびその周辺の県が多くを占めているが、日本全体でみると市（区）部に三九五病院、郡部に三九九病院とあり、必ずしも都市部に私立病院が集中しているわけではなかった。

私立病院の増加は病院総数を押し上げることになる。明治一〇年代半ば以降における病院総数の増加は著しいが、その理由として第一に、一八八〇年代の滅菌消毒・防腐・麻酔技術の開発にともない外科手術に対する信頼が高まってきたこと[26]。第二に家族や地域住民への感染が懸念される伝染病では社会防衛の意味も込めて入院（避病院・伝染病院）を選択せざるを得なかったこと。第三に病院が医学士の院長と府県内の優秀な医師によって構成されていることの認識が広がっていたこと。第四に帝国大学医科大学の卒業生がそれ以前に比べて急増し、開院・開業の圧力が高まっていたこと。(27) 第五に殖産興業にともなって労働と居住の場が分離し、人口の流動性が進み、家族が持っていた看護・介護機能が低下してきたこと。第六に病院の衛生環境が整えられ安全性が向上したこと。第七に多くの症例を集めるのに適している病院という環境が診断学の向上に寄与することへの認識があり、医療者として魅力を感じていたこと。第八に中産階級の成長によって医療需要が高まっていたことなどが考えられる。

前にみた群馬県会では、明治一八年度臨時県会において病院の廃止を求める議員に対し県立病院費予算承認を願う県当局は、「病院は開業医の力及ばざる難症を治療す。難症を治療するには経験に富み、且《か》つ病室・器機・薬品・看護人等完備せざれば治療する能《あた》わず。是等は開業医の能《よ》くすべき所にあらず。又一方より開業医を見れば、此《かく》の如き難症を治療するには時間も要し、且つ多くの看護人も要し、其の割合には収入なき故、是等は却《かえ》って病院に托して治療せしむる方、開業医にとつても便宜」であること、加えて「病院は中等以下の人民に利益を与うるものなり。其は何故なりや問うに、病院の薬価は他の開業医に比すれば廉にして、診察料・施術料等も要せざればなり」(28)と、病院が開業医・診療所に優っている点をあげて弁明しているが、これも病院増加の理由のひとつとなっていた。

病院の規模については、明治一五年七月より同一六年六月までの医療報告である内務省「衛生局第八次年報」に掲載の「病院患者病症別」一覧が、全国の病院を網羅するものとはなっていないが、府県別・病院別・所在地・医師数・病症別患者数について記載しており、同一五年における病院規模の一端を知ることができる。陸軍省・海軍省病院を除いた病院数（支院・出張所・分院・分局を含む）は三一七、そのうち府・県・公立病院数は一三九、私立病院数は一七八である。医師数の記載のない病院を除いた府・県・公立病院一二五の医師総数は五八二名、一病院平均四・七名、最大は岡山県病院の二九名である。同じく無記載の病院を除いた私立病院一七六の医師総数は五四〇名、一病院平均三・一名、最大は東京府浅草区の私立如春病院の一八名である。医師数一名の病院は府・県・公立で一〇、二名は二四、三名は二五、私立では医師数一名が二八、二名が五〇、三名が四一で、総病院に占める医師数一名から三名までの病院の割合は、府・県・公立で五五・二％、私立で六七・六％となり、私立のほうが府・県・公立に比べ小規模であった[29]。医師一名当たりの患者数には大きなばらつきがあり、たとえば栃木県の公立病院では六八三名に対し私立病院は三四六名、茨城県では六八三名に対し三四六名、兵庫県では一〇四〇名に対し六四二名、岐阜県では八二八名に対し一一〇六名、岡山県では一六一名に対し二一五名といった具合で、府・県・公立病院の医師よりも私立病院のそれのほうが負担が重いとは一概にはいえない。

同じく同年報に掲載されている「患者病類の詳《つまびらか》ならさるもの及専門病院にして一種の患者を治療する病院」の一覧には[30]、公立病院六〇、私立病院三八の計九八病院における医師数と患者数が記載されているが、それによれば公立病院の医師数は一七八名、患者数は七万二三四六名とあるから、医師一名当たりの患者数は四〇六名、一病院当たりの平均医師数は二・九七名である。それに対して私立病院の医師数は九〇名、患者数は二万八四四三名であるから、医師一名当たりの患者数は三一六名、一病院当たりの平均医師数は二・三七名となり、私立よりも公立のほうが規模は大きいことになる。公立で医師一名当たりの患者数が最も少ない病院は栃木県上都賀《かみつが》郡の公立鹿沼駆梅院の四・五名、私立では長柄《ながら》郡（千葉）の私立金田病院の〇・三名。公立で医師一名当たりの患者数が最も多い病院は公立江差病院（函館）の三一八八名、私立では東京牛込区の遠田《とおだ》脚気病院（開設は遠田澄庵）の四四六〇名。公立で医師数の最も多い病院は公立函館病院と公立豊川病院（函館）で各一三名、私立では長野東筑摩《ちくま》郡の戸田病院と長野北安曇《あづみ》郡の大町支病院で各六名といったところである。

また医師数一名の病院が公立で一一、二名が二五、それに対し私立では一名が一〇、二名が一四あり、総病院数に占める医師数一名と二名の病院の割合は公立で六〇％、私立で六三％となっている。当時は病院と称していても、規模において今日の診療所並みである。東京府が明治九年六月の東京府甲第四五号布達(31)（公私立病院設立願書式）を廃して、同二四年一〇月に制定した私立病院並《ならび》に産院設立規則第三条では、患者または産婦を一〇名以上入院させる施設は、それぞれ病院または産院設立の許可を受けなければならないと規定しており、病院の目安として一〇床以上が考えられていたようであるが(32)、宮城県が同一八年に制定した公私立病院設置規則では、「入院患者一〇以上収容し得る病室を有するもの」を病院、同五名以上の場合は支院・出張所というとあり、また昭和三（一九二八）年制定の公私立病院規則では「一五名以上の収容設備を有するもの」を病院と称するとしている(33)。なお、明治三九年九月制定の医師法施行規則第八条には「診察所又は治療所と称するは、公衆の需《もと》めに応じ診察又は治療を為《な》す場所を謂《い》ふ」とあり、昭和八年一〇月制定の診療所取締規則第一条には、「診療所と称するは、公衆又は特定多数人の為、医業を為す場所」をいい、「病院と称するは、診療所にして患者十人以上の収容施設を有するもの」をいうと規定している(34)。

明治四五年・大正元年における病床一〇〇以上の地方別病院数をみると[35]（「明治四五年・大正元年衛生局年報」）、東京が一四、神奈川が三、愛知・高知・北海道が各二あり、また五〇床以上では東京が二二、北海道が六、愛知が五、長崎・兵庫・京都が各四、長野・三重・千葉・大阪が各三、そして三〇床以上では東京が四〇、北海道が一三、大阪が八、長野・愛知が各六、佐賀・和歌山・岐阜・新潟・兵庫・京都が各五である。総病院数に占める病床一〇〇以上の割合は四・八％、五〇床以上は一〇・六％、三〇以上は二〇・〇％となっている。

「衛生局第八次年報」[36]には全国の私立病院二一一および公立病院一〇についての出納報告（一部不完全）も掲載されており、明治一五年度における病院の経済規模の一端をうかがい知ることができる。ただ出納報告に記載されている項目は収入額と支出額のみであり、企業会計でいうところの利益率の算出はできない。まず私立病院二二〇の総収入をみると五億九五七二万六五〇三円で、一病院当たりの平均収入は二八三万六七九二・九円、支出項目に記載のない病院を除いた私立病院一九五における総支出は三億一八八三万八六三三円で、一病院当たりの平均支出は一六三万五〇六九・九円、収支差の平均をとれば一二万一七二・三円となる。一方、公立病院一〇の総収入は一五九八万九一七八円で、一病院当たりの平均収入は一五九万八九一七・八円、支出項目に記載のない病院を除いた公立病院八の総支出は一三九五万六六八四円で、一病院当たりの平均支出は一七四万四五八五・五円、収支差の平均はマイナス一四万五六六七・七円であった。公立病院の数が少ないため単純には比較できないが、平均収入のうえでは公立に対し私立が一・七七倍、平均支出では逆に公立が私立に対し一・〇七倍となっており、収益性の点では公立のほうが低いといえそうである。

最も収入の多かったのが東京本郷区にある私立順天堂医院の二七九〇万三八〇円、ついで愛知県葉《は》栗《ぐり》郡の私立浅井病院二二四二万一三〇〇円、東京日本橋区の私立告成堂病院（明治二三年岩佐純が開設）一六五三万四〇一〇円で、収入の最も少ないのが愛媛県宇摩《うま》郡の公立済寿館支院の七万五三〇〇円、ついで愛知県愛知郡の私立博愛熱田支病院八万八六六〇円である。

病院の平均収入を府県別でとってみると、東京（二二病院）の五八七万三一一九・三円が最も多く、ついで愛知（六病院）の四八七万一九六八・七円、山口（一病院）の四七五万九二〇〇円[37]、広島（六病院）の四一〇万八六一〇・五円、大阪（一九病院）の四〇五万二三二九・六円で、少ないのが宮城（八病院）の二二万九三〇一・八円、ついで福岡（四病院）の三九万九一四三円、鳥取（四病院）の六一万二九一円、兵庫（四病院）の八四万四〇四八・八円、京都（六病院）の一〇七万九四五・七円といったところで、大都市を抱える府県の病院ほど平均収入は高いといえる。

出納記録が不完全な一八病院を除いた二〇三病院のうち、収支差がマイナスの病院は一七、収支差のない病院が四、収支差がプラスの病院は一八二で、ほとんどの病院が黒字の状態である。黒字の病院のうち、収支差が収入の九割を超える病院が七（東京神田区の私立瘡毒痔疾病院、大阪府東区の私立浪速病院、同北区の私立橘香病院、宮城県仙台区の私立済生病院ほか）、八割を超えるのが一二、七割を超えるのが一二あり、全体としては大阪府と規模の小さな病院の多い宮城県に高収益の病院が集まっていた。

明治四五年・大正元年における公立一般病院の収支状況を「明治四五年・大正元年衛生局年報」からみると[38]、病院数は七九、隔離・精神・結核病床を除く一般病床は二〇〇床以上が七、一〇〇床以上が一三、五〇床以上が一七、三〇床以上が八である。最大は石川県立金沢病院の四三九床、そして大阪府立高等医学校病院の三九五床、県立宮城病院三四〇床、岡山県病院三〇三床とつづく。平均病床数は七八・九床、施療患者を受け入れている病院数は二九である。収支状況をみると、黒字病院が五二、赤字病院が一（北海道庁の村立月形病院）、収支差のない病院が二六で、収入金額の最大は大阪府立高等医学校病院五〇万四八〇八円、そして京都府立医学専門学校付属療病院二七万三八〇七円、県立千葉病院二〇万九一六二円、県立熊本病院一六万九七八四円、区立札幌病院一六万一四四円とつづく。最小は北海道の村立月形病院一五八七円、そして滋賀の公立高島病院二一四七円、北海道の村立七飯病院二七一九円、福井の町立三国病院三一二九円とつづく。黒字病院は岐阜の大野郡病院（収入に占める支出の割合は一九・一％）、熊本の郡立多良木病院（同五〇・二％）、県立愛知病院（同六八・六％）、県立鹿児島病院（同六九・三％）、県立金沢病院（同七二・一％）、県立千葉病院（同七四・五％）、栃木県立宇都宮病院（同八一・八％）といったところである。

収入（団体負担金・補助金・診療収入・積立金利子の計）の平均は四万六三一九・八円。収入に占める診療収入の平均は三万九六五九円で、平均収入の八五・六％を占めている。公立一般病院の中でも大きな府・県・市・区立病院の総数は三二、それら病院の収入に占める診療収入の割合の平均は八七・六％である。診療収入が一〇〇％を占めているところが岐阜県病院、市立弘前病院、九九％が県立金沢病院、岡山県病院、県立広島病院、九八％が市立静岡病院、県立松江病院、九七％が県立愛知病院、県立鳥取病院、九六％が県立熊本病院で、最低は県立沖縄病院の三六・五％、そして横浜市立十全病院の五二・一％、県立千葉病院の六四・七％、山形市立病院済生館の七一・一％、県立松山病院の七八・七％とつづいている。猪飼周平によれば、日本の公立一般病院は地方政府の財政難のため経済的自立を求められおり、明治四三年から同四五年にかけて報告された病院の財政状況をみると、総支出の九五・九％は患者からの診察代金で賄われていたという[39]。

内務省警保局は大正一五年から昭和一八（一九四三）年までの一八年間にわたって『警察統計報告』という年次統計書を編集刊行しているが、『大正二年版警視庁統計書』に掲載されている東京府内一三四の私立病院一覧によれば[40]、医員総数は六四三名、一病院当たりの平均は四・八名、最大は三井慈善病院の四五名で、日本赤十字病院四一名、東京慈恵会医院四〇名、順天堂医院二三名とつづく。調剤員総数は三一四名、一病院当たりの平均は二・三名、産婆総数は五七名、一病院当たりの平均は〇・四名、看護人総数は二一三八名、一病院当たりの平均は一六・〇名である。入院延患者数は一二七万六二六九名、そのうち一万名を超える病院が二五、最大は根岸病院の一〇万四四三九名で、日本赤十字病院七万九八〇八名、順天堂医院七万三四一名、保養院六万六四一五名、青山脳病院六万四七四二名とつづく。入院延患者数の一病院当たりの平均は九五二四・四名、全治退院数は二万一九九八名、未治退院数は九二〇三名、死亡退院数は三四一二名、その他の事故退院数は一八五〇名。外来患者総数は四八万五九一四名、一病院当たりの平均は三六二六・二名、最大は三井慈善病院の一七万九九二名で、日本赤十字病院八万八六三五名、東京慈恵会医院二万九三二四名、救世軍病院一万九六五三名とつづく。いずれも施療を主とした病院である。外来延患者総数は二六二万六七四四名、一病院当たりの平均は一万九六〇二・六名であった。

前に明治二〇年以降における私立病院急増の状況についてみたが、それは公立病院の急減と並行するものであった。同一五年における官公立病院数は三三〇、私立病院数は二九六、同二一年にはそれが二二五と三三九となって逆転(同一六年から二〇年までの統計はない)、それ以降、同三一年の一三六病院まで官公立病院数は減少をつづけるが、同三二〜三四年の間は一時的に増加し、同三五年以降は急減、同四二年には九七病院にまで後退している。それに対し私立病院のほうは一貫して増加、同四二年には七九三病院となっている。(41)

その公立病院の減少に関して帝国大学医科大学長の三宅秀《ひいず》は明治二一年五月の講演「病院の説」において、「府県立病院は地方税を募りまして維持して居りますが、其仕組みが紛紜《ふんうん》の基であります。何故《なぜ》なれば、県庁の在る所に病院を建てて、一管轄内の総体から集めた金を以て維持して居りますから、病院の効能が遍《あまね》く管内に配ると申せど、夫《それ》故に医学校を建てて医者を造りて管内に配ると申せど、夫すら充分には集まりませぬ。尤も病院で稼いだ金は地方税の収入にはなりますが、各郡村から出した費用で建てた病院で金儲けをさせ、病人の金を収むると申事は、余り宜しくありますまい。其辺の不都合を地方の議員などが発見しまして色々なことを言い、遂には病院が潰れてしまふと云ふ、あはれなことになります。」と述べている。(42) 要するに、府県立病院減少の一因は、地方税で建設された病院の立地が府県庁所在地に偏っているため、利用に不便な遠方の住

表5　経営主体別病院数

| 年次 | 官立(国・公) | 私立 |
|---|---|---|
| 明治　7 | 23 | 29 |
| 11 | 175 | 60 |
| 15 | 330 | 296 |
| 21 | 225 | 339 |
| 25 | 198 | 378 |
| 29 | 166 | 426 |
| 33 | 253 | 613 |
| 37 | 154 | 623 |
| 41 | 101 | 741 |

(『医制八十年史』818頁より作成)

| 年次 | 公立 | 私立 |
|---|---|---|
| 大正　1 | 79 | 794 |
| 5 | 75 | 990 |
| 9 | 76 | 1,267 |
| 13 | 75 | 1,565 |
| 昭和　3 | 81 | 1,877 |
| 7 | 87 | 2,351 |
| 11 | 115 | 2,887 |
| 15 | 141 | 3,085 |

(猪飼周平『病院の世紀の理論』309，311頁より作成)

民の間に不満、不公平感が生じていること、自分たちが支払った地方税で建てた病院であるのに治療費を徴収していることの不都合を議員が取り上げ、病院の廃院に向けて議論を集約したことにあるというのである。有限な医療資源を合理的にどのように配分すれば社会的公正と健康権が保たれるのか、それは極めて今日的な課題ともなっている。

公立病院の急減と私立病院の急増という事態を迎えた明治二〇年代以降、私立病院の躍進は今日にまで及んでいる。総病院数の七割から八割を私立病院が占めることによって、体系的な病院供給体制の構築や政策医療、不採算ではあるが必要不可欠な医療（僻地《へきち》医療・救急医療ほか）は困難になり、地域間に医療格差を生じさせることになった。医療の公共性が十分に担保されない自由開業制と、医師が臨床能力と関係なく自由に診療科目を標榜することができる体制のもとで、医療の平等性、機会均等、医療の質が損なわれ人権侵害を生じさせている。人権侵害は学用患者だけに止まるものではなかった。

（1）『大坂医報』八七、明治二二年一月二五日。
（2）『大坂医報』九四、明治二二年五月一〇日。
（3）滝沢利行編『近代日本衛生論集成』第二巻所収、大空社、一九九二年。
（4）平尾道雄『土佐医学史考』一三四―一三六頁、高知市民図書館、一九七七年。
（5）新村拓『在宅死の時代』一七二―一七五頁、法政大学出版局、二〇〇一年。
（6）『太政官日誌』第一六九、石井良助編『太政官日誌』第二巻所収、東京堂出版、一九八〇年。
（7）内閣官報局『明治九年法令全書』所収、博聞社、一八九〇年。

（8）『明治二〇年法令全書』「訓令」所収。
（9）『東京医事新誌』七一、明治一二年八月二日。
（10）丸山清康『群馬の医史』二八六―二八七、二八九頁、群馬県医師会、一九五八年。
（11）『長尾折三集』第二巻『当世医者気質』一七九頁、春秋社、一九八二年。
（12）緒方正規「日本医界に就て」『東京医事新誌』八四八、明治二七年六月三〇日。
（13）『東京医事新誌』一七三、明治一四年七月二三日。
（14）『東京医事新誌』四〇六、明治一九年一月九日。
（15）『東京医事新誌』二七七、明治一六年七月二一日。
（16）『東京医事新誌』二八三、明治一六年九月一日。
（17）『東京医事新誌』二八九、明治一六年一〇月一三日。
（18）『東京医事新誌』三五三、明治一八年一月三日。
（19）『東京医事新誌』三〇九、明治一七年三月一日。
（20）『東京医事新誌』四九七、明治二〇年一〇月八日。
（21）『東京医事新誌』四七七、明治二〇年五月二一日。
（22）『宮崎県医師会五十年史』二三三頁、宮崎県医師会、一九四〇年。
（23）長尾折三『噫医弊』六八―六九頁、医文学社、一九三四年。立川昭二『明治医事往来』三三五―三三七頁、新潮社、一九八六年。注5同書九〇―九一頁。
（24）厚生省編『医制八十年史』八一八―八一九頁、印刷局朝陽会、一九五五年。
（25）内務省衛生局編『明治期衛生局年報』第一四巻所収、東洋書林、一九九二年。
（26）B・エイベル＝スミス、多田羅浩三・大和田建太郎訳『英国の病院と医療』二〇八―二〇九頁、保健同人社、一九八一年。R・ポーター、目羅公和訳『人体を戦場にして――医療小史』一八八頁、法政大学出版局、二〇〇三年。

(27)青柳精一『診療報酬の歴史』三六二頁、思文閣出版、一九九六年。
(28)注10同書二九〇―二九一頁。
(29)菅谷章『日本医療制度史』一一七頁、原書房、一九七六年。
(30)注25同書第四巻四五一―四五四頁。
(31)『東京市史稿』市街篇第八二巻七二四―七二六頁、東京都復刻、一九九一年。
(32)注29同。
(33)宮城県史編纂委員会『宮城県史』第六巻三五七―三六〇頁、宮城県、一九六〇年。
(34)昭和二三年七月制定の医療法第一条では、病院とは「医師又は歯科医師が、公衆又は特定多数人のため医業又は歯科医業を行う場所であって、二十人以上の患者を入院させるための施設を有するもの」で、「傷病者が科学的でかつ適正な診療を受けることができるよう便宜を与えることを主たる目的として組織され、かつ運営」されるところとし、診療所については「患者を入院させるための施設を有するもの」とあり、第一三条で診療所は「診療上やむを得ない事情がある場合を除いては、同一の患者を四十八時間を超えて入院させることのないように努めなければならない」となっている。平成一八年の改正で四八時間規定は廃止されている。
(35)注25同。
(36)「衛生局年報」四七二―四七八頁。
(37)明治一七年三月新築の県立山口病院では医員その他の給料六三九〇余円、院内諸費三九〇〇余円、計一万二九〇余円の支出に対し、収入は六八一〇余円とある(『東京医事新誌』四一一、明治一九年二月一三日)。
(38)注25同。
(39)猪飼周平『病院の世紀の理論』一六三頁、有斐閣、二〇一〇年。
(40)警視庁編『大正二年版警視庁統計書』、クレス出版、一九九八年。
(41)注24同書八一八―八一九頁。
(42)『東京学士会院雑誌』一〇‐五、明治二一年七月。

## 四　往診医に支えられた大正・昭和初期の在村医療

明治一三（一八八〇）年一月、『東京医事新誌』は「官途《かんと》に奉職せる医家の私宅治療」の是非をめぐる論争について連載をはじめている。論点は「奉職の暇に於て妄《みだ》りに市中開業医の権限を侵し、昼夜奔走孜々《しし》として薬を売る」といった、片手間の私的医療行為は一種の商業活動とみなすべきではないか、医師が官に出勤している間に患者の病状が急変した場合、その対応を無免許の代診に任せるのは問題ではないか、といったことなどであった(1)。官立病院の勤務医が私宅で片手間に行っている診療が、開業医にとって迷惑な営業妨害になっているというのである。その事情を知りながら、内務省は同年六月、医術開業の者が「県官若《も》しくは郡吏に採用されたる後、公務の余暇を以て依然医業を営むも妨げなき儀に候哉」との愛媛県からの問合せに対し、公務の合間に行う医療は差支えない旨の回答をしている(2)。

現実に大阪府立病院長の吉田顕三は「自宅に薬局を設け、病院外の患者を治療」していただけでなく、「造幣局の依頼に応じ一週に二回出張して局員患者の治療をも兼任」(3)し、明治一四年成医会講習所を開設したばかりの高木兼寛《かねひろ》は県官・郡吏ではなかったが、講習所勤務のかたわら自宅診療に従事しており、その「自宅にては一切調薬を販売せず、診察料のみを以て治療を施」す医薬分業を実践。患者は一日一〇名前後で、これは「他の有名医に比すれは病者の員数は少な」かったという。ちなみに、高木の診察料は宅診で一円から二円、往診は三円から五円、夜中往診は四円から六円と定めていた。(4) 同一九年には橋本綱常《つなつね》軍医総監も麹町《こうじ》平河町にレンガ造りの治療所を建設するなど、(5) 公務外での診療行為には歯止めがなかったようである。

明治二六年一一月に開催された日本医会において、「現役軍医は私宅に開業し、若《も》しくは私立病院の業務に従事すべからざるべき事」の決議がなされているが、提案した広島地方部によれば、「今職を公に奉し一定の俸給を賜ひ、尚《な》ほ且《かつ》身後（退職・死後）恩給扶助の優待ある現役軍医にして公務の余暇、私宅開業若くは私立病院の業務に従事」(6) していることは、開業医にとって「自家の財源を侵害する行為であって容認できないと訴えている。長尾折三は『当世医者気質《かたぎ》』において、「どの科でも大先生の外来診察は非常に短いし、又到底十分診察を受けることは出来ない組織に成つて居る。云わば大学での診察は卸並《おろしなみ》であると云つてよかろう。ロハで大学教授の診察を受け様とするは容易ではない。其処《そこ》で因縁《ゆかり》を求めて自邸へ参候することになる。否因縁には及ばない。招牌《かんばん》こそ掲げね、どの教授も此教授も立派な診察所や病院を有《も》つて居る」のであり、また「臨床医科の大学教授で自宅診療所を持つて居ないのは青山（胤通）教授と一、二者位なもので、あとの連中は堂々たる診察所を有し、さもなくんば他人の名義にするか、或は内実共同組織で盛んに外来、入院患者を診察収容して居」ると述べ、さらに付け加えて、大学病院に上等な入院患者が少ない理由の第一は「金儲《かねもうけ》に成そうな患者だと、主治医は色々口実を設けて自分の関係して居る私立病院に送り込むか、左《さ》も無ければ自宅治療を勧誘して盛に往診をする」ためである。第二は「上流人士が入院すると自分等が怠惰《なまけ》られぬ、嫌《いや》でも応でも毎日一回の回診をせねばなら」ないからであったと辛辣《しんらつ》な批判をしている。(7)

少し後のことになるが、愛知医学専門学校の教員が「官途に奉職せる医家の私宅治療」について語っているところによれば、「同校は独立自営のため教職員の待遇が悪く、そのため医師が出勤時間の前後を利用して各自宅で内職的に一般外来の診察に従事しており、病人のほうでも愛知病院の先生に病院まで行かなくとも診てもらえるとして殺到」していたとあり、(8)給料の安さが教員を宅診に走らせる一因ともなっていたようである。

明治四三年『医海時報』は論説において、「医科大学教授中、臨床科の教授中には、大学の職務以外に診療に従事する者あり。世人称して教授の内職と言ひ、如斯《かくのごとき》は不都合なりと非難」し、文部省もこれを不都合と認め、「近々通牒《つうちょう》を発して、許可を得ざれば他の診療に従事するを得ざらしむ」ことを伝える一方で、大学教授は「現時第一流の優良の医家なり。病者の是が診察を乞ふ事を切願するは当前」であるとし、教授が余暇に診療することに問題はなく、「教授が比較的僅少の俸禄に甘んぜる所以《ゆえん》は、右の如き余禄あるが為め」で、内職を禁止しようとするならば教授の俸禄を倍加せよと論じている。また同誌雑報では、文部省専門学務局長通牒にふれ、「医科の教授に対しては、其従事するも診療が施療なる場合、即ち教授の出診する病院が全然営利的ならざる場合には、之に従事するを許可するも、苟《いやしく》も営利的なる以上は許可せぬ方針」であると聞いているが、その背景には基礎科教授が「自己の職責を十分尽し居るに、尚ほ其上に講習会に出演せよと文部より命ぜらるるが腹立たしさに、『臨床科の教授は内職を盛んにやりつつあり、内職の出来る人には責務を増してもよし、内職も出来ぬ力一杯に働き居る吾々に尚ほ責任を加ふるは不都合千万なり』など主張して、文部当局の命を拒む人」の出ていた事情があったと記している。(9)

なお、法学者市村光恵《みつえ》は「大学教授の私宅診察は多くの場合に、何等の条件を付せすして行はる故に、其報酬を与ふへき法律上の義務も発生せす。又其報酬の額にも限りなし。但し特に約束するか、又は診察料の表を作り、之を待合所に貼付《ちょうふ》せる場合は此限りに在らす」と述べ、内職的に行われている私宅診察では診療報酬についての制約はないとしているが[10]、病院医師にとって勤務外での往診や宅診は大きな収入源となっていたようである。

官公立病院の医師による内職は開業医の反感を買っていたが、その開業医の診療実態をみるために、かつて神奈川県の川崎・横浜・鎌倉・藤沢・茅ヶ崎・相模原に住む地主・医師・巡査が書き残した明治・大正期の日記を調べたことがある[11]。そこで明らかになった東京の近郊農村における医療の特色を要約すれば、養蚕《ようさん》・園芸農業による現金収入があって薬礼の滞るおそれの低い地域には、開業医が集まっていたこと。病が重くなれば複数のかかりつけ医の往診を仰いで合同診察させる立会《たちあい》診察（対診）が行われていたこと。それでも病状が好転しなければ大金を投じて東京・横浜の著名な病院医師を招いて「最後の審判官」をさせていたこと。診断を確定させるために遠方より専門医を招聘する場合があったこと（いずれの場合も病院医師にとって内職となる）。医師を代える転医が頻繁になされていたこと。消毒および麻酔のもとでの手術が軌道に乗って、病院への信頼が高まってきた明治三〇年代、入院は地元の病院ではなく、東京・横浜の大病院を利用する事例が多かったこと。施療の場合を除いて病院死は少なく、病院死は在宅死に比べて一種のステータス・シンボルとも感じられていたこと。看護・介護は家族および血縁・地縁によって担われていたこと。伝染病や重病の際には派出看護婦が雇用されていたこと。快癒すれば床上げ祝・蓐払《しとねばらい》式を行っていたこと。漢方・売薬・鍼灸・按摩・導引といった伝統医療から西洋医療への切替えが明治二〇年代になって進行したこと。開業医は日常の診療のほか伝染病対策の前線に立っていたこと。明治三〇年代になると診療所を増築して病院にする動きが出はじめ、日露戦争から第一次大戦にかけてその動きが加速したことなどである。

立会診察（対診）は地主や中規模農家において当たり前のように行われていたが、これに関して林順一は明治一五年の『東京医事新誌』に発表した「宜しく矯正すへき医家の弊」において、悪弊であると断じている。同論によれば、立会診察に招かれた二人の開業医の診断が相反したため、県病院長を招聘して診断を仰いだところ、病院長と同じ診断を下した開業医のほうが新聞に投書して相手の医師を讒謗《ざんぼう》したことから、両開業医の間が険悪になった事例を取り上げて、患者の枕頭《ちんとう》で医師が徒《いたずら》に議論する立会診察というものは、「病者の苦悩を増し、傍人をして危疑せしむるに至」らせる弊害があると述べている。[12] 第二次世界大戦後の混乱期に日本医師会が発表した「医の倫理」第四章には「必要なる対診は努めて之を行うべき」で、医師間に意見の不一致があれば「第二の対診医を招請」すべきであるとしながらも、対診において不誠実と競争があってはならないと戒めている。[13] 医師間において非難中傷があれば、部外者である非専門家からの批判介入を招くことになり、ひいては医師会の権威を失墜させる恐れがあったからである。

ここでは前回の明治・大正期につづけて、大正・昭和初期の在村医療について東京西部の日野市の事例をみていくことにする。幕末、甲州街道日野宿のあった多摩郡落川《おちかわ》村（現東京都日野市落川）に

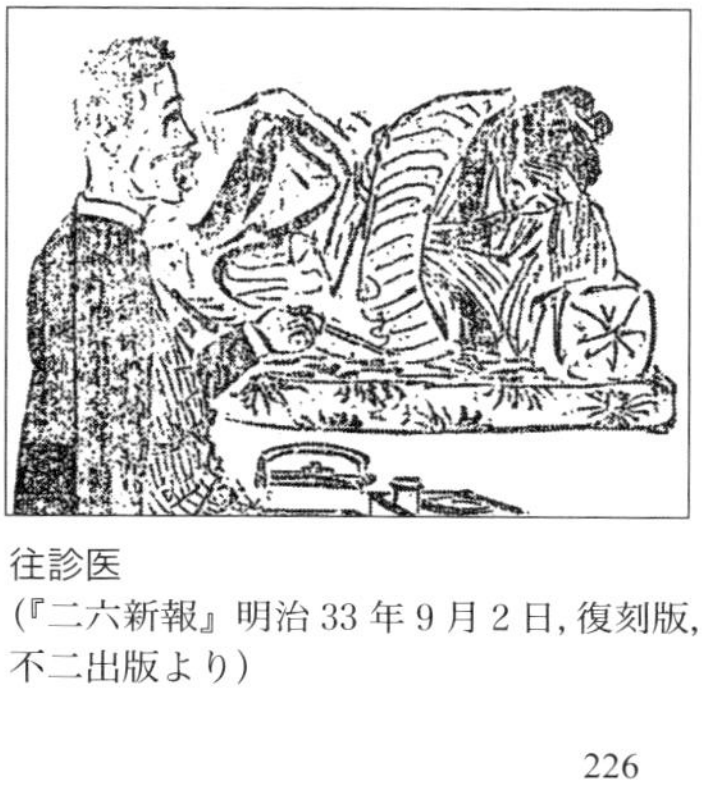
往診医
（『二六新報』明治 33 年 9 月 2 日，復刻版，不二出版より）

生まれた地主五十子《いらこ》敬斎の日記を取り上げるが(14)、敬斎は幼少のころに高幡《たかはた》山（高幡不動尊）金剛寺の仏弟子となり、また国分寺村の漢方医にも弟子入りしていた。しかし、長兄が死去したことにより農家を継ぎ、二〇代半ばには自由民権運動に参加して三多摩の豪農らとともに板垣退助の自由党に入党。そこでは政界に進んだ仲間と行動をともにせず、生涯を在野で過ごして音韻学の研究に没頭。その一方で米相場にのめり込んで家計を破綻させ、近衛文麿内閣が国家総動員法を公布した昭和一三（一九三八）年、八三歳にて死去している(15)。日記は長年にわたって綴《つづ》られているが、彼が五七歳の大正二（一九一三）年から昭和六年までの晩年を中心に孔版印刷本（佐伯弘次翻刻）によってみていくことにする。

敬斎には漢方薬調剤の心得があるところから自分だけでなく、求められれば周囲の者にも与薬し、そのつど、詳細な生薬の配剤記録を日記に書き残している。遠くに住む息子の脚気の報に接すれば糠《ぬか》・赤小豆粉・商陸《やまごぼう》粉を送り（大正二年一一月）、親戚の者が洋方医のくれた脚気薬を無効といえば貼《は》り薬を作って与えている（同八年一一月）。しかし、漢方薬のみに頼っているわけではなく、八王子に出かけて買薬もしている（同三年七月、同一〇年九月ほか）。彼は六男二女の子だくさんであり、子どもが病気に罹れば自分が診断して与薬し、かかりつけ医にも診せている。日記には受診料が几帳面に記されおり、たとえば大正三年八月五〇銭、同六年二月八〇銭、同七年五月三回の往診料三円、同年七月七日分の水薬二円一〇銭、往診三回二円四〇銭、同一三年七月薬価・注射・車代・診断料三円五〇銭、昭和六年一一月一円五〇銭、同年一二月一円などとある。日記は家計簿ともなっており、息子が中学校に入学した大正二年の教科書代は三円、四年に在学中の息子のほうは四円、多摩川の渡船代は二〇銭であった。

若いころはいわゆる地方名望家層の一員として自由民権運動に加わっていた彼も、晩年の日記からはその面影が消えて株投資の泥沼にはまり、小作料も入らず所有地の切り売りでしのぐ借金漬けの生活となっていた。しかし、子どもらへの教育投資はつづけ、授業料や下宿代の負担にあえぎながらも立身出世コースに乗せている。大正三年第一次大戦の開戦とともに生糸相場が暴落。翌年および翌々年には米価・株価が大暴落。米騒動のあった同七年は米価が逆に暴騰。同八年株式・商品市場が投機ブームで沸《わ》くバブル経済となるが、同九年は株価が大暴落し、金融恐慌が起きるといったためまぐるしい状況の中で、[16]彼は乱高下する市況を注視し、値動きをこまめに書き込んでいる。その几帳面さは受診料の場合と同じである。

日野から八王子にかけては開業医が集まっており、小原、沼野、朝倉、酒井、土方、森久保、松医堂の開業医が彼のかかりつけとなっている。新規の開業もみられる（大正九年四月）。立会診察において診断が異なることもあり（同八年一月）、また往診に二人の看護婦を連れて来る医師もいた（同一三年一月）。代診が遣わされて来ることもあり（同一二年一二月）、「酒井氏（医師）重く視て、専門に掛るべしと、依て出京……直《ただち》に大学へ同行、施術を得」とあるように（昭和六年一一月）、専門医を紹介されて上京することもあった。関東大地震の四回目の余震に襲われた大正一三年一月一五日、彼は子どもの入院（盲腸炎）でお世話になった八王子の医師に餅を持参。付添いを依頼していた看護婦に一九日分の給料三八円と礼金五円を渡し、立会医師には二回分として六円、看護婦に先払いしていた一円と合わせて五〇円を支払っている。さらに四月三〇日、治病のお礼として医師に銘仙《めいせん》織の反物《たんもの》（賃料四円、捻り一円六〇銭、染五円五〇銭）と五〇銭を贈っている。

開業医は村民の衛生・予防にかかわる管理業務を負っており、「六十歳以下、チブス予防注射（分教場）」とか（昭和二年四月）、「医師役場員出張して十二指腸回虫の駆除手当施薬を行ふ。予が家にては予・恭三（息子）を残し、他皆施療を受く」（同三年三月）といった記事のほか、大正七年には彼の弟の妻が伝染病に罹患、医師が「来り診し忽《たちまち》に病状届出《いず》べしと言、且《か》つ看護者を要し付すべし」というので、翌日届出たところ、役場員と巡査が来て「消毒法を執行」。彼はそれに立ち会って、終了後には酒四合を振る舞っている。依頼した看護婦が来たのは九日後のことで、二等看護婦一円とある。八王子に派出看護婦会があったから（大正二年一〇月）、そこからの派遣と思われる。さらにその一〇日後、看護婦が感染してしまったようで不快症状を訴えて帰ってしまう。一〇日分一〇円を支払っている（同七年一月）。この年より翌年にかけてスペイン風邪が世界的に大流行。彼の子どもたちも五月から七月にかけて、この「流行の悪風」に罹患している。村民の間に「流行症に感して収容所に入る。今家下消毒」、「病人隔離室に昨日収養」（同七年六～七月）といった事態になり、多忙の開業医は往診の依頼にも応じられない状況となっている。

なお、大正一一～一二年の家計調査によれば、保健費の支出（薬物医療費）が突出している月は八、一二、一月となっているから、夏と冬は開業医にとって繁忙期となる。[17] 当時の生計費に占める保健費の割合をみると、俸給生活者で二・五四～四・一％（二円七四銭～六円七一銭）、職工で三・二〇～六・〇五％（二円二一銭～一〇円二六銭）であった。[18] 同時期の神奈川県では年収六〇〇～七〇〇円で五・八五％、七〇〇～八〇〇円で四・二二％、八〇〇～九〇〇円で四・六六％、九〇〇～一〇〇〇円で四・

五九％、一〇〇〇〜一一〇〇円で五・五三％となっており、[19] 敬斎の家は借金漬けとはいえ医師・看護婦に大金を支払うなど、保健費の支出は相当なものであったと推測される。

敬斎の家では子どもを東京帝国大学医科大学付属医院の眼科・耳鼻科に行かせて検査を受けさせ（大正四年三、一二月）、娘は同内科を受診（同一四年五月）、弟の妻も同婦人科を受診（同五年五月）、彼も腎臓病を患って同医院を受診するため前々日に出向いて東京に一泊、受診の前日には病院で受診用紙をもらい、当日は早朝に出かけて番号札を取り、「久《ひさしく》待て受診。予が言所《いうところ》は甚た受聞かざる如し、極て略診也。但し小便を要す。依て器に入て出」したとある（同七年二月）。子どもの妻は同産科二等室で出産、出産の電報が敬斎の所に届いたのが大正一三年八月一〇日。三日後に見舞いに行き、操帯代一五円、生児産着《うぶぎ》料五円を渡す。退院したのは二二日であった。明治中期以降、大学付属医院では自費患者を受け入れていたが、基本は無料であった。息子が同医院を受診した際、「無費即《すなわち》施恵法なるを以て院長の診即本診を得」られず、「久く待ち予審（診）あり。丁寧には診したり」とあり、午後になって「河本博士の自邸に至り診を受」け、診察料二円を支払っている（同四年四月）。彼は体の変調に敏感で、家に病人が出れば最高の医療を受けさせようとする。病院に看病のため泊まること（護宿）もあり（同一一年五月）、お見舞いには卵と粗糖が重用されている。

通常は往診医を迎えて家で療養させているが、看護・介護にあたるのは家族や血縁の者で、他家へ「病人の介護を助く」ために出かけることもあった（大正九年八月）。農村における家族および親族の結びつきは農業技術の進歩による労働生産性の向上によって弛緩されていくが、[20] 大正期の日野では相互扶助の慣習は生きていた。病が治れば床上げの祝（蓐祝）となり、「赤飯を蒸し近家七戸」に配っている（昭和五年一月ほか）。電気のない農家は薄暗く、村に電柱が立ったのは大正一一年一〇月のこと。工事費の戸別負担が一円一〇銭、電球八個が二円八〇銭であった。京王電鉄（玉南電鉄）の開通は同一四年三月、彼の家の近くにも駅が設けられ、都会化が進んでいる。

大正三年二月七日、ドイツのシーメンス社が日本海軍将校にリベートを贈ったことが発覚し、「昨日国技館全国有志大会（山本権兵衛）内閣弾劾《だんがい》の件、但し今日破壊あらん」と日記に記し、一一月七日には第一次大戦に参戦した日本がドイツの租借地やドイツ領を攻めて「青島今暁陥落す」と記している。同年、彼の調剤薬を服用していた老母の病が進行し、九月三日かかりつけ医に病状を報告。脈は微弱となり、五日「脈状甚《はなはだ》迫らざるを以て自家四人のみにて臨終」のときを迎えている。夕方には「沐浴式」を行い、彼と妻、実弟の妻の手で「全身を浄拭《きよめぬぐ》ひ安臥法」を行う。弟は葬儀の買物に出かけ、六日に葬儀。早朝、近家の人が集まり、故人を「精霊多福の人」といっている。それは天候もよく、また「農家最一緩閑の時に遇《あう》て逝《ゆ》」かれたからであると。本山に仏具を借り、棺蓋《かんがい》を白・銀・金紙で

表6　日雇労働者1日の賃金

| 年次 | 賃金（銭） |
|---|---|
| 明治 13 | 21 |
| 15 | 22 |
| 18 | 16 |
| 27 | 21 |
| 31 | 33 |
| 36 | 40 |
| 40 | 49 |
| 44 | 56 |

（週刊朝日編『値段史年表』より）

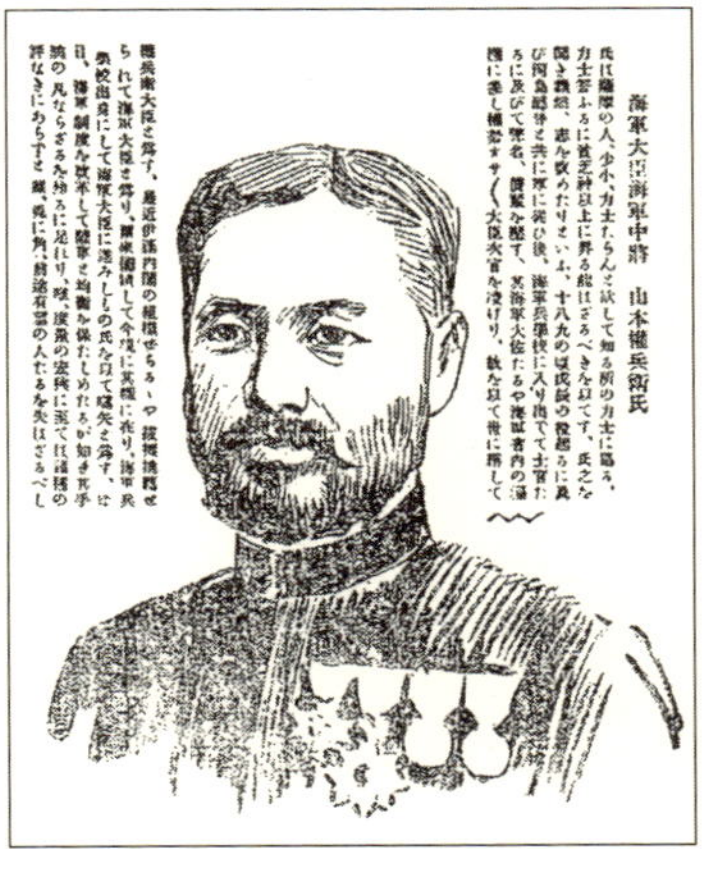


山本権兵衛
（『二六新報』明治33年6月2日，復刻版，不二出版より）

装飾。玄関に簾《すだれ》を掛け、土間に板張りして仮坐とする。午後三時、寺僧が来て法要、四時出棺。遠方からの衆には回向《えこう》中に出膳、送葬後に本膳を出す。灯に定紋を貼《は》る。七日寺参り（法料七円のほか菓子料）。八日「遺物調」をし、八、九日に遺族間で分配。一〇日医師に診察料など一円、薬代五〇銭、菓子二折を呈す。一一日本山より塔婆《とうば》を賜ったところで、葬儀関連の記事はひとまず終わっている。葬式費用や香典料に関する詳細な書き出しがある。

大正一三年六月二〇日、実弟は老病のため敬斎が調剤する薬を飲んでいたが、二一日には病勢が進行、かかりつけ医の土方を呼んでも来ず、二二日酒井医師を呼ぶ。「注射を要すとて小針七、八を行ふ。大快を示す」。土方医師も来る。夕方には「股に大二本を行」い、その日は家族らと「看守徹夜」する。二三日実弟が「外状死別を示す。予脈を持するに糸の如く認む。而《しか》るに忽《たちまち》引返す。蓋是《けだし》土方師の概断するを証すと思へり。而《しかし》て蘇生するは注射に依るなるべし」。娘の考えで内野医師も呼ぶ。内野医師は「診て理解明示し、且《かつ》カンプラ注射を胸部に行ふ」。酒井医師に車代五円を渡し、電話代は一円二〇銭。親族が集まり看病。二四日臨終の実弟に「引き取の法」を執行。「引き返す（蘇生）」。「奇跡なり」と土方医師はいう。二五日実弟は二回も「辞去状（臨終）」を示す。「末期の法」をし、また「引き返す」。諸方に通知。二六日容態悪化。「脈糸の如く、呼吸益《ますます》迫り来り、曙四時半遂《ついに》「永眠に就」く。「永眠の方法を為す」。役場に届け、寺に寄って「作法の僧二人」を請い、買物を済ませる。夕方、「沐浴」。二七日回向法事、出棺。院号は「法外の値ゆえ信士」とする。二八日寺参り。近家の婦がかたづけに来る。酒井医師にお礼五円を渡す。二九日息子の嫁の実家の父（小田原在住）が危篤との電信郵便が届く。葬儀の電報がつづけて来る。前の電信郵便は配達遅れであった。三

○日葬儀。「男子は羽織袴多し。洋服は親戚の班列は七人許《ばかり》、会葬者数人見ゆ。女子部は地方式にて最親の輩六、七人被《き》たるのみ、他は黒の紋付也」とある。大正期には葬儀を含め伝統的習俗の衰退をみているが[21]、それは大正デモクラシーや人口の流動化に加え、たび重なる経済不況にともなう行事の簡素化が影響している。

大正一五年、これまで米相場の失敗で借金漬けであった彼は、金を借りている家の一軒である森田家に利子を払いに行くが、その森田では母娘ともに肺結核に罹患しており、七月には重態に陥っている。彼は同家に居ていろいろと世話を焼いていたが、同月二〇日母親のほうが午前三時に死去。彼は死後の処置を手伝い、「アルコール水にて拭《ぬぐ》ひ浄め、服を着せ、帯をして北向に安せしめ」ている。午後九時入棺。二一日茶毘《だび》所に送り、二二日「骨揚《こつあ》げ」、骨を収めて八王子の菩提寺に向かう。八月二四日に娘のほうも死去する。同年一一月彼の知人二人が相次いで死去。土葬のため「予伍組五人、穴堀、舁番《かつぎ》」とある。以上、多摩郡落川村における医療・看取りの情況をみてきたが、明治・大正期の神奈川県のそれとあまり変わらない内容となっている。時代は昭和に入っても葬送儀礼にほとんど変化はない。神奈川県の地主と同様、彼らの専門医志向の強さと開業医の奮闘、そして神奈川県のときにも指摘した地主と小作人らとの間にある医療格差が印象に残る。たび重なる経済不況、農産物価格の下落に際して自作地を手放した小作人たちが重い病に陥れば、施療（学用）患者としてリクルートされていくことになったのである。

明治一三年一月『東京医事新誌』の論説は、欧米各国において用いられている「家医」について紹介している[22]。それによれば、家医とは「人家の依嘱《いしょく》に由《よ》り謝金を定め、且《か》つ其多寡《たか》に応して一月若《ひとつきも》しくは一週に幾回と定め、疾病の有無に拘《かか》はらす、以て訪問に怠らす、其家内の健康如何を視察し、病者あれは之に療方を授け、若《も》し健康を害す可き者あれは、為めに理由を説与し、以て之を除去せしむる等の事を主宰する者是なり」とある。この説明によれば、家医とは急病時などに患家に出向いて診療する往診医ではなく、定期的に訪問して慢性疾患の患者を診る訪問診療医を指しており、今日の在宅医療において欠かせない存在である。時代を先取りした論説であったが、家医を生かしたシステム作りは二一世紀の現在でも緒に就いたばかりである。

(1)『東京医事新誌』九四、明治一三年一月一〇日。同九五、同年一月一七日。同九六、同年一月二四日。同九七、同年一月三一日。
(2) 宮崎県医師会編『宮崎県医師会五十年史』三五頁、宮崎県医師会、一九四〇年。
(3)『東京医事新誌』二四四、明治一五年一二月二日。
(4)『東京医事新誌』一六六、明治一四年六月四日。
(5)『東京医事新誌』四四四、明治一九年一〇月二日。
(6) 国立国会図書館近代デジタルライブラリー掲載。
(7)『長尾折三集』第二巻『当世医者気質』二一四―二一六頁、春秋社、一九八二年。
(8) 戸苅近太郎・青井東平『名古屋大学医学部九十年史』一一八頁、名古屋大学医学部学友会、一九六一年。
(9)『医海時報』八四二、明治四三年八月六日。
(10) 市村光恵『改版・医師ノ権利義務』三三八―三三九頁、宝文館復刻、一九三八年(初版一九〇六年)。
(11) 新村拓『在宅死の時代』法政大学出版局、二〇〇一年。
(12)『東京医事新誌』二四二、明治一五年一一月一八日。

(13) 『愛知県医師会史』三九九―四〇一頁、愛知県医師会、一九五五年。
(14) 企画課市史編さん係編『五十子敬斎日記』日野市、一九八七〜九四年。
(15) 色川大吉・中島孝雄「五十子敬斎論」『東京経済大学人文自然科学論集』三二、一九七二年。田中紀子「五十子敬斎小伝」『日野の歴史と文化』二三、一九八六年。
(16) 岡崎哲二『二〇世紀の日本』第五巻『工業化の軌跡』八三―八四頁、読売新聞社、一九九七年。
(17) 『俸給生活者・職工・生計調査報告』二五頁、多田吉三編『大正家計調査集』第二巻所収、青史社、一九九一年。
(18) 注17同書二三頁。
(19) 多田吉三編『大正家計調査集』第一巻所収の名古屋市社会課「常傭労働者の生活費」一〇頁、青史社、一九九一年。
(20) 青山道夫・竹田旦ほか編『講座家族』第一巻二三八―二三九、二四四頁、弘文堂、一九七三年。
(21) 注11同書二六―二七頁。
(22) 『東京医事新誌』九四、明治一三年一月一〇日。

生気論者であったフーフェラントの『医戒』（杉田成卿訳、一八四九年）は幕末から明治期にかけてよく読まれており[1]、森鴎外が明治四四（一九一一）年に発表した自伝的短編小説『カズイスチカ』には[2]、開業医の父の代診の真似事をしていた医学生が「翁（父）の医学は Hufeland の内科を主としたもので、その頃、もう古くなって用立たないことが多かった」と、父の思い出を語っている描写にも現れている。大阪の緒方病院の院長であった緒方惟準《これのり》は「医戒十二要」を座右の銘としていたが、その「医戒十二要」とは「亡父洪庵生前、扶氏遺訓《ふしいくん》（緒方洪庵訳『扶氏経験遺訓』一八五七年）の巻末に付せる医戒の大要を抄訳」したもので、洪庵は「常に之を子弟に教諭」していたという。「医戒十二要」では医師の使命について、「人の生命を保全し、人の疾病を復治し、人の患苦を寛解《かんかい》する」こと、そのことは不治の病者に対しても同じであって、たとえ「救ふこと能《あた》はさるも之を慰するは仁術なり。片時も其命を延《のべ》んことを思ふへし。決して其不起を告くへからす。言語容姿皆な意を用ひて之を悟らしむること勿《なか》れ」と諭されており、さらに「病者の費用少なからんことを思ふへし。命を与ふとも其命を繋《つな》くの資を奪はば、亦何の益かあらん」と、病者の経済的負担への配慮も強く求められていたとある[3]。

近代医学の出発にあたって大きな影響力を、特に洋方医らに及ぼした『医戒』の第三（対同道之戒）には「医の宜《よろし》く禁戒すべき所の一事あり。即只其病論治法を以て患者に告ぐるに在り……（告知に）因《より》て能《よ》く病者の心に迷惑疑貳《ぎじ》を越し、依托《いたく》の医に困難不快を致すべし」と、患者の病状や治療法を患者に告知してはならないと医師に求めている。告知によって患者に迷いや疑いの心が生じ、治療を託している医師にも困難や不快が襲うことになるというのである。当時、医療界では告知を可能なかぎり回避し、最期まで患者を鼓舞しつづけ、延命医療に努め、誤診の訴えを起こされないように親族のみに告知しておくという医療倫理が慣行となっていたが、(4)『東京医事新誌』に掲載された新宮誠二の「医師病家に対するの義務を論ず」(5)も、基本的には同じ立ち位置にあった。すなわち、「患者果して危症発起の状あるあらば、時々善く其親戚に告げ、予《あらか》じめ注意」しておくのがよいが、本人に告げなければならないときは、医師自ら話せば患者を驚憂させることになる。それゆえ明敏和順の人を選んで話させるのがよいという。そして、「医師は病者の以て治望を繫《つな》ぎ、頼《たより》て慰安をなす所の者」であるから、患者が危篤に陥ったときはいよいよ励まし、苦悩を鎮め「臨終の安穏《あんのん》を保護せざる可《べか》らず」。臨終のときでも「医師は猶《な》ほ能く尽力して治方を施して、其病苦を緩め、其精神の苦悶を解《と》き、「敢《あえ》て匙《さじ》を投し、而して辞し去るの事ある可らず」と、最期のときまで医師は病人の傍《かたわ》らにいて除痛延命に努めよといい、医業とは「同胞人民の痛患、病苦を緩救し、其生命を延長するの仁意より始」まるもので、すなわち「仁術」であると論じている。

医聖ヒポクラテスの伝統を担う前近代のヨーロッパ医学では、医術の力の及ばない終末期の患者に医師は手を出してはいけないとされていたが、(6)『医戒』は「総括」において「病める者を見てこれを救はんと欲する情意、是即医術の由て起る所なり……施す者も受くる者もこれ（医術）に因て真福を得むことを……（医師の）目的とは何ぞ、他の性命健康を救全するの一途のみ」と、医術の起こりは病人をみて救おうと願う情意であって、医師は他者の性命健康を救い全うさせることだけを目的にしており、終末期には患者に対して真実を告げないこと、除痛延命に努めることが医師に求められるとしている。医療水準の低い時代においては医療の選択肢は限られており、医師に残されているのは患者に危害となるような医療的処置を施さず、ただ見守ることだけというのが現実でもあった。

長尾折三は『噫医弊《ああいへい》』において、(7)「善意の虚言虚辞は患者に対する慰安也、慰藉《いしゃ》也、療病の方便也。神経家・ヒステリー家・其他必死の病苦に呻吟《しんぎん》する者に向《むかい》て、予後の不良を直截《ちょくせつ》に宣告するが如きは、病勢を増悪《ぞうお》し益々苦悶を与ふる者なれば也」と、告知を避けるための虚言も療病の方便として許されるとしている。その長尾が開業医ニ活を振り返っていうには、(8)病者の症状が険悪に陥ったときは「患家に向て重態通知をなし、次で危篤告知状を特使を以て発し」ていたと述べている。それは後日、家族から訴追されるのを回避するための対応であり、家族のみに伝えておくという措置は近世からつづく伝統でもあった。

近世中期の産科医賀川玄悦《げんえつ》（子玄）は横産で遷延《せんえん》分娩に苦しむ妊産婦の産道に鉄鉤《てつこう》を差し入れ、胎児を破断して引きずり出す回生術を施し、母体だけでも救う道を切り開いた者として知られているが、その門人である奥劣斎《おくれっさい》は『回生鉤胞秘訣《かいせいこうほう》』の「回生撮要」において、(9)次のように述べている。すなわち、回生術を施す場へは妄《みだ》りに他人を入れてはならない。近親者で高年の者を一、二人、それに産婆一人にとどめるべきである。それは回生術を秘するためではなく、鉄鉤を見せることによって産婦や周囲の者を怯《おび》えさせたり、頭を断裂させた胎児の残酷な姿を人目に曝《さら》させたくないためであるとし、さらに施術にあたっては関係者の同意を取りつけるように努めなければならない。「其病家の主人或《あるいは》姻族など、何分にも高年の人を閑所へ招き、如何にも危篤のよしに云なし、娩後変証のことなとも説ききかせ、少々ても不承知の様子ならは、必取りかかるへからす」という。奥劣斎はまた『産科内術』の「回生」において、[10]施術が決まれば「親兄弟或夫親戚へ相談し、死しても許す時は用《もちう》へし」と述べる。産婦の死亡という状況が生じても周囲から文句の出ないことを確かめたうえで行わなければならない。もしそうでなければ、「死すれは医の誤なり」という者が出るからであると。ここでは説明と同意が親・兄弟・親族に対してのみ行われ、妊産婦には行われないままに事が進められているが、これは家族・親族内における嫁の地位の低さとも関係していることであった。

告知が本人になされず家族・親族を対象に行われてきた背景として、池永満はパターナリズム医療が長くつづいていたこと、医療が医師と患者との間で結ばれた診療契約にもとづく行為であって、患者が「契約上の権利義務を有している対等な当事者」であるという観念が希薄なこと、家族が入院にともなう諸手続きなどを代行してきたことをあげ、一九七〇～九〇年代の裁判事例では、病名の秘匿《ひとく》によって早期の適切な処置をとる機会を失わせたとする原告の訴えが、いずれにおいても病名の秘匿を医師の裁量の範囲内にあるとして棄却されていたことを紹介している。[11]その後の判例では、病名の秘匿が委任契約において受任者（医師）が負う債務（最善の努力を尽くして医療を行うこと）の不履行に当たるとし、特段の理由がない限り告知が求められるとした事例も出るようになっている。[12]

一九八一年開催の第三四回世界医師会ポルトガル総会で採択された「患者の権利に関するＷＭＡリスボン宣言」は、「患者は人間的な終末期ケアを受ける権利を有し、またできる限り尊厳を保ち、かつ安楽に死を迎えるためのあらゆる可能な助力を与えられる権利を有する」とされており、[13]同宣言を踏まえて制定された日本医師会の「医師の職業倫理指針（二〇〇八年改訂版）」では、「医師が診療を行う場合には、患者の自由な意思に基づく同意が不可欠」で、患者に正常な判断能力がある限り、患者本人に対しインフォームド・コンセントを得ることが必須であるとしながらも、例外的に「真の病名や病状をありのまま告げることが患者に対して過大な精神的打撃を与えるなど、その後の治療の妨げになるような正当な理由があるときは、真実を告げないことも許される」とし、「本人へ告知をしないときは、しかるべき家族に正しい病名や病状を知らせておくことが重要である」と定めている(14)。

告知が医師の裁量権の範囲内としたとき、患者の自己決定権との間に衝突が生じることになるが、これについて明治・大正期の法学者である市村光恵は、医師・患者関係から説き起こして次のように述べている。すなわち、医師・患者関係は「時に請負となり、時に雇用となり、時に準委任」となるもので、たとえば「歯科医か歯一本の抜料何銭と定めて歯を抜き……此の如く患者と医師とか契約をなし、仕事の結果に対して報酬を与ふる場合は、其契約は請負」となる。しかし、「請負契約というものは極めて稀《まれ》なることに属す」。次に雇用というものは「必す報酬なかるへからす。故に報酬なきものは雇用にあらす。医師の治療には往々施療あり。即ち無償の治療あり。此施療は雇用にては説明する能はさるか故に準委任なりと謂《い》はさるへからす」という(15)。

つづけて「民法第六四三条に於て『委任は当事者の一方か法律行為を為すことを相手方に委任し、相手方か之を承諾するに因《よ》りて、其効力を生す』と規定せり。医師の治療行為は法律行為にはあらずして事実行為なり。故に右の定義に依《よ》れは決して委任にはあらす。然れとも民法第六五六条は、委任の規定を法律行為に非《あら》さる事務の委託に準用せり。学者か所謂《いわゆる》、準委任と称するもの是れなり」と述べ、医師・患者関係は委任契約に準ずる準委任契約に該当するという。[16]それを踏まえて、「受任者たる医師は委任の本旨に基《もとづ》き、善良なる管理者の注意を以て、委任事務を処理する義務を負ふ」ことになり、「疾病並ひに治療の経過に付き、患者より請求あるときは、医師は何時にても之を報告せさるへからす。我民法第六四五条にも『受任者は委任者の請求あるときは、何時にても委任事務処理の状況を報告し、又委任事務終了の後は遅滞なく其顛末《てんまつ》を報告することを要す』と規定して、此義務を明《あきらか》にせり」と述べ、受託者である医師は委託者である患者に対し、委任されたことに関する「説明・報告」の義務を負っていると論じている。[17]

また「疾病治療に関する原則」について述べた箇所において、「何人も意思能力ある以上は、自己の承諾なくして治療行為を加へらるることなし……但し意思能力なき者、又は一時同意の意思を発表し得さる者に付ては、其保護の地位に立つ者の同意を得るを要し、又其同意あらは足る」とし、患者の同意、患者の意思決定が尊重されなければならないと述べている。[18]今日では病院における診療契約の当事者は病院であり、医師は履行補助者としての位置づけであるが[19]、その病院医師が患者に対して行う「説明・報告」[20]は、患者の知る権利や自己決定権を支える情報提供のレベルにまで達していることが求められている。

（1）阿知波五郎『近代医史学論考』一九―二〇頁、思文閣出版、一九八六年。
（2）『鷗外全集』第八巻所収、岩波書店、一九七二年。
（3）『東京医事新誌』四七五、明治二〇年五月七日。

(4)新村拓『在宅死の時代』「付論　告知の歴史」、法政大学出版局、二〇〇一年。

(5)『東京医事新誌』一八、明治一一年五月一〇日。同一九、同年五月二五日。

(6)児玉善仁『病気の誕生』一〇二頁、平凡社、一九九八年。

(7)長尾折三『噫医弊』一八二頁、医文学社復刻、一九三四年（初版一九〇七年）。

(8)長尾折三『開業医生活乃二十五年』三二頁、吐鳳堂書店、一九一五年。

(9)京都大学図書館蔵。

(10)富士川游ほか編『日本産科叢書』所収、思文閣出版復刻、一九七一年（初版一八九五年）。新村拓『出産と生殖観の歴史』一八二頁、法政大学出版局、一九九六年。

(11)池永満『患者の権利』一三〇―一三六頁、九州大学出版会、一九九四年。

(12)島崎謙治「医師と患者の関係（中）」『社会保険旬報』二二九七、二〇〇六年一一月。

(13)近藤均ほか編『生命倫理事典』参考資料六九四頁、太陽出版、二〇〇二年。

(14)注13同書三―四頁。

(15)市村光恵『改版・医師ノ権利義務』三一七、三一八、三三二頁、宝文館復刻、一九三八年（初版一九〇六年）。

(16)注15同書三二六、三二七頁。

(17)注15同書三三五―三三七頁。

(18)注15同書八四頁。

(19)注12同。

(20)注11同書七八頁。

# 第四章　求められる施療　拒否される施療

## 一　貧民への施療を押しつけ合う官公立病院と開業医

明治四四（一九一一）年正月三日、大逆事件判決を予想する記事にはじまった石川啄木の『明治四十四年当用日記』には、進行する結核にともなう創作活動の低下と金策の苦労、看病してくれていた母および妻までが同病に冒される事態に直面したときの心の動きが記されている。同年二月四日、啄木は結核性の慢性腹膜炎のため東京帝国大学医科大学付属医院の内科学第一講座青山胤通《たねみち》内科に入院、服薬・栄養・穿刺《せんし》の対症療法に終始して三月一五日に退院。(1) その後、自宅療養をつづけていたが、同日記につづく『千九百十二年日記』では一月一三日、「(母を) 医者に見せたくても金がない。兎《と》も角《かく》二三日は寝ていて貰《もら》ふことにした」と記している。同月二一日には「母の吐血はやつぱりとまらない。咳をする度《たび》に多少づつ出る……それだのに売薬さへ買ふことが出来ないといふ事は、ひどく私を悩ました。昨夜は寝る前に、『明日か明後日少し金をこしらへるから、それまで待つてくれ』と母に言つたが、しかし別にアテがあつたのではなかつた」とあり、進行する母の病状と切羽《せつぱ》詰まった生活の様子が綴《つづ》られている。翌日の日記には追い詰められていく自身の病について、「今のやうに薬ものんだり、のまなかつたりしているやうでは仕方がないから、進んで施療院に入院する、但し今は母が悪くているから少し待つて貰ひたいといふ返事を佐藤さんへ書いた」とあり、施療院（施療病院）入りを決意するに至っている。同年三月母親は死に、翌月一三日には啄木も後を追っている。享年二七歳であった。[2] 石川啄木が入院を決意した施療院（施療病院）とは、昭和二一（一九四六）年まで一般病院とは別の、その他の病院の括《くく》りにおいて集計されていた慈善病院のことであったが、その成り立ちは明治初期における洋式一般病院の開設事情とも深く関わっていた。

明治八年七月から同一〇年六月までを対象とした内務省「衛生局第一、二報告」の第四款「病院」によれば、[3]「本邦の病院は大《おおい》に欧米諸国と其実況を殊《こと》に」しており、専《もっぱ》ら中等以上の士民が治療を托するところとなってい

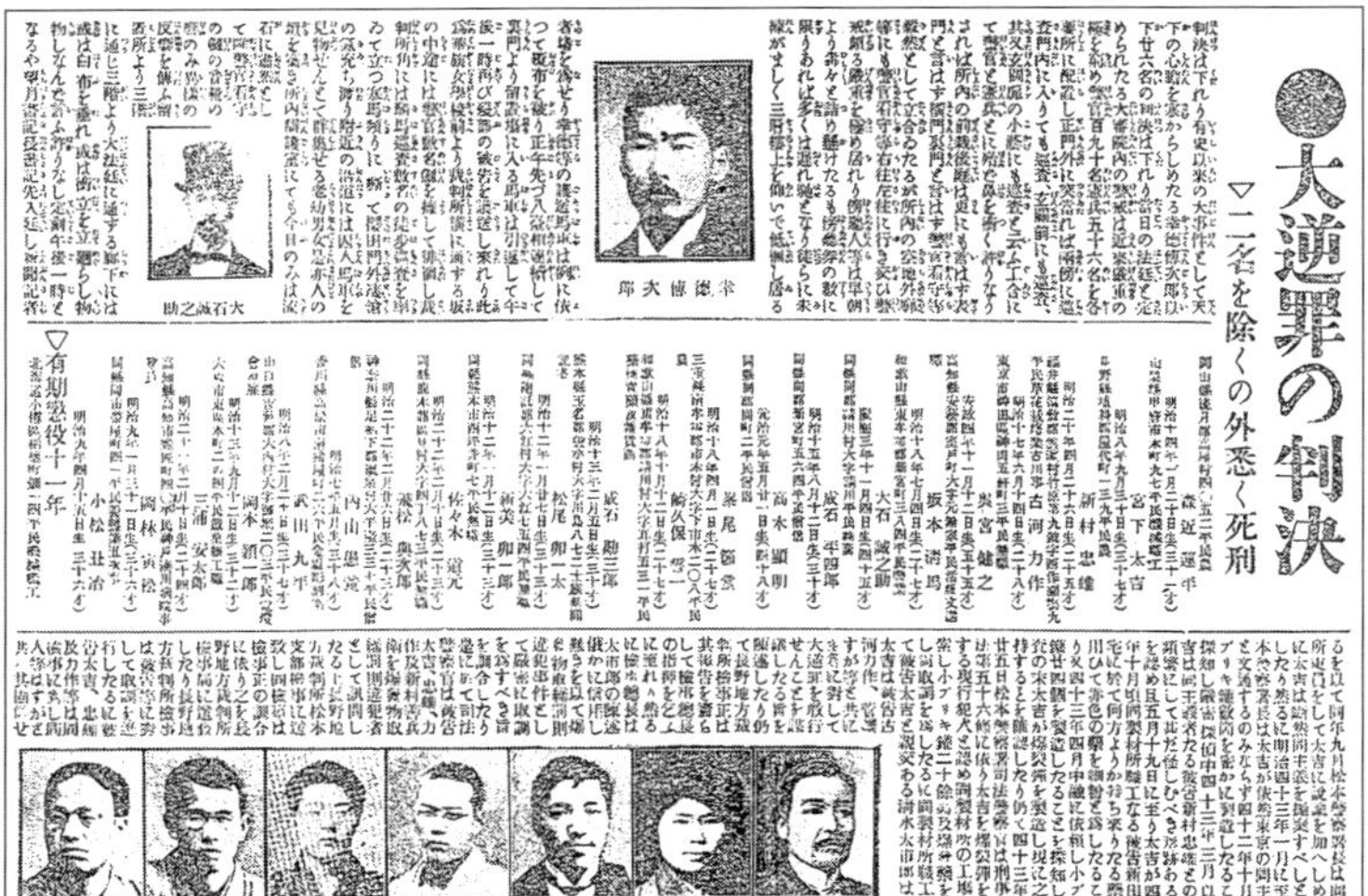
●大逆罪の判決
▽二名を除くの外悉く死刑

大逆事件の判決
（『東京朝日新聞』明治 44 年 1 月 19 日）

る。維新以来、諸府県で病院を設立し「院長は都府に招聘し、管内の良手は挙《こぞっ》て該院に従事」せしめているところから、院長はその府県内の第一の国手《こくしゅ》（名医）にして、十分な教育を受け数多《あまた》の経験を有する者とみられている。そのため病院の体裁は「自然に上等人民の患者及ひ他の医師の手を束《つか》ねたる難症痼患《こかん》の治療に於て最も必須たるの勢力を醸成」し、施術実績も管下のどの病院の医師よりも抜きん出ている。そこで諸府県立病院では「間接に衆医を奨励して其業術を精究」せしめ、そのかたわら「地方衛生の事務及ひ医学教育の責任」を負わせているところから、貧困患者の治療にまでは手が回らない状況となっている。それが本邦の病院をもって欧米のそれと同一視できない所以《ゆえん》であると述べている。すなわち、内務省の認識では、現下の病院は中等以上の人民と難病患者を治療する機関、開業医の知識・技術を向上させるための教育の場、衛生行政と医学教育・医師養成を担う中核組織であって、欧米の病院が専《もっぱ》ら貧病人の治療を行う施療慈善病院であるのに対し、日本の病院は中等以上のブルジョワジーの治療を担うところというものであった。したがって、診療所（開業医）は貧病人の治療を担うところとなり、病院と診療所は階層構成に応じて機能分化されていたのである。(4)

明治七年制定の医制第一九条では「官費の病院は医学校に属するものに限る」とし、第二四条では「医学校に属する病院の費用は地方より其幾分を給すへし」、ただし診察料は無料、入院料・薬種料については院長・地方官・衛生局が協議したうえで文部省に申達し、相応の額を定めて徴収することにするが、極貧の者には無料とすると定めている。すなわち、医学校・医学教場に併設された官立病院においては入院料・薬種料を除いた診察料については無料、そして貧病人の医療費も無料の扱いとする施療病院としての性格を、医制の制定段階では持たせていたのであったが、(5)具体化の段階で官立病

院から施療機関としての性格が削除されていくことになったのである。(6)

明治九年八月、内務省衛生局長兼東京医学校長の長与専斎《ながよせんさい》はアメリカで開催された万国博覧会および万国医学会に出席するとともに、同国の主要都市・州における衛生行政を視察し、一二月に帰国。その後、視察見聞の概要と私見を具した「衛生意見書」を内務卿の大久保利通に提出しているが、その意見書の「直達衛生法」第二において、日本の病院の現状と役割について次のように述べている。(7)すなわち、維新以来、病院の建設が盛んに行われ、今では病院のない県はないところにまで至っているが、「其病院たるや管下の標準となりて、医術流派の得失を治療の実路に證し、以て医師を奨導し医流を改正するを本為の目的とす。旁《かたわ》ら医学の教育を兼摂《けんせつ》す。貧民施療の事に至りては頗《すこぶ》る欠如する所ありと雖《いえど》も、当時地方の情勢に於ては亦已《や》むを得ざるもの」であった。だが、「医学の教育は到底一地方の能《よく》する所にあらず」。それゆえ病院の目的を「貧民の施療を専《もっぱ》らにし、旁ら管下衛生の事を任する」ように特化するのがよいであろう。欧米に倣《なら》って市内を分別して各区に一人の区医を配置し、その区医を病院が統括し貧民の施療および予防衛生に従事させるようにすれば、済恤《さいじゅつ》の趣意が都鄙《とひ》に普及するようになる。また医学教育分院建築などの費用をもって各区の俊秀子弟を募り、彼らを真正の医学校に送り出し、卒業とともに各区医に任ずれば、僻邑《へきゆう》寒村といえども良医を得、衛生も行き渡り、また地方官においても大いに費用を減じ、民力を無駄遣《むだづか》いさせることもなくなるであろうと。

要するに、現状の官公立病院は管下に行われている各種医術の優劣を科学的に実証し、開業医らを西洋医学に導くこと、併せて医学教育とわずかな施療の実施を仕事としているが、今後、官公立病院は施療と衛生行政に役務を特化し、実務は区医に任せ、その区医を病院が統括するかたちを取るようにすればよい。医学教育については病院から切り離し、医学を志す者がいれば給費生として中央の医学校に送り出して、卒業後に区医として任用すれば地域医療も充実するであろうというのである(8)。少し後のことになるが、明治一九年茨城医学校・病院の廃止をめぐる茨城県会において、廃止を求める民党議員に対し県当局は公立病院の役務を県下の衛生事務の翼賛《よくさん》、監獄囚徒の治療、衛生及び警察の医務補助、管内開業医の学術奨励であると回答している(9)。

明治一〇年二月東京府病院長の長谷川泰《たい》は長与専斎の意見書から強い示唆を受け、府知事宛に区医設置の上申をし、二ヶ月後には区医章程、施療券発行手続の原案が作成されている。この素早い対応の背景として北原糸子は、西南戦争の帰還兵によって全国に運ばれたコレラを抑え込まなければならないという衛生上の課題があったこと、長与専斎の真の意図が貧民施療にあったのではなく、衛生の社会的実践の核となるべき公立病院が圧倒的に不足している状況下で、区医を公立病院の代替装置として位置づけることにあって、施療も衛生法実践の一環であったと論じている(10)。

明治一一年七月より同一二年六月までを対象としている内務省「衛生局第四次年報」の第五項「病院及医学生徒」(11)は、公立病院に貧民救療を期待することはできず、また郡区においても病院を設置するだけの財政的な余裕もないので、「郡区町村医を配置して救済の普及を謀《はか》る」べきである。すでに東京府では「明治一〇年六月に管内家各区及四駅に区医を置き、施療券及牛痘施種券発行規則を設けて施行」し、貧民救療の先鞭《せんべん》をつけているが、これはアメリカの救貧医の制に倣《なら》ったものであると記している。『東京医事新誌』は施療券を「施療切手」と呼び、東京府の一五区六郡に配置された郡区医による貧民の施療、伝染病に対する予防・衛生活動を「あたかも衛生議員の如し」と報告しているが[12]、東京府は同一〇年六月、区医職務心得を制定して貧民患者施療救助および流行病治療予防のため管区を設け、区割された各区内に住む開業医を区医に任じ、輪番で当番に当たらせることを布達。その職務心得の第一条には「区医は済恤《さいじゅつ》の趣旨を体認して其受持区内貧民の治療及ひ其種痘を担任し、施治予防の法を施行し、以て東京府病院 並《ならびに》 其分局の欠を補ふ」とあり、第二条に区医は施療券（有効期間は一ヶ月）持参の貧民を診察し、施薬処方箋《せん》を発行し、東京府施療調薬所に至らせることとある[13]。郡区医・町村医配置に関する事項は府県衛生課の担当とされていたが（同一二年一二月内務省達「府県衛生課設置並事務条項」「町村衛生委員設置並事務条項」）、郡区医・町村医による施療・貧民救療がはじまり、患者が増えていくにつれて関係予算は不足し、施療券の供給は同一三年一月より制限され、同一四年七月には早々に制度が廃止されている[14]。

施療を担う区医は東京府病院および分局の欠を補うものと位置づけられていたが、東京府病院（院長岩佐純、副院長佐々木東洋）は佐藤尚中《しょうちゅう》の建白によって明治七年、東京芝愛宕《あたご》町に宮内省からの下賜金を得て東京府が開設したもので、自費患者のほか施療患者の診療および医師の養成にあたっていた。同一〇年における東京府病院（院長長谷川泰に交代）の施治患者数は一万五〇二五名（外来一万三一七六名、入院五二五名、施療券外来一三〇九名、施療券入院四四六名、手術一一九一名）で、種痘接種人員は一万三八七二名、コレラ治療人員四四六名、配布消毒薬の薬価は九九一一円余であった[15]。

京都の典薬頭百々《とど》家の出身で、熊本・東京において開業医生活を経験した百々俊彦が開業医の医権拡張を目的に東京独立医共和保権会（会長佐藤尚中、代理佐藤進）を創設しているが、同会は明治一二年四月東京府知事・府会議員宛に「東京府病院は本・分局とも貧民の施療病院とし、明治一二年度より外来患者を廃す可し」との意見書を提出している。(16) それによれば、東京府が東京府病院に多額の地方税を投入して事業規模の拡大を図ろうとしているが、それには大きな問題がある。第一に内務卿より医術の開業免状を下賜され、広く人民の疾病を治療するように求められている開業医が東京府病院と競合することになれば、四民の差別なく普《あまね》く治療を施すという東京府病院の趣旨に、開業医の診療が抵触《ていしょく》する恐れが生じること（相互に営業権を侵害し合うことになる）。第二に病院の優秀な医員は現状でも事務多端と衆多《あまた》の患者によって疲弊し、治療に集中できない状態になっていること。第三に東京府病院の施療が「篤疾危症の者」のみを対象としており、慢性疾患に病む貧民は相手にされず行き場がないこと。第四に病院に所属し施療を担当している区医の制度が十分に機能を果たせないでいること。第五に施療のことが周知されず、施療の手続きを知らない貧民がいること。第六に施療券を得るため区役所に出かけることは「貧民の面目を公にするの姿にして、実に人情の言ふに忍びざる」ものであること（貧民の烙印《らくいん》が押され差別視されること）。第七に施療を受ける貧民が官の権威を恐れて診察の場では物が言えないでいること。第八に東京府病院に学ぶ生徒の多くが他県から来た者であり、その養成に東京府の地方税を用いるのは不当であること（東京府病院が医師養成をしなくても、東京府には大学や医学校があるので、それらに任せればよい）をあげ、東京府病院の役割を防疫に限定すること、病院の医員を各区で開業させるか、病院の拡張を取りやめて貧病院に改めることを要求している。その結果、同一三年東京府病院は施療専門病院とされて自費患者の診療をやめることになるが、翌年には東京府会通常医部会において一四年度の地方税支出による施療費が減額修正され、さらに同院への支出が停止し閉院となっている。(17)

産業の勃興《ぼっこう》にともなって膨張した都市には、旧貢租額と変わらない地価算定（反当たり収穫量に米価を乗じて粗収益を求め、これから諸経費を差し引いた純所得を、一定の利子率で資本還元する方法で決定）となった明治六年の地租改正、[18] 同一四年以降の松方デフレーション政策が引き金となって、農村からは免疫力を欠いた新規労働者がなだれ込んでいただけでなく、家族介護の期待できない単身者や高齢者、地域から切り離された無産者や失業者が不断に生み出されていた。生活用品のすべてを購入に頼らざるを得ない資本主義社会のもと、疾病と貧困の循環によって「衛生上または保安上有害と認むる地区」とされた貧民窟《くつ》・細民部落（不良住宅地区）には、細民・貧民・窮民があふれていた。その数は大正期において東京市内人口二〇〇万人の一割を占めるまでになっていたが、彼らは伝染病と犯罪の温床に住む者として蔑視《べっし》され、衛生警察の監視対象となっていた。[19]

内務省は明治四〇年代、国庫補助法を設けて全国に施療病院の設立を図り事前の基礎調査を実施しているが、その際の内閣統計局の回答によれば、東京・大阪・京都の貧民、すなわち「貧民窟と為す地に住し、例へば人力車挽《くるまひき》、人夫、手伝、日雇煙草捲《たばこまき》、紙屑買《かみくずがい》……の如き業を営みつつある者」の住居の家賃は平均一ヶ月一円四五銭で、畳二枚につき平均一人半強、一世帯の平均食費は三四銭八厘、一世帯一日の所得は四〇銭一厘であって、彼らの罹病率は五・四三％、受療率は一三・五四％であったとし、彼らは「病苦に呻吟《しんぎん》しつつも、医療を受くること甚だ稀れ」であったとある。[20]

また明治期のルポルタージュ「昨今の貧民窟」（著者不詳）には、[21]「彼ら不幸の民にして病の床に呻《うめ》き苦しむものあらば、慈恵病院もあり、聖慈堂病院もありて、それぞれ治療の道を開きあれども、実際において彼らがその手続きをなすには非常の手数を要し、その入院を許さるる時は早きも已《すで》にその時機を失し治癒の望みなく、遅きは鬼籍に入りたる後にて、ようやくその許可状を受け取るが如き不都合はしばしばこれあるなり」といい、また町医も貧民窟からの依頼には「一も二もなく不在とか、または他の口実を設けてこれを謝絶するの有様なれば、彼らの多くはいかなる重病に罹《かか》るも売薬を服用するのが精々にて、これさえなかなか容易の事にはあらず。ただ死を待つのほかなき」状態にあったと記されている。開業医も金にならない彼らには近づかなかったのである。

　明治一二年の東京地方衛生会では「市中一般開業医の中には虎列刺《コレラ》病者治療に従事することを忌避して、一回の診察すら肯《うべな》はさるの情況」になっている。その原因は「患者届書式、其他規則の厳密なる」こと、「検疫掛の立会に際して（検疫掛と開業医）双方の見込相違」にともなうトラブルがあること、そして「患者多くは

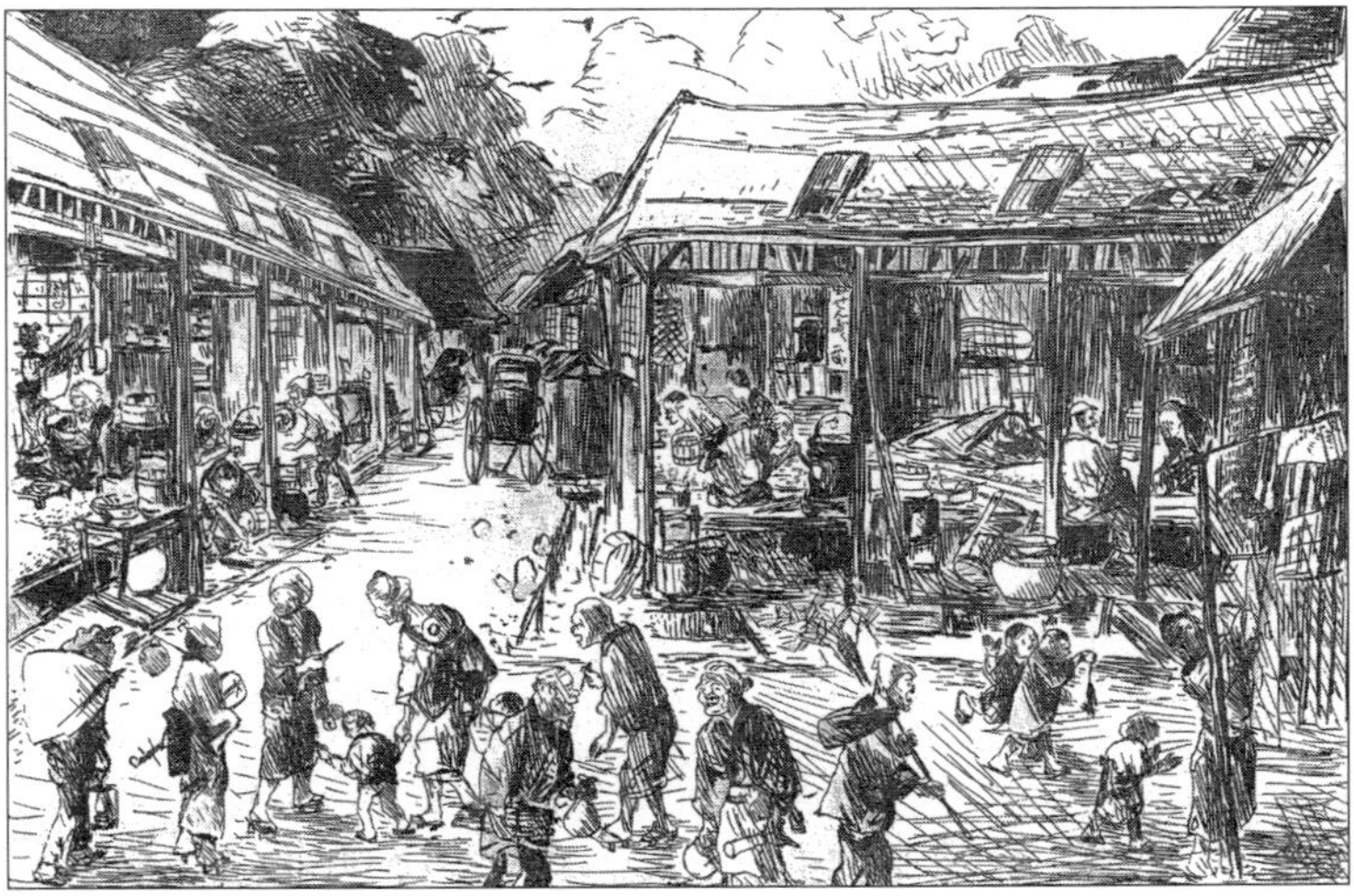

明治の東京四谷区の貧民窟
（『東京名所図会』四谷区，牛込区，睦書房より）

貧民にして薬価診察料を償《つぐな》ふ能《あた》わさる」ことがあげられていた。(22) 開業医の貧民に対する治療拒否を解決するために大阪府では同一四年、コレラ患者の貧民を治療した医師に対しては、「実価往診料は一日金二十五銭の割を以て戸長若《もし》くは衛生委員へ差出せは、地方税中より下渡《さげわた》さるる旨」を布達し、(23) 東京府では同一八年、「虎列刺《コレラ》及ひ吐瀉《としゃ》の二症ある患者にして医療を受け難き貧困者に限り当分、郡区医及開業医をして施療せしむ」ための虎列刺及吐瀉病患者施療取扱手続を定めている(24)（東京府甲達第五八号）。貧困コレラ患者を放置すれば全人民に被害が及ぶところから、その阻止に向けた臨時的な措置であった。

現代でも「感染病からなる貧しさ病」に苦しむ貧困層と、それと対比される「生活習慣病を主体とする豊かさ病」を持つ中産・富裕層という病の南北問題がみられるが、(25) 中産階級以上を顧客としていた明治期の開業医は、コレラに罹患した患者家族からの依頼を受けて罹患の隠蔽《いんぺい》を図り、避病院への収容を回避させるための偽称届出を常習的に行っていた。そのため明治一九年「虎列刺病患者届出の事は、本年東京府下の実験に拠《よ》るに、単に虎列刺病を診断する者は届出《いず》へし云々との趣意たるを以て、漢法（方）医師の如きは其流派の異なるより、故《ことさ》らに他の病名を付し、或は隠蔽の弊を生するに至るを以て、吐瀉の二症を兼備する病者を診断するときは、総て届出」させることに改めている。(26) 同年横浜では医師不在による不都合を避けるため共同診療所を四ヶ所設置し、横浜大日本私立衛生会支会の会員医師による昼夜診療、診察・薬価無料の「仁術の美挙」が実施されていた。(27)

明治一九年はコレラが猛威を振い、(28) 内務省准判任御用掛の北里柴三郎はコレラ病菌取調べのため長崎港に派遣され、「虎列刺病菌取調復命書」を提出。(29) また大阪道修《どしょう》町二丁目の薬種商事務所が、同年五月より三ヶ月間に売りさばいたコレラ消毒薬は石炭酸三万一五〇〇円、甘油《かんゆ》四七五〇円、硫酸三〇〇〇円、硫酸鉄二五五円、昇汞水《しょうこう》四二五〇円の計四万三七五〇円にも上っていた。(30) 被害の拡大は上下水道の不備や都市下層民の栄養不良によるところが大きく、被害はスラム地区に集中している。

明治一一年三月『東京医事新誌』は論説において、(31) 顕官は口を開けば休養・保護といい、富人は独立・自由と唱えているが、貧人・窮人には休養も独立もなく、また今の官公立病院の多くは欧米の施療中心の私立病院とは大きく異なっている。顕官や富人が民を保護し、公益を興すというのであれば、まず施療院を設けるべきであると主張している。論説が発表される前後から開業医たちが公立病院の廃止、公立病院の施療専門病院化を要求する行動を起こしていた。その背景には、これまで貧民に対する医療が仁術の名のもとで開業医に押しつけられてきたことに対する反発、中産階級を顧客に取り込むにあたって公立病院の存在が邪魔になっていたこと、開業医および私立病院の増加によって患者獲得競争に拍車がかかっていたことなどがあり、また公立病院がある府県庁近くの繁華街は開業医や私立病院も集中する激戦区であり、薬価を開業医の半分に減らして患者を集めていた公立病院は開業医にとって目の敵となっていたのである。(32)

当時、西南戦争の戦費支弁のためにとった大量の不換紙幣の発行が激しいインフレーションを引き起こし、それへの対応を任された松方正義大蔵卿がとったデフレーション政策、それがもたらした農産物・生糸価格の下落によって農民は土地を手放して都市

表7　コレラの主な流行年

| 年次 | 患者数 | 死者数 |
|---|---|---|
| 明治 10 | 13,816 | 8,027 |
| 12 | 162,637 | 105,786 |
| 14 | 9,389 | 6,237 |
| 15 | 51,631 | 33,784 |
| 18 | 13,824 | 9,329 |
| 19 | 155,923 | 108,405 |
| 23 | 46,019 | 35,227 |
| 24 | 11,142 | 7,760 |
| 28 | 55,144 | 40,154 |
| 35 | 12,891 | 8,012 |

(『医制百年史』資料編より作成)

に向かい、日雇仕事で生計を立てる者もいれば、賃労働者に上昇する者もいた。[33]なかには貧困から病気を発症し、住む所もない浮浪・行旅《こうりょ》病人となる者もいて、その救療を誰が担えばよいのか、開業医と公立病院が互いに押しつけ合う展開となった。[34]構造的な不況に翻弄《ほんろう》され、自らの力で運命を切り開く資力も気力も失った貧病人も、開業医にとっては地位向上を図るための取り引き材料のひとつとなっていたのである。

大阪では明治一一年九月、府知事の渡辺昇が貧窮病人に対し施療券を発行すること、大阪府立病院および市郡施療医の薬価・診察料を無料とする旨を通達し、大阪府立病院の諸規則の改正を行わせているが、[35]翌年一二月の『東京医事新誌』に掲載された投書には、次のように記されていた。[36]すなわち、大阪府の開業医に対し府民が「軽侮すること或は幇間《ほうかん》、或は奴隷の如くし、官医者流を貴重すること帝王、或は父母の如くするの悪弊」を生じさせた主たる原因がどこにあるのかといえば、それは国および地方に貧窮病院が設置されていないこと、公立病院が市医（開業医）の権内に入り込んでいることにあるとし、すみやかに「公立病院固有の貧民患者を待遇せしむるの道を拓」き、公立病院が市医の権内に入り込むことを禁止すべきであると。つまり公立病院を貧病人相手の施療病院に切り替え、中産階級以上の者に対して行っていた安価な診療から手を引かせれば、市医も中産階級の診療に当たることができ、これまで富裕層を相手にしてきた市医に向かって、人びとが幇間などと呼んで軽蔑していたこともなくなるであろうというのである。

開業医は府立病院の施療病院化を求めていたが、[37]大阪府の明治一三年度地方税予算にみる衛生病院費は、支出が衛生会費の一一〇七円、避病院保存費三二五一円二〇銭、府立病院費二万三五二三円二七銭、府立産婆教授所費二四四円四五銭、府立癲狂《てんきょう》院費一万一四八二円五七銭五厘、区医費一五〇〇円、施療費九一二一円七一銭七厘、郡医費四八〇円、六郡分施療費三〇三五円一九銭六厘の計五万三七四五円四〇銭八厘であったのに対し、収入は癲狂院自費患者が支払う二六四九円八二銭五厘のみで、病院費と施療費が支出の大部分を占めていた[38]。大阪府が「府民及ひ寄留人の貧窮にして病に罹り、自ら医薬を弁し得さるは勿論、他に家族あるも老幼又は罹病、或は処刑中等にて其救療をなし得ざるもの、並《ならび》に老幼又は独身にして病に罹り親戚なく、或は之れあるも同《おなじ》く窮民にして、其救療をなすの力なき者に限り施行」するとした貧民施療規則を設けたのは、同一四年九月のことであった[39]。

当時、府県立病院と競合する開業医は、物価の騰貴と病院に患者を奪われているとして生活の困窮を訴えていたが、『東京医事新誌』明治一四年六月の「群馬県医事通信」は、それに反論している[40]。すなわち、「当県下に開業する医師の動静を窺《うかが》ふに、如何《いか》なる山間僻邑《へきゆう》に居を占むる者と雖《いえど》も、皆黒塗車一輛位は門外に列して置かさるはなく、又身装《みなり》は絹布にあらされは着することなく、往診の時は峩々《がが》たる黒帽を頂き、メリケン靴なとを穿ち（履き?）、頗《すこぶ》るドクトル然たる風ありて……患者の家に至れは頻《しき》りに新調器機なとを示し、或はカンマン氏のステトスコープ（聴診器）及ひ打診器を恭《うやうや》しく取り出して胸郭に当て、矢鱈《やたら》に打聴して心動の亢進《こうしん》でもするあれば、此れは弁膜病だとか又は何肥大とか、自分勝手の名を下し、投薬に至つては煎薬に重曹《じゅうそう》などを兼与して、病気の快復する日限を判然と診定する

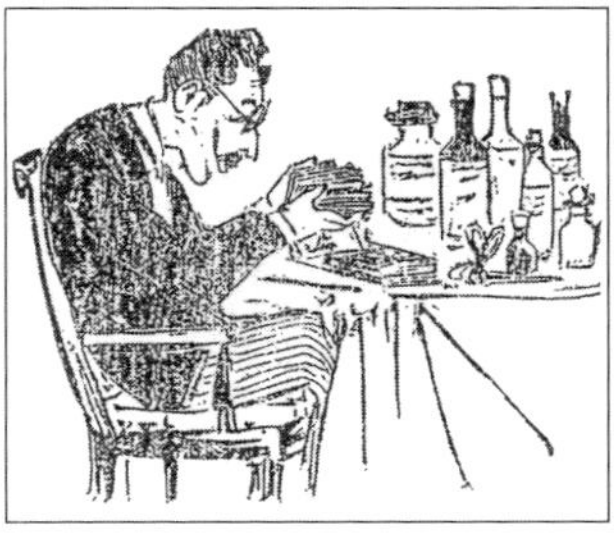
薬で金もうけする医師
（『二六新報』明治 33 年 9 月 1 日，
復刻版，不二出版より）

先生など間々見受けたり。此外或は鼻下に八の字鬚《ひげ》を生《お》ひ立て、身に洋衣を絡《まと》ひて将《まさ》に洋語ても発せん」としていると描写している。また東京帝国大学医科大学教授の緒方正規《まさのり》によれば、開業医の実態は「医者兼薬舗」というべき有様で、「二、三名或は多くの調剤生或は一、二名の助手を養」っていたといい(41)、一方、北海道札幌の医況報告では「(県立病院の)医員は甚だ尊大にて、貧民は之を聘して治療を乞ふこと能はざるの勢あり……診断は粗慥《そぞう》なる由にて、医員の下等人民を見ること恰《あたか》も英国人の支那売奴に於けるが如くなり」と、黙っていても患者の集まる県立病院の対応のひどさを批難している(42)(43)。

栃木県では明治一三年七月貧民救療規則全二二条を定め(44)、「管内人民の不幸にして疾病に罹り貧困無力、以て医薬を自弁し難きものに限り、治療料及ひ薬価等を要せす治療するの証として施療券を付与し救薬施療する」とし、その担当を公立病院医学校付属病院及び県庁より命じた施療医としている。そし

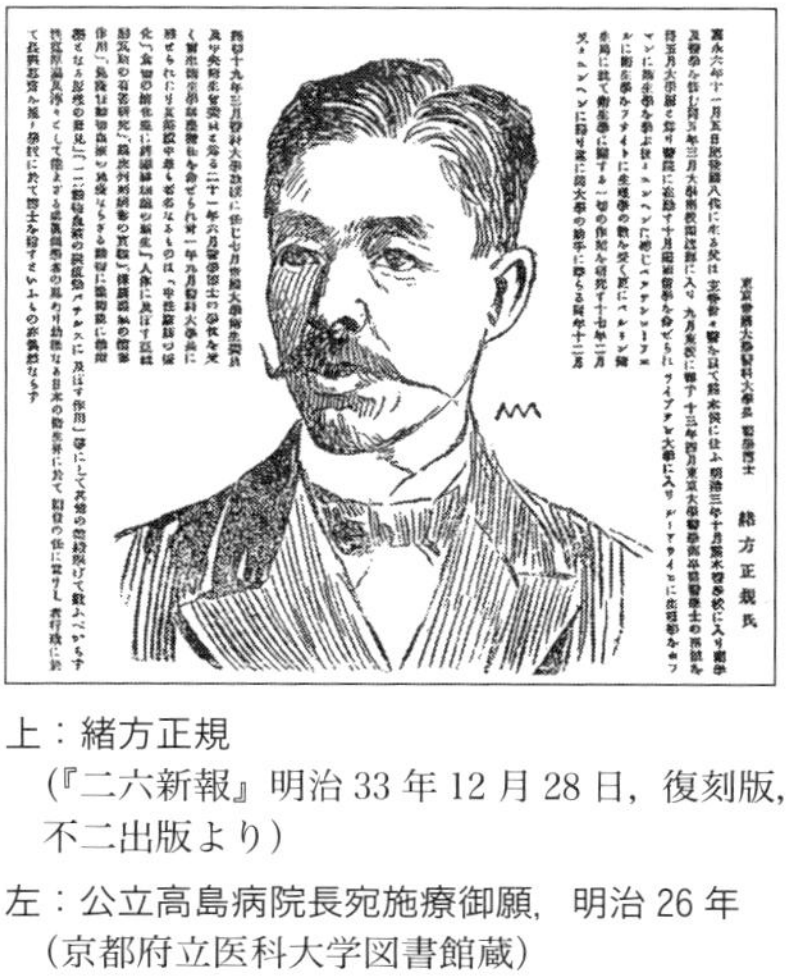

上：緒方正規
(『二六新報』明治 33 年 12 月 28 日，復刻版，不二出版より)

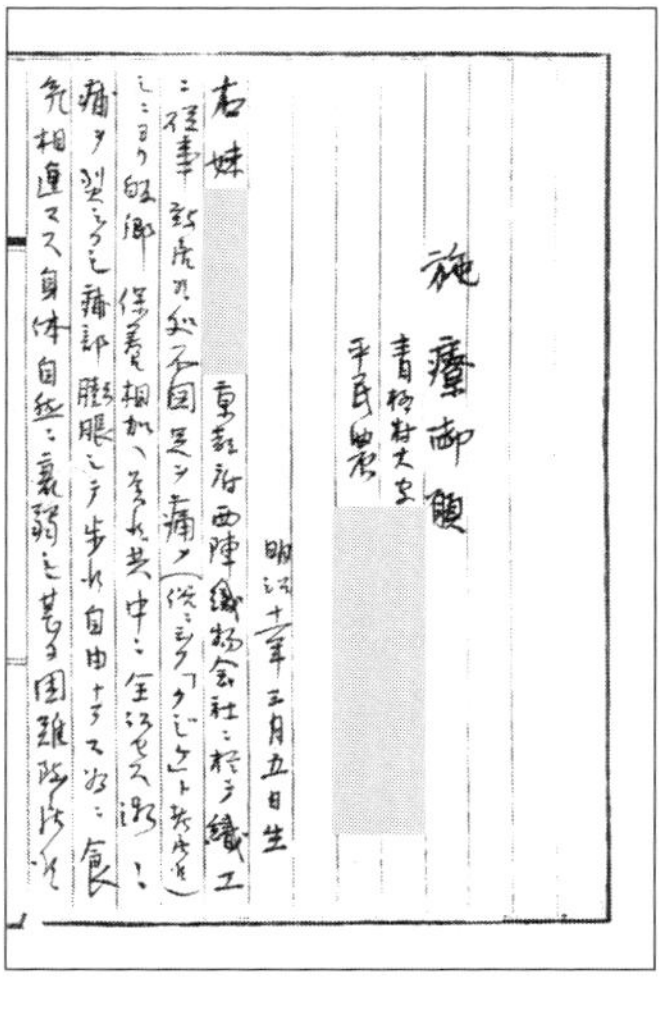


左：公立高島病院長宛施療御願，明治 26 年
(京都府立医科大学図書館蔵)

て、施療医に対し「戸外に貧患者施療医と標札を掲」げておくこと。施療医は一ヶ町村ないし三、四ヶ町村に一ないし三、四名を配置して無給とすること。施治を乞う者は所在地の衛生医員に申し立てること。衛生医員はその虚実を戸長に照会し、情実相違なければ施療券を郡役所に請求すること。郡役所では施療券面に住所・族籍・職業・姓名・年齢・下付年月日を記入し、郡役所の印を捺《お》し、施療簿に割印をして施療券を衛生医員に渡し、衛生医員から貧民に付与すること。施治者は治療後、薬価・旅費・手当（治療料・看護人給）に関する明細書を一ヶ月分とりまとめ、それを翌月五日までに郡役所に提出すること。身寄りのない危篤者には郡役所が詳査したうえで看護人を雇い入れることなどを指示している。

各府県郡においても同様な規則が制定されているが、府県立病院・町村公立病院に置かれた施療患者用病床はごくわずかであり、そのため治癒の見込みのない慢性疾患や障害を抱える施療患者を長期にわたって入院させておくことはできず、施療券による外来・往診が主となっていた。その点では開業医の施療と何ら変わるものではなかった。なお、全国的な規模で施療を展開していたのは明治一九年、麹《こうじ》町区飯田町の博愛社構内に開設の博愛社病院を改称した日本赤十字社病院で、その救助患者取扱規程によれば、外来の救護患者の定員は一日三〇名以内、施療の日数は一名につき四週日以内、入院は六〇名以内、在院日数は六週日以内とし、死亡し局所剖検をした者には祭祀料として三円ないし五円を遺族（身元引受人）に交付。また救助患者心得には施療患者治療費は「帝室の下賜金と本社の慈恵金より出るものなれは、其恩恵を忘るへからす」とし、「救助患者は救護員教習上の用に供せらるることあるも、故障を言ふへからす」とある。実費入院患者については一人一日平均約六〇銭、外来患者は約二五銭を徴収するとしている。(45)同三〇年代後半には各地に支部日赤病院が開設されて活動していたが(46)、同四四年の『医海時報』によれば、日本赤十字社は「開業医と同一の行動をなし、一般患者を治療するので、其は赤十字社の主旨に背く」として非難の声も上がっていたとある。(47)

明治四四年の「施療救療の大詔《たいしょう》」と下賜金を呼び水に、多額の義捐《ぎえん》金を集めて設立された恩賜財団法人済生会（会長桂太郎）が翌年から施療をはじめている。「衛生局年報」が施療病院を集計しはじめたのは同四三年のことであるが、「明治四五年・大正元年衛生局年報」によれば(48)、施療病院数は一六（東京府五、京都府二、大阪府一、神奈川県一、三重県一、広島県一、福岡県二、熊本県二、北海道一）、総病床数は一五三一、平均病床数は九五・七となっている。病床の内訳は精神四五一（東京巣鴨病院、小樽慈恵病院）、小児四〇（婦人共立育児会付属病院）、癩《らい》一一六（待労院、熊本回春病院）、隔離七（大阪慈恵会病院）、結核一四（大阪慈恵会病院）、一般八九三である。その中で規模の大きなところは東京巣鴨病院四四六床、つづいて大阪慈恵会病院二二一床、東京慈恵会医院一五〇床、三井慈善病院一二九床、東京市（築地）施療病院一〇〇床、三井鉱山株式会社三池炭坑医局八〇床（福岡県）であった。(49)

明治四三年の『医海時報』によれば(50)、三井慈善病院には多くの患者が訪れているが、彼らが「真の貧民」であるか疑問で、「有福と迄行かずとも、先《ま》づ其の日の生活には左程困らざるものが襤褸《ぼろ》を纏《まと》ふて貧民と偽」っている者がいる。その鑑別は極めて難しい。近来、同病院に来る患者の多数は「最下級の細民よりは寧《むし》ろ是れより稍々《やや》豊かなる生活を営めるもの」が多いようである。その理由は下層民においては病気となっても売薬くらいで済まし、病勢がつのって歩行困難となり、車でもなければ動けないという有様になっても、着物を質入れしているため外出もできないからであるという。真の貧者か否かの鑑別法には、来院者の住所・氏名を警察に連絡し調査してもらうか、病院に調査専門の職員を配置するといった方法が考えられるが、最もよい方法は東京医会所属の開業医が証明した患者のみを診る法であると述べている。

施療病院一六のうち公立は東京巣鴨病院、東京市施療病院、広島施療病院（一八床）の三病院のみで、私立が圧倒している。収支状況をみると、収入欄が無記載の四日市施療病院（二五床、三重県）を除いた一五病院の総収入は五三万五四四二円、一病院当りの平均収入は三万五六九六円、四日市施療病院を含めた一六病院の総支出は四七万一七三四円、一病院当りの平均支出は二万九四八三円である。黒字の病院は一〇、収支差のない病院が五、赤字のところはない。総収入に占める収入項目ごとの割合をみると、設立者負担金が三二・四%、積立金利子二七・一%、診療収入（自費および委託患者）一五・三%、雑収入一四・〇%、寄付金一一・二%、補助金一%となっており、設立者負担金と積立金利子が収入の六割を占めていたことがわかる。なお、同四四年の『医海時報』によれば(51)、府県会の協賛を得て患者費をもらっている施療病院において「施療患者数は、各県共、予定数丈《だ》け収容せるものなく、其四分の一若《も》しくは三分の一位を減少して入院せしめ、此の減少差金を以て施療患者一人分に対する不足を補ひ居れる状態」にあり、「病院の施療室は常に空室を生」じていると報告している。施療病院は表8にみるように、昭和二（一九二七）年の六三まで増えていくが、設立地は財政基盤のしっかりしている都市部が中心となっていた。そのた

表8　施療病院数

| 年次 | 病院数 |
|---|---|
| 明治44 | 14 |
| 大正 4 | 18 |
| 7 | 21 |
| 10 | 36 |
| 13 | 43 |
| 昭和 2 | 63 |
| 5 | 36 |
| 8 | 35 |
| 11 | 37 |
| 14 | 57 |
| 17 | 35 |

（『医制百年史』資料編より作成）

め地方農村部では施療病院の恩恵を得られず、大正一五年新潟医科大学衛生学教室と新潟市社会課によって行われた新潟市在住の少額所得世帯の衛生調査によると、[52]罹病しても手当をしない者が五八・〇%を占め、加持祈祷一・八%、売薬七・六%、鍼灸その他二・六%、施療七・〇%、自費による医療二三・〇%となっている。ただ前年の東京市による同様な調査には、[53]医療を受けない者が六五・五%とあるから、都市部においても貧民数に対応できるだけの施療病院数には達していない。昭和前期の調査では都市に比べて農村居住者の医療費支出は少なく、小作農では都市俸給生活者の三分の一以下、自作農では二分の一以下であって、小作農における売薬費の割合は高いとある。

維新の諸改革にともなって都市にはさまざまな人びとが流入し、なかでも経済変動の影響を受けて没落した農民らが移り住んだ貧民窟は、コレラをはじめとする伝染病の発生源とみなされ、そこに住む者たちの救済が衛生立国をめざす政府および府県にとって大きな課題となっていたことをみてきた。明治初中期の病院においては中等以上の人民の治療のほか、開業医の教育、医学生の養成、衛生行政など多面的な役割を担わされていたが、欧米の病院が担っていたような施療機能を欠落させていた。施療は開業医、また彼らが任命された区医に任されていたが、医療対象を中等以上の人民にまで手を伸ばそうと考えていた開業医にとって、それは大きな不満となっていた。そのため開業医は明治一〇年ごろより公立病院の廃止、または公立病院の施療専門病院化を要求する行動を起こし、公立病院との間で施療を押しつけ合う関係が生じていた。貧病人の激増を前にして明治一〇年代、府県では貧民救療規則を制定し、府県立・町村立病院に小規模な施療室を設け、施療券による救済へと向かうが、施療機関の圧倒的不足により貧困と疾病の循環にくさびを打ち込むことはできなかった。

（1）小田切秀雄編『明治文学全集』第五二巻所収、筑摩書房、一九七〇年。川上武『現代日本病人史』八三頁、勁草書房、一九八二年。
（2）『石川啄木全集』第六巻所収、筑摩書房、一九七八年。
（3）内務省衛生局編『明治期衛生局年報』所収、東洋書林、一九九二年。
（4）社会事業研究所『近代医療保護事業発達史』上巻五三頁、日本評論社、一九四三年。川上武『医療と社会』一九四頁、勁草書房、一九六八年。菅谷章『日本医療制度史』一一九―一二三頁、原書房、一九七六年。池上直己『日本の医療』五〇頁、中央公論社、一九九六年。
（5）注4菅谷同書一四六頁。
（6）医制公布以前の明治四年八月に制定された名古屋県病院規則では、「医者看護人迄昼夜詰切にて病室に付添、療治を初とし飲食夜食其の他の事総て心を尽し、療者のため専一にいたし候」ところの「寄宿（入院）病人」が一日銀一五銭であったのに対し、「通ひ（通院）病人」の診察料は無料、薬種料は一日分銀三銭から五銭までを徴収するが、「無告の貧民」については無料としていた（戸苅近太郎・青井東平『名古屋大学医学部九十年史』一七―二七頁、名古屋大学医学部学友会、一九六一年）。なお、同病院および同病院付属仮医学校は廃藩置県および学制頒布にもとづく文部省布達により同五年に閉鎖、翌六年にアメリカ人医師ヨングハンスを招いて名古屋西本願寺別院に仮病院および同病院付属医学講習場として再興されている。
（7）長与専斎『松香私志』、『松本順自伝・長与専斎自伝』（東洋文庫）一六七―一六八頁、平凡社、一九八〇年。
（8）内務省衛生局編『医制五拾年史』二四六―二四七頁、内務省衛生局、一九二五年。注4『近代医療保護事業発達史』上巻六二―六四頁。注4菅谷同書一一六―一一七頁。笠原英彦「近代日本における衛生行政論の展開」『法学研究』六九‐一、一九九六年。
（9）石島弘『茨城県医事史』明治前期編一三〇、一四〇―一四一頁、常陸書房、一九七九年。
（10）北原糸子『都市と貧困の社会史』三三四―三三七、三四〇頁、吉川弘文館、一九九五年。

(11) 注3同。
(12) 『東京医事新誌』三、明治一〇年四月三〇日。同五、明治一〇年六月一五日。
(13) 『東京市史稿』市街編第五九巻七一四―七二四頁、東京都、一九六七年。東京都編『都史資料集成』第一巻六四三、六五四―六五五頁、東京都、一九九八年。『東京医事新誌』一二八、明治一三年九月四日。同一三四、明治一三年一〇月一六日。
(14) 注10同書三四三―三五一頁。
(15) 『東京医事新誌』一二、明治一一年一月二五日。
(16) 『東京医事新誌』五八、明治一二年五月三日。同五九、明治一二年五月一〇日。同九二、明治一二年一二月二七日。
(17) 『東京医事新誌』一〇一、明治一三年二月二八日。同一一〇、明治一三年五月一日。同一二五、明治一三年八月四日。同一六六、明治一四年六月四日。『東京府史』府会編第二巻一五七―一五九頁、東京府、一九三〇年。
(18) 中村隆英『戦前期日本経済成長の分析』四七―四八頁、岩波書店、一九七一年。
(19) 石塚裕道『東京の社会経済史』一二八―一三七頁、紀伊國屋書店、一九七七年。大日方純夫『近代日本の警察と地域社会』一一一―一一二頁、筑摩書房、二〇〇〇年。差別と監視については安保則夫『ミナト神戸 コレラ・ペスト・スラム』学芸出版社、一九八九年。小林丈広『近代日本と公衆衛生』雄山閣出版、二〇〇一年に詳しい。
(20) 『医海時報』八四九、明治四三年九月二四日。
(21) 中川清編『明治東京下層生活誌』所収、「昨今の貧民窟」一七五頁、岩波書店、一九九四年。
(22) 『東京医事新誌』七四、明治一二年八月二三日。
(23) 『東京医事新誌』一八八、明治一四年一一月五日。
(24) 『東京医事新誌』三八九、明治一八年九月一二日。
(25) T・マキューン、酒井シヅ・田中靖夫訳『病気の起源』一七三―二〇七頁、朝倉書店、一九九二年。

(26)『東京医事新誌』四〇六、明治一九年一月九日。
(27)『東京医事新誌』四三三、明治一九年七月一七日。
(28)大阪市立桃山病院編『大阪市立桃山病院一〇〇年史』五四―五五頁、大阪市立桃山病院、一九八七年。
(29)『東京医事新誌』四〇七、明治一九年一月一六日。
(30)『東京医事新誌』四七五、明治二〇年五月七日。
(31)『東京医事新誌』一四、明治一一年三月一〇日。
(32)『東京医事新誌』三七、明治一一年一一月二五日。注4『近代医療保護事業発達史』六〇―六一、七五―七六頁。
(33)石井寛治『日本の産業革命』五七―五八頁、朝日新聞社、一九九七年。
(34)明治一三年殖産興業を図るための報告書『興業意見』(前田正名編)によれば、上等は「衣食住の費用米価の十倍を要するもの」で年間の生活費を一一〇円八三銭、中等は米価の五倍で六〇円四五銭、下等は米価の二倍で二〇円一五銭と推算し、そのうえで都市と農村における諸職種の割合と上・中・下等の人口割合を算定して、都市の生活水準はおよそ五二円、農村のそれはおよそ四一円であったと推論している(注18同書三〇頁)。
(35)『東京医事新誌』三二、明治一一年九月二五日。同三三、明治一一年一〇月五日。同八一、明治一二年一〇月一一日。同一二六、明治一三年八月二一日。
(36)『東京医事新誌』九一、明治一二年一二月二〇日。
(37)開業医たちが公立一般病院の廃止を求めた理由について猪飼周平は、第一に衛生観念が普及し衛生行政を担ってきた公立一般病院の役割が終了したこと、第二に医学教育を担ってきた病院の役割が終わったこと、第三に病院の立地が偏っていたため県費で運営することが不都合なこと、第四に病院に代わる開業医が順調に成長していたこと、第五に日本医療を西洋化するために与えられた模範病院としての役割が終了したことの五点にまとめ、公立一般病院の減少は政府の政策によるものではなく地方の判断であったとしている。そのうえで、一定の施療をなすだけの財政力がこれら公立一般病院にあれば、その社会善としての存在理由は明確なものとなっていたであろうが、公立一般病院には施療に必要な資金を獲得する術もなく、また地方政府からは経常赤字を出さないことが求められていたため、私立一般病院と同じか、それ以上の診察代を徴収する必要に迫られていたと述べている（猪飼周平『病院の世紀の理論』八三―八五頁、有斐閣、二〇一〇年）。
(38)『東京医事新誌』一三九、明治一三年一一月二〇日。
(39) 本籍地以外の地に九〇日以上居所を構えている者。農村から都市への人口移動が激しくなって戸籍が形骸化したことにより、現実の居住地を登録する寄留法が制定されたのは大正三年。
(40)『東京医事新誌』一六七、明治一四年六月一一日。
(41)『東京医事新誌』八四八、明治二七年六月三〇日。
(42)『東京医事新誌』二四九、明治一六年一月六日。
(43) 川上武によれば、所得税法が設けられた同二〇年の所得税収入予算書には、医師総数三万六〇〇〇人のうちの半数が五〇〇円以上の所得と認定されており、その所得金額が総税収入のおよそ一六％を占めていたこと、同二九年国税として創設された営業税が医業費に対して課税されなかったことから、開業医は黄金時代を迎えることになったという（注1同書四一頁）。
(44) 栃木県史編さん委員会『栃木県史』史料編近現代1、八二七―八三〇頁、栃木県、一九七六年。
(45)『救療事業調査書』二二六―二三二頁、恩賜財団済生会、一九一二年。内務省衛生局調査『大日本施療院小史』第五章第三節、明治四四年、社会保障研究所編『日本社会保障前史資料』第一巻所収、至誠堂、一九八一年。
(46) 注4菅谷同書一六一―一六四頁。
(47)『医海時報』八八四、明治四四年六月三日。
(48) 注3同書第一四巻所収。
(49) ●大阪慈恵会病院は東区北久太郎町に開院。大阪府管内の貧病人の施療に当たり、明治二六年大阪市四区役所より行旅病人救護方を委託されて救護費を受領。翌年東区粉川町官用地を無料で借用し移転。同三一年社団法人化。入院患者の五分の四以上は府市より委託の行旅病人。委託費より実費を差し引いた残余で施療費を賄う。委託費は府より行旅病人一人に対し一日金四〇銭、市より一時救護費として一人当たり金三四銭が支給されていた(注45『救療事業調査書』二八七―二九三頁)。●東京巣鴨病院は明治五年養老院、同一二年東京府癲狂院、同二二年東京府巣鴨病院、大正八年東京府松沢病院と変遷。●三井慈善病院は焼失した元東京大学第二医院の跡地の神田区和泉町に、三井家総代三井八郎右衛門が施療用として金百万円を寄付して明治四二年に開院。維持基本金の利子および雑収入によって運営。社団法人同愛社の施療患者のうち入院の必要な者を引き受け、屍体解剖については「東京帝国大学医科大学長に出願、其監督下に之を行ふ、(明治)四十三年度間に於ける解剖数は男四十九人、女三十六人、小児十三人」で、陸軍軍医学校専攻生の実地研究に患者を供用。大正八年泉橋慈善病院、昭和一八年三井厚生病院と改称している(注45『救療事業調査書』二〇九―二二五頁)。●東京市(築地)施療病院は三井家の寄付金を得て明治四四年海軍省と東京市が提携して京橋区築地に開院。海軍軍医学校職員が無報酬にて治療に当たり、施療患者は軍医学生の臨床実習に供用された。東京市施療病院規則によれば、施療日数は三週間以内とし、患者は「学術研究の用に供すること」、入院時には「入院証及剖検願書」を提出し、剖検後は遺族・身元引受人に祭祀料を給与するとある。全治者で引受人がいない場合は市の養育院に送致。同四四年度の病屍体解剖数は男四一名、女一七名(『医海時報』八七二、明治四四年三月一一日。注45『救療事業調査書』一五九―一六八頁。磯貝元『東京市営最初の総合病院・築地施療病院の生涯』楽友舎、二〇〇三年)。

(50) 『医海時報』八一八、明治四三年二月一九日。同八五二、明治四三年一〇月一五日。

(51) 『医海時報』八八七、明治四四年六月二四日。

(52) 黒川泰一『保健政策と産業組合』三六―三七頁、三笠書房、一九三九年。

(53) 財団法人中央社会事業協会社会事業研究所編『現代保健・医療並救療問題検討』一七一―一七七頁、同研究所、一九三七年。

## 二　行倒れ・乞食の救療と放逐にあたった巡査

明治一六（一八八三）年五月三〇日、警視庁より巡査本部各警察署への達《たっし》によれば(1)、巡査は「途上急病人治療及ひ貧困にして自ら薬用なし難き者」に対し認定書を付与し、施療引受け許可を得ている開業医のところへ行かせ、治療を請うよう諭示《ゆし》せよとある。出稼ぎで都会に出て来た者も一旦、罹病すれば直ちに住むところも金もない浮浪病者・行路《こうろ》（行旅）病人とならざるをえず、それらをみつけて施療医のところへ送り込むのが巡査の仕事であった。

浮浪者とは『警察犯処罰令』（一九〇八年）第一条に、「三十日未満の拘留《こうりゅう》」に該当する「一定の住居又は生業なくして諸方に徘徊する者」のことであるが(2)、東京府内務部社会課が行った『行旅《こうりょ》病人及行旅死亡人に関する調査』（一九二六年）には(3)、東京府において行旅病人および行旅死亡人の多い理由について、「窮民の救助は東京市及近接町村が当然自体に於て救助すべきに係らず、之を避け行旅病人として取扱ふの傾向を有」していること、「(東京は)行旅病人を収容すべき養育院といふが如き比較的完備せる設備を有」していること、「東京は我邦の中央に位する大都市にして、且《か》つ付近に小中都市比較的分散せざるを以て、之を目標として関東北陸東北地方より出稼者・移住者群集し来るの傾向を有」していること、「東京は富者成功者の大集団地たると同様に、敗残者・落伍者の大集合地」であるためと述べている。佐藤春夫の小説『都会の憂鬱《ゆううつ》』にも(4)、医師が施療患者を別室に呼んで「この病院では施療患者は二ヶ月より収容することは出来ないのですが……」と説明しているかたわらで、事務員が「それならばともかくも二ヶ月間はこちらで預つて置きませう。それから後は都合でこちらからでも取計らつて養育院へでも預けるやうにしませう」と話している場面が描かれている。

『行旅病人及行旅死亡人に関する調査』は、東京府の行旅病人および死亡人に要する経費が全国の六五%を占め、人口一人当たり六・三銭（大阪府は一・六銭）、人数、費用ともに他府県に比して高率であったところから、その実態を調査したうえで関係法規や取扱規定を改正しようとして行われたものであった。調査は大正一三（一九二四）年度および一四年度前半期の東京府における行旅病人八六二人と同死亡人八六四人について、東京市養育院の資料をもとに整理したものである。その結果、病人・死亡人の三分の一を女子が占めていたこと、長期入院や他府県出身者が高率であったことなどが明らかになり、改正すべき点として長期入院者を窮民救助として市町村負担にすること、他府県人については年額を国庫負担とすること、郡部の救療施設を充実させること、そして恤救《じゅっきゅう》規則と行旅病人及行旅死亡人取扱法を一本化させることについて提言している(5)。

『行旅病人及行旅死亡人に関する調査』は付録として「管下関係社会施設」を掲載しているが、その中から救療事業に関わっている施設を取り出すと、●東京市施療病院（京橋区築地、明治四四年開設、定員三〇〇人、全部施療、入院手続は市内在住者にして所定申込書に家主又は差配人の連署を以て出願、財源は市費）、●東京市大塚簡易療養所（小石川区大塚辻

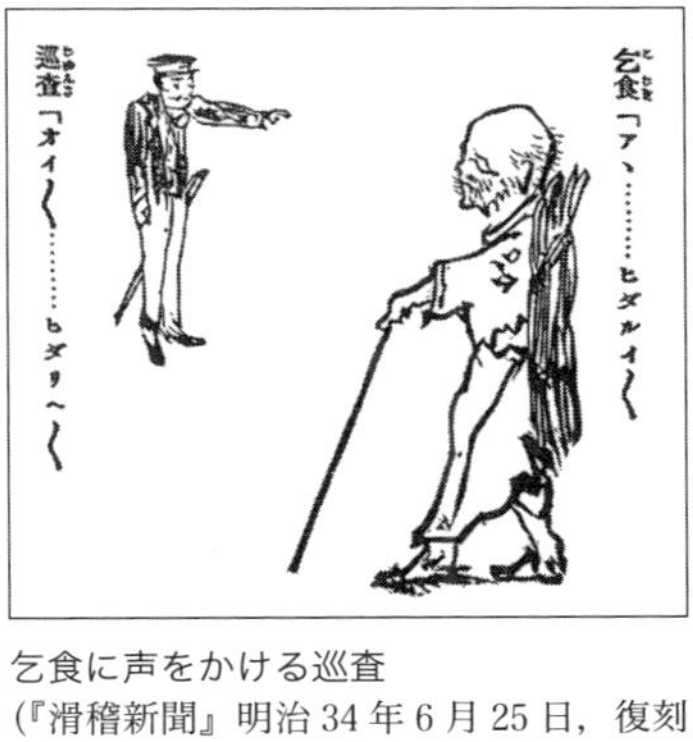

乞食に声をかける巡査
(『滑稽新聞』明治 34 年 6 月 25 日，復刻版，ゆまに書房より)

町、大正一二年開設、定員二〇〇人、施療、但し内二割五分は食餌費として五五銭徴収、入院手続は市内在住者にして身元引受人及び区長の証明、財源は市費）、●東京市四谷簡易療養所（四谷区大番町、大正一四年開設、定員二〇〇人、施療、但し内二割五分は食餌費として五五銭徴収、入院手続は身元引受人及び区長の証明、財源は市費）、●済生会病院（芝区赤羽町、経営主体恩賜財団済生会、大正四年開設、定員二五〇人、施療及び有料、入院手続は本院診療を受け入院の必要を認めらるるを要す、財源は済生会の経費）、●済生会病院 麹《こうじ》町分院（麹町区富士見町、経営主体恩賜財団済生会、大正一二年開設、定員一一〇人、施療及び有料、財源は済生会の経費）。

つづけて、●泉橋慈善病院（神田区和泉町、経営主体財団法人泉橋慈善病院、明治四二年開設、定員一二〇人、全部施療、入院手続は本院診療を受け入院の必要を認めらるるを要す、財源は基金の利子）、●聖《せい》路《る》加《か》国際病院（京橋区築地明石町、経営主体日本聖公会宣教師社団、明治三五年開設、定員一五〇人、施療二〇人、有料一三〇人、入院手続は本院診療を受け入院の必要を認めらるるを要す、財源は日本聖公会宣教師社団費）、●日本赤十字社病院（豊多摩郡渋谷町、経営主体財団法人日本赤十字社、明治一九年開設、定員二三九人、施療一九六人、有料一四三人、入院手続は施療患者においては住居地市区町村役場及び警察署の証明書を要す、財源は事業収入、恩賜金、補助金）、●東京慈恵会医院（芝区愛宕町、経営主体社団法人東京慈恵会、明治一五年開設、定員一五〇人、全部施療、入院手続は本院診療を受け入院の必要を認めらるるを要す、財源は東京慈恵会の経費）、●浅草寺病院(6)（浅草区浅草公園、経営主体浅草寺、明治四三年開設、定員二六人、全部施療、入院手続は東京市方面委員長の証明を要す、財源は浅草寺資金、寄付金、助成金）。

そして、●花の日会救療部（麹町区飯田町、経営主体花の日会、大正五年開設、定員一六人、全部施療、

入院手続は府市警察及び社会事業団体の紹介と身分証明書、財源は助成金、寄付金、至誠会補助金、花の日会売上金）、●東京至誠病院施療部（牛込区市ヶ谷河田町、経営主体東京至誠病院、明治四一年開設、定員五〇人、施療三〇人、有料二〇人、入院手続は府市警察署及び社会事業団体の紹介と身分証明書、財源は東京至誠病院出資金、補助金）、●峡田《はけた》共立病院（北豊島郡三河島町、経営主体峡田医会、大正一二年開設、定員一〇〇人、施療・自費・公費、入院手続は府、同潤会、済生会及び警察署町村役場の証明書、財源は事業収益、寄付金、補助金）の一三施設である。

救護法（一九二九年公布、三二年施行）は貧困のために生活することができない六五歳以上の老衰者、一三歳以下の幼者、妊産婦、そして「不具廃疾、傷痍《しょうい》その他の精神又は身体の障碍《しょうがい》により労務を行ふに支障ある者」の公的救護（居宅救護を原則とし、医療は施療機関の外来、巡回診療班などを利用。一部に養老院・孤児院・病院などでの収容救護を実施。救護責任者は要救護者の居住地の市町村長。救護手続きは申請主義。道府県・市町村救護費に対する国庫補助）を定めているが、その施行以前にあった恤救《じゅっきゅう》規則（一八七四年太政官達）は共同体から脱落した無告の窮民である極貧、独身にて廃疾、労働不能の七〇歳以上、一三歳以下の者に対し一年に一石八斗を限度とする米を給付するもので、扶助救済率は年平均〇・〇五～〇・四六%[7]、しかもそれには人民相互の情誼《じょうぎ》による救済が前提とされており、慈恵とはいえ機能不全で

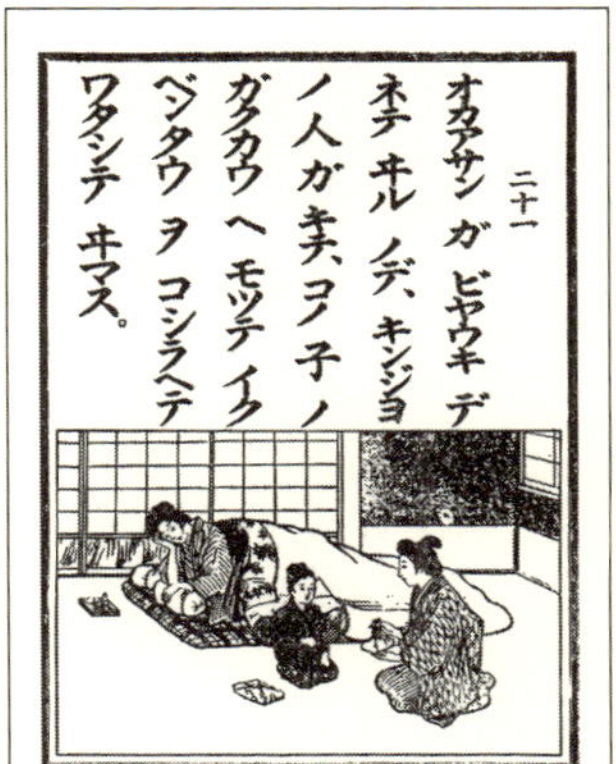


隣保扶助による看病
（『尋常小学修身書』巻 1, 明治 43 年）

あったといえる。救済対象者の範囲の面では救護法との間にほとんど違いはみられないが、救済人員および救助費の点では公的扶養義務を打ち出し方面委員（方面カードを作成して窮民の実態を掌握する名誉職で、戦後は民生委員となる）を活用した救護法のほうが格段にまさっていた。[8] 内務省社会局の昭和一〇年五月一日現在の調査では、要救護者は三八万五〇〇〇人弱（対人口比〇・五六％）で、被救護者は一二万六〇〇〇人弱、救護率は三二・七％となっている。[9]

日清戦争後、東京市部に流入する浮浪者・行旅病人は増大し、[10] その救済は東京市養育院（院長渋沢栄一）に委《ゆだ》ねられていたが、養育院の事業はその基本財産の運用利息で賄われていたため、事業範囲は利息の大きさに規定されていた。そこで救護対象者を行旅病人として扱えば、一切の費用が東京府の支弁となるため、対象者を窮民ではなく行旅病人として養育院に送り込むといったことがしばしば行われていたという。[11] その養育院では明治一五年から三三年にかけて、また大正二年から四年にかけて賃労働者になり得ない者、病気（結核と脚気が多い）と老衰によって貧窮層に落ち込んだ行旅病人の収容数が著増している。[12]

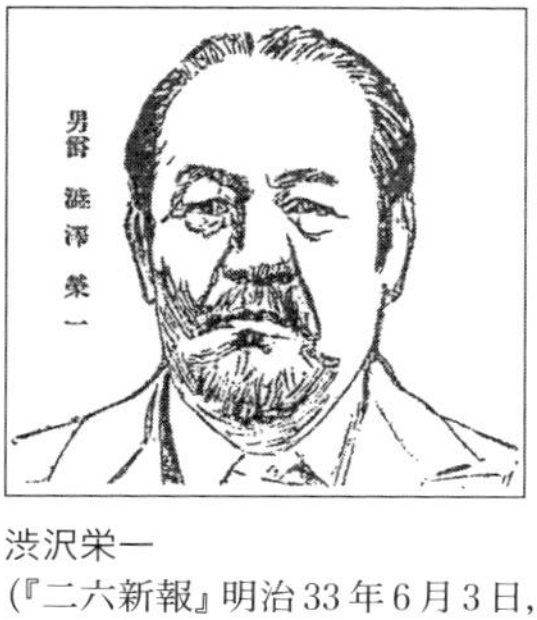

渋沢栄一
（『二六新報』明治33年6月3日，復刻版，不二出版より）

明治維新の一連の変革によって都市になだれ込んだ脱籍・無産の輩《やから》に対し、政府は明治四年四月本籍地へ送り返すように布達し、復籍後の生活を扶助するための脱籍無産復籍逓送《ていそう》規則を定め、翌年には行旅病人救療のための仮規則を公布している。[13] 仮規則は同一五年に廃されて、同年行旅死亡人取扱規則が制定され、さらに同三二年三月同規則は改正されて、新たに行旅病人及行旅死亡人取扱法が制定されるに至っている。改正点はこれまで本籍地の戸長を通じて行旅病人・死亡人の家に費用を負担させ、またその家が赤貧で弁償できない場合には本籍地の地方税をもって負担させていたのを、救護地の市町村長にその義務を負わせたこと、行き倒れ処理の費用を府県の負担とし、一時的な立替負担については町村費に求めたことである。(14)

行旅病人及行旅死亡人取扱法の対象は、歩行に耐えられない行旅中の病者にして療養の資もなく救護者もない行旅病人、準行旅病人（行旅中の飢餓凍餒《とうだい》者、手当を要する妊産婦その他の行旅者、住居所がないか若《も》しくは不明の者で、警察官署が救護の必要を認め市町村に引き渡した者）、同伴者（行旅病人、準行旅病人、行旅死亡人の同伴する幼少年）の三者で、内務省社会局の『本邦社会事業概要』（一九二二、二六年）によれば、(15)被救護者は公私の施療病院や救育所に委託収容されるか、それら施設のない地方においては木賃宿《きちん》に委託、または粗末な家屋を収容所としているとある。大正三年における行旅病人数は前年度繰越が二二一九人、新受救者が八六一六人、行旅死亡人は四三四三人とあり、同七年のそれは前年度繰越が三〇五四人、新受救者が七四七〇人、行旅死亡人は三八四六人などとあって、病人・死亡人のいずれにおいても男子が圧倒していたが、金品を給与する院外（居宅）救助も含めて「施行の宜《よろ》しきを得ざれば是亦怠民助長の惧《おそ》れ」があると、当局者は注意を喚起している。また行旅病人及行旅死亡人取扱法の解説に当たった宮崎太一の「救療施設体系論」（一九三三年）には、(16)昭和五（一九三〇）年度の行旅病人数は一万三五五人、その費用は六〇万二三二八円、そのうち扶養義務者の弁償が五万二〇七円であったとある。なお、行旅病人及行旅死亡人取扱法第九条には「行旅死亡人の住所、居所若《もし》くは氏名知れざるときは市町村長（特別区では区長）は、その状況・相貌・遺留物件・

その他本人の認識に必要なる事項を公署の掲示場に告示し、且《かつ》官報若《もしく》は新聞紙に公示すべし」と規定している。(17)

関東大震災のあった大正一二年に、有島武郎《たけお》は実在のモデルをもとに描いた小説『或る施療患者』を発表しているが、(18)そこでは貯蓄も使い果たして東京に戻ってきた肺病の元火夫が、「岡田に私の寄留届を証明させた。無能力の貧人が入院する公立の肺病療養所に、東京在住の証明がいるのだ。而《し》かもそれは東京に住居する相当の人間が証明しなければならぬといふのだ。行旅病者は野たれ死をしろといふに等しいことだ。私は岡田にそれをさせた」といわせており、東京に流れ着いた行旅病人が施療病院に入るのも大変だったようである。一方、受け入れ担当の役場のほうでも、行旅病人の救護、本籍地への問合せ、報告書の作成、死亡人の埋葬手続といったことへの対応に追われることになった。さまざまな人びとが流入する市部の役場では、それら業務は避けて通れないものとなっていた。

公租負担に耐えられず、明治一六年から二三年の間に三六万人の農民が未納、五二万人が離農したといわれ、浮浪化した彼らに対する乞食狩りも全国的に行われていた。浮浪者は窃盗などの所為を働き財産の安全を脅かすというのが、取締りにあたった巡査側の言い分であった。(19)救護にあたる役場は費用の負担や事務処理の手間などを嫌って、府県との間で仕事を押しつけ合い、町村間においても行《ゆき》倒《だお》れ人をそれぞれの境域外に放逐し互いに押しつけ合っていた。高座郡警察署（神奈川県藤沢）管内の駐在所巡査として明治一八年より同四四年まで勤めた石上憲定《のりさだ》の日記『自渉録』(20)には、その間の事

表9　巡査の初任給

| 年次 | 給料（円） |
|---|---|
| 明治14 | 6 |
| 24 | 8 |
| 30 | 9 |
| 39 | 12 |

（週刊朝日編『値段史年表』より）

情が具体的に記されているので、いくつかの場面を拾い出してみよう。

行倒れ人・行路（行旅）病人発見の通報は多く（明治二四年一〇、一二月、同二五年一二月、同二九年六月、同三七年八月ほか）、そのたびに石上巡査は出向いているが、「寒気の為め凍倒せしもの」（同二六年一二月）、「乞食にして中寒症、信州のもの六九歳」（同三四年二月）といったメモを日記に書き残している。行路死亡人であれば医師を呼んで検視（死）となるが、「行倒壱人検案料金六十八銭を支払」うとか（同二一年一〇月）、「医師守屋氏なり、身体虱《しらみ》にて充満」（同四三年一月）といった記述もみられる。病人ならば役場に引き渡したうえで医師に診せる（同二七年一〇月）。なかには出稼人であろうか、逗留先を病のために追い出されて行倒れとなった者（同二四年二月）、藤沢・茅ケ崎・平塚の海岸近くを東海道が通っていた関係から岐阜・大阪・兵庫といった遠方の者、「癩《らい》者」もいた。石上巡査が「本堂の縁に登り臥し」ていた「非人《ひにん》の癩病者」を叱咤《しった》しても、身体が動かないといって愚《ぐ》図《ず》るので「余儀なく荷車に乗せて町役場へ引渡」したとか（同四四年一月）、赤痢に罹患した「天刑病（癩病）」の乞食が排便後、放置したままであったので便の消毒にあたったともある（同三二年八月）。

明治二四年一二月五日、「昨夜保護せし行路病人出立せしめんと欲し、苦心するも不動《うごかず》、頻《しき》りに憐《あわれみ》を乞ひ滞在を望」むので、石上巡査が同僚巡査の助力を得て出立させようとした、ちょうどその場に隣村の助役が通りがかったので、石上が行路病人を「止《や》むを得ず貴村へ

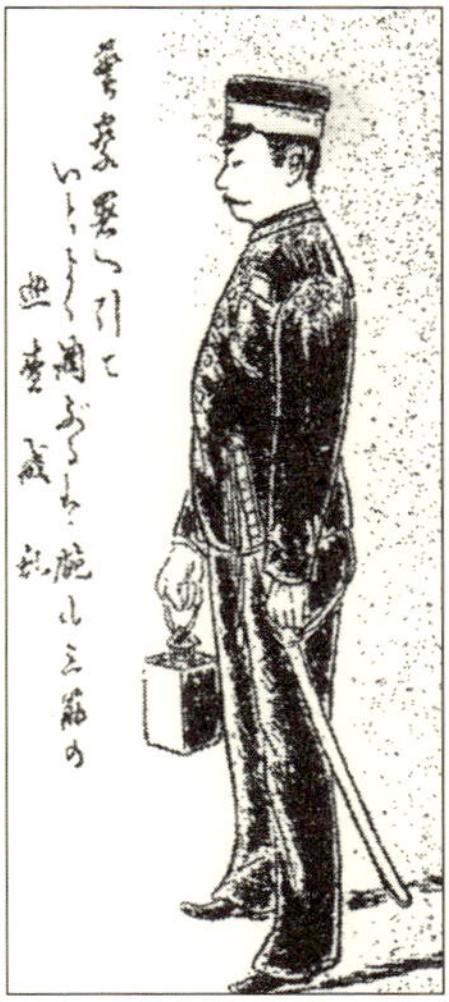
明治期の巡査
（『風俗画報』明治36年4月）

送る」ところであると話すと、助役は「車賃を出すを以て他村へ放逐を乞ふ」という。石上は助役より車賃八銭を受け取って行路病人に渡し、翌日、人力車を雇って病人を送り出している。「此の困難者、親子にて母親六十三年が罹病者」であった。

石上は停車場待合室において寝ている乞食を見つけては譴責《けんせき》を加え（同二二年一〇月）、乞食が家に来て動かないといった住民からの苦情で出張するなど（同三一年六、七月）、乞食への対応で忙しかった。明け方の「乞食狩に着手」し（同二四年一二月、同二五年一二月）、「乞食おらず空しく戻りぬ」といった経験もしている（同二九年八月）。河原にいる乞食一〇人のほか（同三二年五月）、結核療養所南《なん》湖《ご》院の高田分院前の松林にいる乞食集団の取調べにも当たっている（同三〇年六月）。明治三一年八月一日松林に怪しい男が住み着き、「近所の飯を毎夜盗」んでいたことから、村では「総出にて山捜し」をすることになり、石上にも出張要請があった。海近くの山を捜してみたが、「形跡あるも犯人と思料する乞食居らす」。翌日、石上の元に不審者を取り押さえたとの連絡が入る。犯人は地元民で、奉公先の金銭を持ち逃げした者とのこと。

乞食を見つければ放逐処分となる（同二四年二月、同三三年一、七月、同四四年四月）。「東海道に出して放」ち（同三九年八月）、「南湖駐在所迄連れ行き、調べ決放（放逐に決す）」（同四〇年一月）となった。各町村で捕えた乞食は五名から一〇名を一団として、東海道沿いの町村を順送りで引き渡す「乞食伝逓《でんてい》」が行われている。駐在所から駐在所へ巡査が護送（押送）していくもので、多くは夕方から明け方にかけて行われている（同二五年一二月、同二七年五月、同二八年一、一二月、同三二年一二月、同四三年五月、同四四年九月）。最終的にどこまで護送して行ったのかわからない。小田原のほうに収容施設でもあったのであろうか。護送される者の中には「発狂」の乞食もいて、護送当番の石上は茅ヶ崎と平塚の間を流れる馬入《ばにゅう》川まで連れて行って放逐している（同三三年一〇月）。放逐された乞食が再び舞い戻って来ることもあり、その様子はまるでイタチごっこであった[21]。

明治一四年の松方正義によるデフレーション政策から同二八年の日清戦争までの間、小作率が急上昇したことにより、小作をやめて都市労働者となる者が増え、資本主義経済社会の基盤が形成されることになった。戦後は軍拡のため財政規模は拡大。その財政を賄うための増税議会では、民党が経費節減、民力休養を求めて政府と激しく対立する。同三七年にはじまった日露戦争時には新たに登録税・営業税・織物消費税・石油消費税が設定され、酒税・所得税・醤油税は引き上げられ、国債が増発されている。大正三年にはじまった第一次大戦時には、小作争議が勃発《ぼっぱつ》。農業部門から工業部門への人口移動も激しくなっている。戦後に起こった世界恐慌、そして昭和五年から一〇年にかけての農業恐慌[22]、その煽《あお》りをうけて浮浪・乞食・行旅病人は増大し、都市には窮民が堆積。施療の規模拡大は政府にとって焦眉の課題となっていた。

表 10　米価・生糸指数の推移
（明治 33 年＝ 100）

| 年次 | 米価 | 生糸 |
|---|---|---|
| 大正　2 | 183 | 118 |
| 4 | 111 | 111 |
| 6 | 167 | 173 |
| 8 | 390 | 274 |
| 10 | 262 | 202 |
| 12 | 277 | 279 |
| 14 | 353 | 252 |

（日本銀行調査統計局編『明治以降卸価指数統計』より作成）

（1）『東京医事新誌』二七一、明治一六年六月九日。
（2）我妻栄編『旧法令集』所収、有斐閣、一九六八年。
（3）社会福祉調査研究会編『戦前日本社会事業調査資料集成』第四巻所収、一二二六頁、勁草書房、一九九五年。

（4）『佐藤春夫全集』第二巻所収、『都会の憂鬱』一八六頁、新潮社、一九二三年。
（5）注3同書二四―二五、四六―四七頁。池本美和子『日本における社会事業の形成』六八―七二頁、法律文化社、一九九九年。
（6）大久保秀子『「浅草寺社会事業」の歴史的展開』ドメス出版、二〇〇八年。
（7）菊池正治・室田保夫編『日本社会福祉の歴史』二六頁、ミネルヴァ書房、二〇〇三年。
（8）社会福祉調査研究会編『戦前日本の社会事業調査』九五、一〇九頁、勁草書房、一九八三年。宇野正道「戦前日本における公的救済方法」『季刊社会保障研究』一八－二、一九八二年。冨江直子『救貧のなかの日本近代』一一四―一二二頁、ミネルヴァ書房、二〇〇七年。
（9）注3同書第三巻解説一二―一三頁、勁草書房、一九八九年。
（10）石塚裕道『東京の社会経済史』一〇二―一〇四頁、紀伊國屋書店、一九七七年。
（11）注3同書解説。
（12）東京都養育院編『養育院百年史』一〇〇―一〇七、一七九―一八一頁、東京都、一九七四年。
（13）『太政官日誌』第三八号、明治四年、石井良助編『太政官日誌』第五巻所収、東京堂出版、一九八一年。
（14）小川信雄「行旅病人取扱規則から行旅病人及行旅死亡人取扱法へ」『千葉県史研究』六、一九九八年。
（15）内務省社会局『本邦社会事業概要』大正一一、一五年、注3同書第二巻所収、日本図書センター、一九八五年。
（16）宮崎太一「救療施設体系論」『社会事業』一七－二、一九三三年。
（17）その手続きを略したことにより訴訟となったケースがある（「行旅死亡人の身元確認の方法に過失があったとして、遺体を学術研究用の解剖に付された遺族から地方公共団体に対しなされた慰謝料請求が認められた事例、東京地裁四六・一二・一三判決」『判例時報』六五一、一九七二年）。
（18）『有島武郎全集』第五巻所収、筑摩書房、一九八〇年。
（19）西川長夫・松宮秀治編『幕末・明治期の国民国家形成と文化変容』三六四―三六九頁、新曜社、一九九五年。

村山幸輝『地方から見た近代日本社会の形成』二四二―二四四頁、文真堂、一九九四年。

(20)『茅ヶ崎市史史料集』第一集、茅ヶ崎市、一九九七年。

(21) 大日方純夫『近代日本の警察と地域社会』九八頁、筑摩書房、二〇〇〇年。

(22) 大石嘉一郎編『日本帝国主義史』第一巻三一九―三三〇頁、東京大学出版会、一九八五年。山本義彦編著『近代日本経済史』三五―四二頁、ミネルヴァ書房、一九九二年。中村隆英『日本経済――その成長と構造』六三―六四、九八―九九頁、東京大学出版会、一九九三年。

## 三　公立病院を施療病院化することの是非

明治一六（一八八三）年五月、施療を行うために設立された東京府下の開業医団体である杏林《きょうりん》義会が開設三周年を祝うにあたって、祝会に招待された啓蒙思想家の中村正直は「患者には無量の利益あれとも、医者には許多《あまた》の失費」となる施療を行う意義について、それは「患者を救ひ病者を癒し、死を起し生に回さしめたるより生し来」たるところの「快楽の心は即ち功労の報酬なり」と述べ、施療への取組みを励ましている。(1) 各地で開業医有志による施療が盛んに行われ、その報告が同一一年ごろから『東京医事新誌』に掲載されている。同記事によれば、人びとは開業医を「幸福の父母」と呼び、施療を「仁術の業」と称えていたとある。(2) おそらくその賛辞には、利に走る「幇間《ほうかん》」医師への牽制も含まれていたのであろう。(3)

大阪開業医組合は規約に「施療券を製し、支部事務所に置き、赤貧患者の求めに応すること」を定め、それら仁術の実践を通して自分たち開業医の社会的地位の向上を図るとし、(4) あわせて大阪府立病院を施療（貧民）病院とする請願を行っている。その間の事情を明治二〇年一二月の『東京医事新誌』に掲載された寄稿文「貧民病院設立の趣旨」からうかがうと、およそ次のようなものであった。(5) すなわち、欧米各国では都府に公立病院を設けて貧民の病患救療にあたり、東京においても東京府病院、それを継受した慈恵医院において貧民の救療が行われている。しかるに大阪は府立病院を貧病院に変改することもなく今日に至っている。府立病院は「府部内人民の病難を救ふ為にし、乃《すなわ》ち篤志の寄付金及ひ開業医の補助金等を以て設立維持」されてきたものであるから、「全く府下人民の共有物」である。したがって、これを貧病院に改めて普《あまね》く窮民を救療することは本来の趣旨であるといえる。府立病院の創設のころは私立病院や診療所も少なく、それゆえ中等以上の人びとの医療にも応じる必要が府立病院にあった。しかし、今では「府下各所に私立病院の設《もうけ》」があり、「開業医は漸次学術に練熟」し、さらに「諸多《あまた》の医学士及ひ軍医等も競《きそっ》て業を市中に開」いているので、「中等以上の人民に於ては固《もと》より診察を受くるに完備」の情況にある。それに対し「下等人民、殊《こと》に日雇力役を以て生活せる貧困者及ひ鰥寡《かんか》孤独の徒」においては、病に罹って休業するならば、たちまちのうちに糊口《こう》に苦しみ医療を乞う資力もない。他府県から来て商家に雇用され、あるいは他人の家に寄留し出稼ぎをする者においても同様であると。

そうした情況を鑑《かんが》みて開業医組合の同志二四名が連署し請願に及んだのであったが、大阪府は「府立病院は府立大阪医学校を維持するの具」、すなわち府立病院を貧病院にすれば収入がなくなり、医学校の存続も困難になるため、私費患者を受け入れざるをえないと口達し、上申書は却下されてしまう。そこで開業の同業者三五〇余名、局外の賛成者三〇余名の連署をもって再び請願するものの、同じく口達をもって却下される。開業医らがいうには、「病院を以て医学校を維持するには、必らす病者より許多《あまた》の金額を徴収せさるを得す。然るときは一般他の商業と同しくして、大阪府立病院は特に利益を穫るか為に設置する者と為ささるへからす」。これでは海外各国の例に反するだけでなく、当病院の創立にかかわった有志の本意にもそむくことになる。当病院をこのまま維持するとなると、毎年約一万五七五〇円余の資金が必要であり、一般開業医の営業にも少なからざる影響が出る（安価な府立病院に患者を奪われる）ことになる。今日、府民にとって必要なのは「医学校を置き、他府県下の生徒（入学者の多くが他府県出身）を教育するか為に、此病院を保存する」ことなのか、それとも「府下窮民の病難を救恤《きゅうじゅつ》するか為に之を貧病院に変更する」ことなのか、そのいずれであろうかと問うている。

この寄稿に対する反響は大きかったようで、明治二一年二月の『東京医事新誌』『大坂医報』の報告には、(6)府知事が次のように決定したと一月三一日付の公文が掲載されている。すなわち、府立大阪病院を廃し、府立大阪医学校を大阪医学校と改称し、校中に教授部と病院を置くこと、大阪医学校病院は「公衆の請求に応し病患を治療し、生徒をして実験せしむ」こと、本府在籍の貧困患者で医療に困っている者五〇名を限って入院施療を認めること（ただし、郡区長・戸長の保証書を持参すること）とある。要するに、府立病院を医学校付属病院と改称し、医学校付属であるから学用に供する施療患者の受け入れが不可欠なことを強調したうえで、自費患者の診療については従来通りに行うというのである。

この決定をみる以前、公立病院の施療病院化について大阪府地方衛生会は次のような考えを表明していた。それは明治二〇年に大阪商法会議所からの諮問「悪疫夷滅《いめつ》方法」に対する衛生会の答案の第七項に記載されているものである。すなわち、大阪府会では区民の求めにより貧民施療費を議決するに至っているが、その年額はわずかに千余円に過ぎず、これでは一日に数人の患者を療するに足るのみである。「今や虎列刺《コレラ》夷滅法を議するに当たりては之を黙々に付するを得す」。貧民においては罹病しても放置して治療を求めず、衛生観念も低い。尋常の疾患であれば「治療を怠るも其害一人に止《とど》まれとも、伝染毒に至りては然《しか》らす」。それゆえ早く発見し鑑別して適切な処置を取らなければ、その害は天下に及ぶことになる。「従来の実験に拠《より》ては虎列刺は下等貧窶《ひんろう》の人に多」いといわれている。それは彼らが「自ら其病の伝染毒たるを鑑別して其筋に届出を為すこと」をしないからで、今もし大阪区内の適宜の場所に四つの施療院（施療病院）を設けて貧病人の治療にあたるならば、伝染病流行の進路を断つだけでなく、「富健者は貧病人を憫《あわれ》むの義務を表し、且《かつ》地方一般の面目を完《まった》くするの益」があると述べ、(7)防疫の面からも公立病院の施療病院化には意義があると論じている。(8)

これより以前、明治一八年七月『大坂医報』の雑報は、「大坂府には府立病院ありと雖《いえど》も純然たる貧民病院なき」により貧民病院設立の企てをした有志に関する噂話《うわさ》を伝え、(9)同二一年には開業医が府立大阪病院を貧民病院とするよう府知事に出願、それが認められなかったため自分たちが大阪慈恵病院を東区に開設したとある。(10)その中心人物は同二〇年四月陸軍軍医を辞して大阪に戻った緒方惟準《これよし》であった。(11)同二八年一〇月、大阪慈恵病院は医学校をも開設し、同三〇年四月までに三〇余体の解剖を実施。(12)その後、病院は寄付金および市交付の救護費・補助金を得て入院患者を増加させ、大正二（一九一三）年五月弘済会救療部大阪慈恵病院、昭和一九（一九四四）年四月大阪市立弘済院と改称するに至っている。(13)

帝国大学医科大学長の三宅秀《ひいず》は欧州での医学教育調査を終えて明治二〇年帰国したのち「医科大学改善案」を発表しているが、そこでは官公立病院を施療病院とすることの意義を、開業医たちの所論とは別に医学教育上の観点から論じていた。すなわち、医生を教導するに「単に治療医を養成して目下の需用を補ふを以て主眼」とするものと、「完全なる学術を伝へて深く医士の学術を高尚ならしめ、文明諸国の医士と其地歩を同ふせしむる」ものとがある。前者は「各地方に在る高等中学医学部及公私立医学校」が務めるもので、後者は医科大学が担うものである。後者にあっては「治療の技術を鍛錬」するだけでなく、「医学の進歩を計るに必要なる理化学・動植物学は勿論、解剖学・生理学・病理学等の諸学科を理論上に、且《か》つ実地上に練熟せしむる」ことを要するので、病院や諸専門学科においては各自の教室・実験室、数多《あまた》の標本が不可欠となる。そのうえ「医学に於ては他の学科と異にして、実習に借用する物件に金円を以て直ちに購入」することのできないものがある。たとえば、「屍体病者の如き是なり。蓋《けだ》し解剖の実習と臨床実験とは医生必修の課業にして、此二技を伝習すること不完全なる校舎は、実に医学教育の価値なきもの」というべきである。

「従来、本邦の慣例にて解剖を学修するには、官に刑屍を乞ふて之を供用せしが、刑律は漸次改正せられて死体を得るの途《みち》、頓《とみ》に減少し、又獄則の改正に由《よ》りて囚徒の死体は仮埋葬に帰するもの頗《すこぶ》る多く」、そのため授業に支障が生じている。現在できることは「病院に多数の貧困者を入れ、生前には其病の病理治術を攻究し、不幸にして死に就くときは局所の解剖を行ひ、生前の病気を推究し、生前の志願あれば全体解剖を為《な》すの一途あるのみ」である。しかしながら、「病院の施療は有限の経費」を以て行うものであるから、無数の貧困病者を救療することはできない。そこで「病院に於ては教導の傍《かたわ》ら私費患者を治療し、其利得金を以て復《また》貧困者施療の資に宛てざるを得」ないのである。この方法では「貧病者一名を救療するに足るの資金を得るには、必ず私費患者三名を入院せしめざるべからず。故に施療患者百名を救療するには私費患者三百名を要し、総計四百名を容《い》るべき巨大の病院」が必要となる。

しかし、このような巨大な病院を満床にさせたとしても、「過半数は私費患者なるを以て臨床実習の用に供し難く、且《かつ》死後の剖観を肯《がえん》ぜざるときは之を如何とも為すを得ず」。そこで欧州の病院のように「入院するものは主として貧困者にして、教育に用ゆる所は国庫より施療資金を出し、市町村ては救貧税を支出し、純然たる貧民施療院を以て医学校の付属を為し、可及的私費患者の入院を謝絶し、務めて患者の入退を頻繁」にすることが、教育上経済上において最良の方法であると。要するに、医科大学・医学校の付属医院・病院は「教材」として利用するのに不都合な私費患者を排除して、貧民である公費施療患者のみを診療対象にせよというのであるが、財政の厳しい地方の公私立医学校・病院では私費患者からの収入がなければ立ち行かない情況にあった(14)。

医学部学生と教員双方の学術討論会を明治二〇年に統合させた東京医会では、同二一年一月常議員会の議定にもとづいて一般会員を対象にいくつかの諮問をしている(15)。そのひとつに官立あるいは義捐《ぎえん》金によって設立された病院の入院料・薬価の無料化に関する件があった。無料化に反対する意見として、医科大学というものは多種多様な患者に対応できる「医師を製造するの工場」であるから、病者の入院料及び薬価の収入を廃止すれば「其実理を研究するに必要の材料、即ち病者を欠乏」させることになる。それは慈善心にもとづいて医療を提供している赤十字社においても同じで、病院収入が不足すれば医師・看護人の教育に支障が生じる。報酬を度外視して医師が診療にあたれたのは旧幕時代までのことで、今日の医師には「世禄なく、物価日に騰貴《とうき》し、民心漸《ようや》く浮薄に流れ、交《まじわり》を時流に結ふ《へ》には必す黄金を用ひ、殊《こと》に子弟の教育に於けるも多年の辛苦と多額の資金を要し、其学成り考試を歴て漸く其門戸を開張するに至り、又薬品器機を購求する夥《か》多《た》の金額」を要するのである。したがって、医師に応分の報酬がなければ家産を蕩尽《とうじん》させることになるといったものなどがあり、それらを踏まえて東京府医師会長（内務省中央衛生会委員）の佐々木東洋は次のように提言している。すなわち、府下に一大施療貧者病院を設立し、病院において会員は同心協力して治療に当たり、赤十字社は看護に従事する。その代わりとして患者には「其報酬として臨床講義の用」を務めさせればよいというのである。東京医会が一般会員より意見を聴取した結果、多数の支部において施療病院の設置に賛意を表明している。(16)

明治二一年三月開催の東京医学会（同一八年一二月創立）において、会頭である帝国大学医科大学長三宅秀《ひいず》はイギリスの病院事情について講演しているが、その中で「慈恵と云ふことは至極美《うつくし》き事にして、近来は本邦にも慈善の挙のあること有り。英国に在りては殊に慈善を企図するの風習甚しく、例へは幾百万円の金を抛《なげう》ちて大病院を起し、幾十万人の患者を施療すと云ふか如きこと有り。斯《かく》の如き度に過きたる大慈善は亦医業に妨害あるを以て不当の慈善と為し、之を制止せんことを勉むるなり」と述べている。(17)イギリスでは一八三〇年代以降、キリスト教的慈善と贖罪《しょくざい》の精神にもとづき寄付された金銭をもって設立運営されていた篤志病院が、来院者に関して詳しい収入や資産調査もせず、無差別に治療するという「慈善の濫用」を行い、そのため開業医から自分たちの稼ぎを減少させたとして、「慈善医療の対象者の枠を厳しく限定するよう要求」する運動が起きていたが、(18)三宅はおそらくそれらを実際に見聞していたのであろう。講演はそのことを踏まえ、過度の施療は一般病院や開業医の営業妨害になると注意を喚起したのである。

当時、民業圧迫の回避を求めて開業医が府県知事・郡市長宛に公立病院の施療病院化を繰り返し陳情していたが、三宅秀は明治二一年六月大日本私立衛生会での講演「貧病者救療法」において、「人には貧富の二種ありて、富者は其身を大切にし、随て疾病を避くるの方法を講し、且《か》つ之を実行し得る」が、貧者は「自己の生活の賤《いや》しきに連れて其生命を軽んし、衛生の事は全く心頭に懸けさるもの」であるから、疾病は貧者のほうが甚だ多くなっている。衛生法を守らないで病に陥るのは自業自得であるが、疾病は富者の身体にも伝染するのであるから、富者は貧者の疾病を救済すると同時に、貧困をも救済する必要がある。なぜなら、「貧すれは乱すの基」となるからである。さらにいえば、「貧者は身体を労働し、労力を以て国家の富を生するもの」であるから、「貧者を保護するは国家の財源を富ますの基」でもある。「貧病者の治療を為《な》さは、国家の富源たる貧者の病に罹れる者は、皆健康に復して労役に従事し、国家の経済之より富を増すに至るへく、随て富者も其扶助の為めに負担すへき義務を軽減して益々其富を増す」ことになるという。

三宅はさらにつづけて、「古来、医は仁術なりと称し、無料にて治療するの習慣ありしも、世変に連れて道徳主義も自然減衰」しているため、これに代わる「貧病者救療法」が必要である。現今は府立病院が廃《すた》れ、府立の養育院もなくなり、わずかに癲狂《てんきょう》院を残すのみとなっている。従来、区医の設けがあって施療券を発行し、区内の貧病人の救療にあたっていたが、その制も四、五年以前に廃止となっている。わずかに現存するものは有志の者が設立した慈恵院、同愛社[19]のごとき慈恵心によって施療しているところだけである。貧病者を救療するには救貧税のごときものを設けて資金を得るか、義捐《ぎえん》金を集めるか、救貧医を設けるか、施療の外来診療所を設置するといった方法しかないと説く[20]。

三宅秀は貧者に病が多く、衛生法を守らず病に陥るのは自業自得であるとして、疾病の社会的要因には目をつむっているが、施療が貧病人の健康を回復させ労役に耐えられる身体にすれば、下等民の労役によって成り立つ国家経済に大いに貢献することになるだけでなく、富める者の生命・財産を守る治安対策や伝染病対策にもなると意義づけ、施療および貧困救済への積極的な取組みを要請しているのであった[21]。これは後藤新平が日清戦争の賠償金の一部を救療費に、また中等以下の民に益する疾病保険創設という「建設的社会制度の構築」に充てることができないかと伊藤博文に建白し（同二八年）、さらにそれをまとめて第一〇帝国議会に提出した恤救《じゅつきゅう》法案、救貧税法案（同三〇年）、また同法案の流産後、伊藤内閣に建白した「救済衛生制度に関する意見」（同三一年）の主意と全く同じである。後藤は国民生産力の本源は中等以下の民の健康にあり、それが国の富源であり、治安保持の鍵でもある。社会行政の主眼は防貧にあり、そのためには疾病保険、疾病施療が必要であると主張していた[22]。

明治二二年三月、静岡市内の開業医二四名が類焼の災難にあった公立静岡病院（同年八月静岡市に移管）の復興にあたって、開業医への配慮を求めた陳情書「公立病院改良の儀」を郡長宛に出しているが、それには「（公立病院が）資金を公衆より得て尋常開業医同様の組織により、多数の患者に接し、多額の収利に努め、尋常開業医と力を争ふが如き」ことの中止を求むとしている。その理由として、開業医は「多大の学費と開業設備とを以て患者に接し、且《か》つ自己の生計を営」んでいるのに対し、公立病院は「公費を以て設備を備へ、薬価を廉《れん》になして競争をなし、開業医の生活を妨害」している。そのような状況を改められないのであれば、公立病院を廃止させるか、慈善・救貧専門病院に変えるべきである。「公立の公立たる所以《ゆえん》」は「開業医を補翼《ほよく》して学業を進め、真の仁術を深め、真の医の道徳思想の発達に資すること」にあるとし、廃院か開業医との住み分けかの選択を迫っている[23]。長谷川泰《たい》・江口襄《のぼる》らが中心となり医師と法律家をもって組織した国政医学会でも、明治二一年三月開催の討論会において「日本全国の公立病院を廃し、郡区町村に医師を配置するの可否」が議論され、賛成多数をもって廃止と決議している[24][25]。

明治二六年八月、神奈川県医会横浜支部会の常議員会では病院問題調査委員会を開催し、「横浜市に慈恵的病院設立の必要を認めたるを以て現在の市立病院の組織を変更し、専《もっぱ》ら慈恵に係る病者を救済せしめ、兼てある範囲内に於て普通患者を取扱はしむること」、「京都、大阪、名古屋、広島、仙台、新潟の如き都会の医会に照会して市立病院並《ならび》に慈恵的病院の存否、其維持及実況等の調査を依嘱《いしょく》すること」などについて議決し[26]、さらに翌年同支部会員の代表者は「横浜十全医院の性質を変更し施療院たらしめんとの建議」を市長および市会宛に提出[27]。また開業医の権益擁護のための団体である大日本医会（理事長高木兼寛）においても、同二六年一一月の第一期大会にて官立医学校付属病院を施療病院に改め、医学教育の完全を期すことの議案を東京地方部が提出している。その提案理由には「官立医学校付属諸病院は多数の施療患者を以て医学教育の便を謀《はか》るものなれば、従来の自費患者を廃し、国庫より十分の費用を支出して其教育の完全を期」すべきとある。同じく東京地方部が提出した議案「貧民救療の制を設けられんことを議会に請願する事」では、「我同業者は従来の習慣を以て多数の貧民を施療し来」たが、これも限界である。「国家生産力の原資たる貧

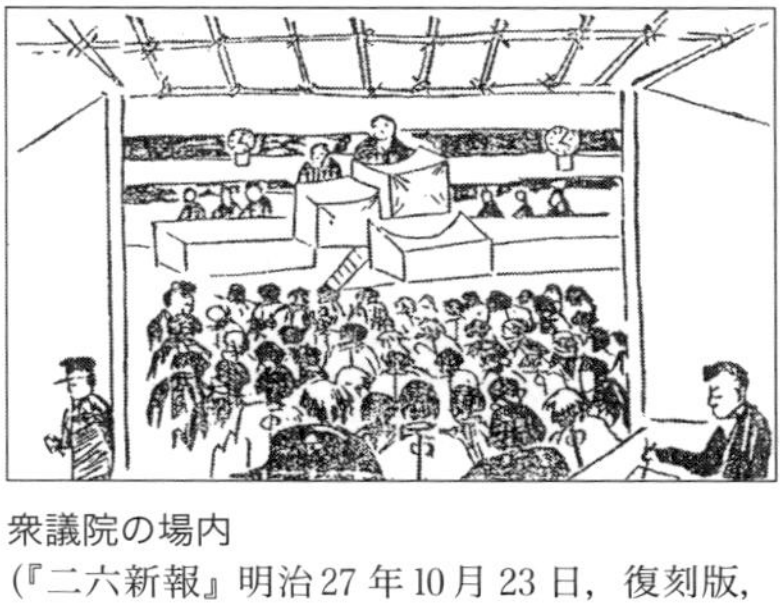

衆議院の場内
（『二六新報』明治27年10月23日，復刻版，不二出版より）

民の救療の如きは国家の義務」と主張している。日本医会は府県立病院およびその他の公立病院を施療病院とすることなどを決議し、翌年一二月貴族院および衆議院議長宛にその旨を請願、また帝国議会の両院議員にも同月、意見書を配布している(28)。

貴族院宛の「官立医学校付属病院に対する意見書」には、およそ次のようなことが記されている。すなわち、「医学教育の事たる精密の学理に参するに巧妙の実験を以てし、切磋琢磨《せっさたくま》の功を積」んではじめてその業が大成するものである。療病の目的においても「実験の研修を主とするに付き、此実験の研修を第二に措き、専《もっぱ》ら学理のみを主とする事あらば、其弊や遂に医学をして空文の境に陥らしむ可きなり。是れ医学校に於て必らずや付属病院を設置して、此実験研修の需《もとめ》に供する所以《ゆえん》」である。「許多《あまた》の研修に実験を習ひ得て以て学理運用の妙」を得るには、患者および屍体が不可欠であり、「病原の不明なる変化の意外なるに会へば、其死後に於て屍体を剖検」する必要がある。この目的を達成させるには「貧困無告の窮民にして疾病に罹るもの」の調達を措いて他にはない。彼らも「社会に生息する同種の人類」であるから、我々としても「病に倒るるを傍観」しているわけにはいかない。それゆえ国家の務めとして施療病院を設け、彼らを収養し医薬を与える仕組みが必要である。仮にも施療病院を医学校に付託して付属病院とするならば、無告の窮民を救療できるだけでなく、「此実験の研修とを同時に得しめ、以て一挙両得」となる。現下の医学校付属病院をみると、自費患者が多く施療患者は少数となっている。これは経費が足りないためである。

意見書はさらにつづけて、わが国において養成している医生は得業ののち、必ず欧州諸外国に留学しているが、そうしなければ「完全の医師」になれないためである。外国に行って学び得るものは何かといえば、「実験研修の一事」である。自費患者が多いわが国の付属病院においては、「患者の病状経過の視察も、去就の自由は彼（患者）に在りて我にあらざるを以て、始終の実験を全くすること能《あた》はず。しかのみならず屍体剖検の如き最も研修に必要なりとする所は、最も患者若《も》くは其遺族の肯諾《こうだく》（承諾）せざる所にして、実験の憾《うらみ》を残すこと常観たり」。付属病院を施療病院とするならば、「情状全く之に同じからざるを以て、研修に不便を告ぐる所なく、善く其目的を遂」げることが可能となる。「我邦の医学校に於て三年の星霜を要するの実験も、彼（欧州の医学校付属の施療病院）に於ては三、四月にして之を習得するの便」が備わっており、日本も早くそうなるべきである。「速《すみや》かに幾許《いくばく》の経費を国庫より支出し、以て帝国医科大学付属医院及府県立病院をして純然たる施療病院たるの本分を得せしめ、以て国家の為に人民の為に我邦医学教育の発達を完全ならしめよ」と要請するものであった。

同時に提出された「施療病院設置に関する意見書」では、「中等以上の資産ある患者」は「家に就て其病患を治療し、或は完備なる私立病院」があって受療に困ることはないのに、今でも府県立および公立病院は彼ら「中等以上の少数人民」を対象に診療をしている。それら病院は「往時に在りては必要を感」じていたものの、今では「私立病院若《も》くは開業医と其業を争」っているような始末で、全く不必要な事業である。それだからといって廃院させるのではなく、純然たる施療病院に転換させて無告の窮民の救療に当たる組織となるよう要望するとある。

内務省が施療機関の設置に向けて動きはじめた明治四〇年代になると、『東京医事新誌』『医海時報』誌上には、さまざまな意見や提案が飛びかっている。明治四三年の『医海時報』から記事を拾うと、全国各府県において施療病院を新設することになれば、約七〇〇万円を要することになる。仮に各府県立病院あるいは市・郡立病院内に施療室を設けるだけであれば、その経費は七〇〇万円の何十分の一かで済ませることができる。しかも、各府県立病院の状況をみると、その大部分において少なからぬ利益を上げており、一ヶ年で大阪府立病院は八万余円、岡山県立病院は一万余円、京都府立病院は二万五〇〇〇余円を上げている。有資患者からの収入と富豪家よりの寄付を合わせれば、経常費は十分に賄えるといった意見[29]、あるいは施療病院では患者の種類を制限して入院させている現実があり、病院の中には「肺結核患者の入院を拒み、甚だしきは全然入院せしめざる規定を設け居る」ところもある。「慢性伝染病患者の如きは、多く自宅治療に放任せられ、彼等は悲惨なる最後を遂ぐるのみか、之が為め病毒を散漫」させているような情況である。早く肺結核専門の病院を設けるべきであるとする意見[30]、あるいは官立医学校付属病院においては「学用材料を得《うる》を目的」として純然たる施療を行わず、また赤十字支部病院は「看護婦養成救護員練習の目的」のために開設されたものである

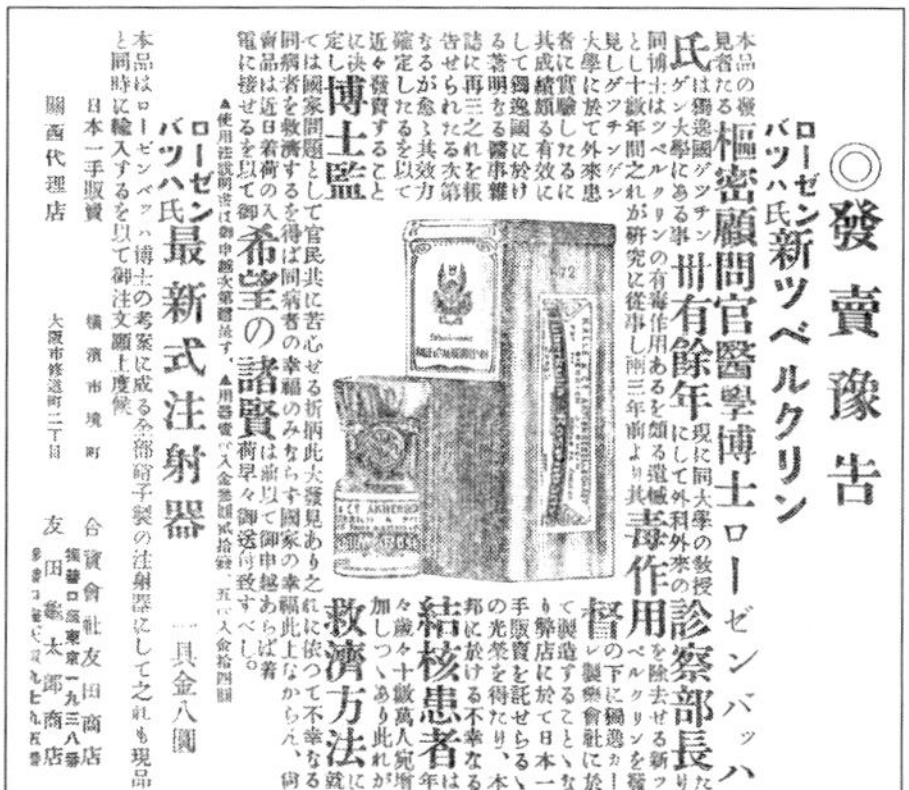


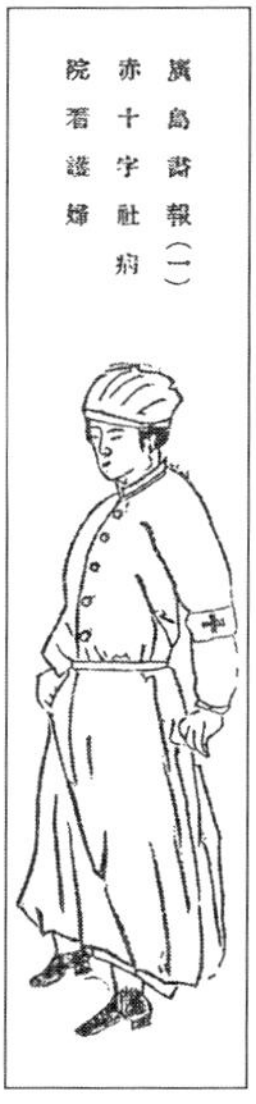


上：ツベルクリン発売予告の広告
（『医海時報』明治44年4月13日）
左：赤十字病院看護婦
（『二六新報』明治27年10月19日，復刻版，不二出版より）

から「収容患者は悉《ことごと》く施療」とすべきであるのに、それをしないで「多く有資患者を収容」している。それゆえ「純然施療機関の設立」が望まれるといった意見などがあった[31]。問題となっている官公立病院であるが、その数は明治二〇年代半ばから三〇年代初めにかけて漸減、その後は漸増、三〇年代半ばになって急減、大正期に入って急増、昭和期前半にかけて横ばいといった状態がつづいていた[32]。

公立病院の施療病院化をめぐって、医学者は医学教育に必要な学用患者を確保するうえで望ましいといい、開業医は中産階級を診療対象としている公立病院を、貧病人診療という領域に封じ込めてしまえば、これまで仁術の名のもとに強制されてきた貧病人の診療から解放されるだけでなく、中産階級を顧客として取り込むことができると考え、一方、行政側は施療病院化すれば公立病院の経費を賄えず、経営が成り立たないので施療患者数を絞り込んだうえで、従前の通り私費患者を診る一般病院として存続させたいという、それぞれに思惑があった。施療の必要性については治安および防疫の面だけでなく、国家富強の基盤である労働者の涵養に役立つとする三者共通の理解があったが、施療に要する公費捻出《ねんしゅつ》に見通しが立たなかったところから、互いに主張をぶつけ合うだけに終わっていた。

（1）『東京医事新誌』四〇二、明治一八年一二月一二日。
（2）『東京医事新誌』二四五、明治一五年一二月九日ほか。
（3）北原糸子は開業医による施療は必ずしも自発とはいえず、コレラ対策などの面で、財政的措置の不足を私費施療で補おうとする行政指導があったことも十分考えられるとしている（北原糸子『都市と貧困の社会史』三五四頁、吉川弘文館、一九九五年）。
（4）『東京医事新誌』四七三、明治二〇年四月二三日。

(5)『東京医事新誌』五〇七、明治二〇年一二月一七日。
(6)『東京医事新誌』五一四、明治二一年二月四日。『大坂医報』八八、明治二一年二月一〇日。
(7)『東京医事新誌』四六八、明治二〇年三月一九日。同趣旨の論説が『医海時報』八一九、明治四三年二月二六日にもみられる。
(8)社会事業研究所『近代医療保護事業発達史』上巻七七―七八頁、日本評論社、一九四三年。
(9)『大坂医報』二七、明治一八年七月一〇日。
(10)『大坂医報』八八、明治二一年二月一〇日。同八九、明治二一年二月二五日。同九七、明治二一年六月二五日。同一〇〇、明治二一年八月一〇日。
(11)『東京医事新誌』四七三、明治二〇年四月二三日。同五三四、明治二一年六月二三日。
(12)中山沃「地方医学校の設立と廃校」『日本医史学雑誌』三四‐一、一九八八年。
(13)松岡弘之「救護法施行前後の都市医療社会事業」『歴史評論』七二六、二〇一〇年。
(14)内務省衛生局編『医制五拾年史』二三四―二三八頁、内務省衛生局、一九二五年。湯浅洗身『日本医事大鑑』一六九―一七二頁、日本医事大鑑刊行会、一九二七年。宮本忍『医学思想史』第三巻五四三―五四八頁、勁草書房、一九七五年。
(15)『東京医事新誌』五一二、明治二一年一月二一日。
(16)『東京医事新誌』五三三、明治二一年六月一六日。
(17)『東京医事新誌』五二二、明治二一年三月三一日。
(18)B・エイベル゠スミス、多田羅浩三・大和田建太郎訳『英国の病院と医療』一三四―一三五頁、保健同人社、一九八一年。
(19)同愛社とは「貧民患者を無代価にて施療をなす為め、高松凌雲氏始め府下の開業医十余名か協力して、去明治一二年に開設せしものにて、当時は其施療区域も狭かりしが、同十四年に(東京)府庁にて府立病院を閉し、郡区医の施療を廃止せられしより、府下貧民の病者にして施療を乞ふ者皆な同社に帰する勢となりしを以て、同十五年に社則を改正し、其規模を拡張し慈恵社員といふを設けて寄付金を募り、施療社員（即ち有志開業医）を誘導せしに、両社員次第に増加し、目下慈恵社員二百八十二名、施療社員五十六名の多きに至り、府下十五区六郡に普及せり。其毎月施療する所の貧患者の数等は月々之を新聞に記せしが、昨年一ヶ年間に施療せし合計は千九百七十八名にして、去る十二年創業の時より昨年末迄五年間に施療せし患者の合計五千三百三十九名、内全治・半治・施療中の者四千九百八十九名、死亡三百五十名にて此施薬延日数十一万三百七十日」を行ってきた病院である（『東京医事新誌』三〇六、明治一七年二月九日）。本文にあるように、施療の状況は逐一公表されており、『東京医事新誌』には半期ごとの患者数と薬価の合計が掲載され（『東京医事新誌』一七三、明治一四年七月二三日ほか）、施療券の配布状況についての報告もなされていた（『東京医事新誌』二八三、明治一六年九月一日ほか）。渋沢栄一らは施療券を買い取って貧困患者に六年間にわたって配布している（『東京医事新誌』三八〇、明治一八年七月一一日）。

明治二〇年同愛社は総集会において鈴木萬次郎が事務拡張の件を報告。それによれば同社は従来、無代金で配布する施療券にもとづく施療を救療社員の自宅において実施してきたが、「患者の数次第に増加し、慈愛なる同社員の感情益々密にして、大に同社の面目を呈するに至りしかば、尚之を拡張せんとて自今三年を期して病院を設立することとなして、就ては是まで各医師へ支払たる薬価を貯蓄して右病院の資本金」となし、また寄付・義捐金を集めたいと提案（『東京医事新誌』四七七、明治二〇年五月二一日）。同三一年一〇月同社は社団法人の認可を得、翌年二月には社則を改正。その第一条には「東京市内に現住する貧民の病患に苦しみ医薬する能はさる者を施療するを以て目的とす」とある。そして、第二、一三条において事務所を下谷区上野桜木町に置き、本社の施療所は病院設立までの間、救療社員の診療所をもって当てるとしている。創立の同一二年より同三九年九月までの施療患者実数は三万七五五七三人、患者一人に対する平均治療日数は一七・五日、同三六〜三九年の平均収入は一二三五円、支出は一一九〇円であった（内務省衛生局調査『大日本施療院小史』第五章第一節、社会保障研究所編『日本社会保障前史資料』第一巻所収、至誠堂、一九八一年）。

(20)　『大日本私立衛生会雑誌』六二、明治二一年七月二八日。

(21)注8同書七九―八〇頁。
(22)『東京医事新誌』七七一、明治二六年一月七日。鶴見祐輔『後藤新平』第一巻七六七―八一八頁、勁草書房、一九六五年。
(23)『静岡市史』第三巻五〇九―五一〇頁、静岡市役所、一九三〇年。土屋重朗『静岡県の医師と医家伝』四一〇―四一二頁、戸田書店、一九七三年。
(24)『東京医事新誌』四六八、明治二〇年三月一九日。同五二二、明治二一年三月三一日。
(25)『医海時報』八六三、明治四四年一月一日「仁術の誤解」でも、施療は国家または慈善団体がすべきもので、開業医に強制的施療を行わせるべきでなく、また開業医の中に仁術の意味を誤解し、施療を「名誉と心得、心にもない偽善を行ふて得々としている」者がいるかぎり、社会の改善は進まないと論じている。
(26)神奈川県医師会編『神奈川県医師会史』八五九頁、神奈川県医師会、一九七七年。
(27)『東京医事新誌』八三五、明治二七年三月三一日。
(28)『東京医事新誌』八二四、明治二七年一月一三日。注8同書九〇―九三頁。菅谷章『日本医療制度史』一三六―一三九頁、原書房、一九七六年。宮本忍『医学思想史』第二巻五四八頁、勁草書房、一九七二年。
(29)『医海時報』八四三、明治四三年八月一三日。
(30)『医海時報』八四四、明治四三年八月二〇日。同八四五、明治四三年八月二七日。
(31)『医海時報』八四九、明治四三年九月二四日。
(32)高岡裕之は地方公立病院の減少に関して、それは松方デフレーションによる財政難を背景とする県会に主導された県立病院の動きであって、公立病院一般が否定されたものではないとし、県立病院が廃止された後も、郡町村を基盤とする地方公立病院として継承されていくところもあったと指摘している。さらに、明治末まで残った県立病院は中央病院的なものに特化されており、地域医療を担った市町村(組合)立、郡立病院のほうは維持するのが困難となって大幅な減少をみることになるが、第一次大戦後は医療需要の社会的拡大、経済不況、政治社会の大衆化による圧力を背景に、工業化・都市化した地域においては中産階級以下の市民一般を対象として、医師会の報酬規定よりも低額な医療を提供する実費診療・軽費診療を標榜した市民病院、社会政策を標榜した県立病院が登場し、農村地域においては産業組合法にもとづく軽費医療提供の医療利用組合事業（広義の地域公立病院、戦後は厚生連加盟の農協組合病院となる）が出現することになったと論じている（高岡裕之「近代日本の地域医療と公立病院」『歴史評論』七二六、二〇一〇年）。

# 四　慈善事業から社会政策の時代へ

東京帝国大学医学部および慶応義塾大学医学部の医師を勤めた正木不如丘《ふじょきゅう》は小説『特志解剖』において、(1)「(入局以来半年にしかならぬ医師が) 受持つ患者は普通施療患者ときまつて居た。其施療患者と云ふのも十年も十五年も永く入院して居る極慢性の患者であつて、病状の変化の全くない、投薬も又定まつて居る病人のみなのである」と、研修中の新人医師が施療患者の担当であったといい、また明治三一(一八九八)年東京府巣鴨病院(明治二二年東京府癲狂院《てんきょう》より改称)に収容されていた施療患者の手記「第四部精神科病院の実況」には、(2)「社会より廃物視せらるるも、尚《な》ほ社会の御恵によりて生命をつなげる憐れなる狂人を収容し、治療せる東洋第一のきちがひ病院たる東京府巣鴨病院に於て、狂人をして無惨なる横死《おうし》を遂げしめしもの、蓋《けだ》し少なからず。世人之を知らざる乎《か》、或は知りて之を怪《あやし》まざる乎。然れとも余、頗《すこぶ》るこれを奇とす。これ余の此稿を草せし所以《ゆえん》なり」と述べ、処遇面で施療患者と自費患者との間には雲泥の差があること、「看護人の配置不公平にして、特《ことさ》らに暴虐なるものを施療に遣《や》り、施療患者を残酷に取扱」わしめていたことの詳細が綴られ

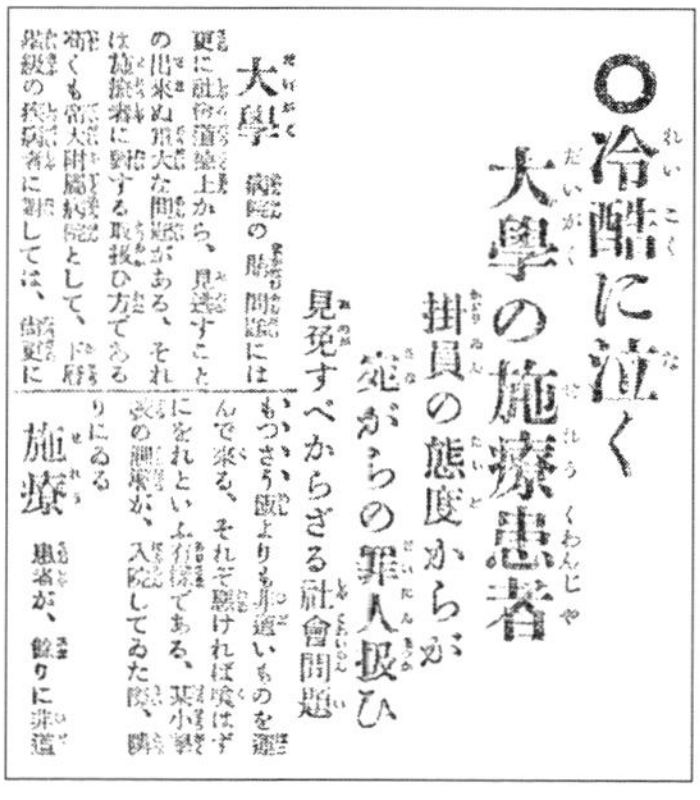
○冷酷《れいこく》に泣《な》く
大學《だいがく》の施療患者《せれうくわんじや》
掛員の態度《たいど》から
からの罪人扱ひ
見逃すべからざる社會問題

冷遇される施療患者の見出し
(『万朝報』大正9年12月30日, 復刻版, 日本図書センターより)

ている。

施療患者は肩身が狭いだけでなく、(3)彼らに対する粗診粗療もまかり通っていた。衛生局所管の施療事業を主に担っていたのは開業医であったが、当時の雑誌『社会事業』には「薬価の低廉なるに依《よ》る点もあるかも知れぬが、所謂《いわゆる》粗診粗療にながれ、施療の故をもつて患者に蔑視的差別待遇を為《な》すが如き事実は、徒《いたず》らに患者の心を暗からしむること多く、かくて国民大衆の要望たる救療の実は到底挙げらるべくもないとの深き憂慮を以て見られている。かくの如きことは開業医制度と救療事業との利害相克を示す明かなる事実」であったと指摘している。(4)

開業医にとって施療は仁術と呼ばれるものであったが、その実践は社会的信用を得るための一方便といった側面も垣間《かいま》みられ、また日常の診療において生じる医療費未納・薬価未収の「飲み倒し」分を施療支出項目に滑り込ませるといった、見かけ上の施療も横行していた。医師法施行規則第九条には「開業の医師は診察治療の需《もとめ》ある場合に於て正当の事由なくして之を拒むことを得ず」とあって、治療費の支払い能力がないことをもって診療を拒否することが禁じられていたため、未収金の発生を食い止めることができず、開業医は損金の累積に悩まされていた。内務省の調査でも「薬価診療料の如きも、医師会の存する地方にては、私立病院及個人医師は皆な医師会の規約に基《もと》づきて一定せられ居り、此定額より減額して多くの患者を吸収する事を得ざるに反して、公立病院は医師会の規定には何の顧慮を要せず、其診察料治療費を安価にして、多数の患者を吸収」しているだけでなく、規定通りの施療患者を収容せず、一方、開業医にあっては「診察料薬価の不払に逢ひ、止むを得ずして施療をなし」、大阪市医師会が数年間にわたって調査したところによれば、「一人の医師が一ヶ年に所謂《いわゆる》、薬

の呑逃《のみに》げに逢」った金額は五〇〇円以上であったとある。(5)

細民地区の診療活動を手伝っていた東京帝国大学医学部学生らが組織した、社会医学研究会での研究成果をまとめた『医療の社会化』によれば、「普通開業医の収入の中かなりの部分が不払に終るもので、此の損失を互いに医師相互の間に平均せんため、此の不払に終つた診療を医師会による無料診療として計算し、之を全医師に適当に配分する向《むき》もあるやうである。即ちかかる種類のものは、表面の名義のみの救療に止るのである……医師会が特別の（救療）診療所を設けるものは極めて稀《まれ》であつて、多くは医師会員各自の診療所に於て診療し、医師会事務所には其の報告のみが集められ、後ち其の経費が会員全体に分担せられるのである。かくの如く、医師会経営の無料診療所は……医師会員自身の経済的利害の打算に出発せるものもあるので、数こそ相当に多いが病床の設備もなく、今の所、救療患者も僅少《きんしょう》に過ぎないもの」であったとある。(6)

日露戦争後の明治四〇年代初め、地方財政は逼迫《ひっぱく》、なかでも義務教育年限の延長にともなう教育費負担が重くのしかかっていた。政府は戊申詔書《ぼしんしょうしょ》を発して国民に勤倹と自助自立を求め地方改良事業を進めるとともに、内務省においては国の社会事業を補完していた民間の慈善事業を再編して救貧から防貧、さらに共同体内部の相互扶助機能の再編によって、国民が恩賜《おんし》を受けない自立自営の良民となることを促す感化救済事業に乗り出し(7)、同四四年の『感化救済事業概要』では救療事業の方向性を示す、奨励金下付の優秀施設一二四を一覧にして掲げている。(8)

そのかけ声にもかかわらず、大正から昭和にかけて都市の細民地区に沈殿する下層病者は増えつづけ、労働力の確保と治安対策のうえから国も医療の社会化に取り組まざるを得なくなっている。その動きは開業医にとって救療負担の軽減につながるとして歓迎されたが、その一方で安価な診療報酬を押しつけられるのではないか、といった懸念も生じていた。これに関して内務省衛生局予防局長の経歴をもつ高野六郎は「救療事業と開業医問題」と題する論文において(9)、「日本に於ける救療機関は、最近の調査（昭和六年九月）によると無料救療機関二八六、減額医療機関六四、無料減額兼営機関二四八、合計五九八で、其の所要経費年額千七百万余円、一年間入院人員八万四千四百二十六人、外来人員二百余万人」となっている。この「公営無料の診療が盛んに行はれるやうになつては、開業医が非常な脅威を感ずるのは当然であるが……健康保険の如きも当初は医業に対する威嚇《いかく》であったが、現今では却《かえ》つて医師側から歓迎されて居る。之は健康保険の医療費は一般の医療費よりは安いけれども、確実に之を取ることが出来ると云ふ利益があるためである。救護法に至つては更に安いけれども、之も的確に医療費が取れるので近頃は寧《むし》ろ喜ばれて居るらしい」といい、さらに「無料救療階級は医業者から云へば余り重要視するを要しない相手である。彼等は医師の門を潜《くぐ》つたとて、どうせ『ただ飲み』である……何《いず》れは飲み倒しを覚悟せねばならぬ階級のことだから、それが他の特設機関に拾はれても文句はないし、仮令《たとえ》一剤十二銭でも担《かつ》いで来れば、寧《むし》ろ勿怪《もっけ》の幸とも云ふべき所であろう」といって、救療事業による開業医への影響は小さなものといい、むしろ問題となるのはこれまで開業医の顧客となっていた「大衆の何%かが開業医の門を外れて所謂《いわゆる》実費的機関へ殺到する」ことであると述べている。

昭和七（一九三二）年救護法が公布されたことにより、市町村および道府県・国の救護費から一定の範囲内で医療扶助が行われるようになり、開業医にとって施療費のすべてが持ち出しということにはならなかった。むしろ脅威に感じていたのは安価治療の薄利多売を標榜《ひょうぼう》し、中産階級を吸い寄せて拡大しつづけていた社団法人実費診療所の存在であった(10)。それゆえ開業医の団体である横浜医師会は、実費診療所が実費という世俗をだます広告的呼称を掲げて細民の膏血《こうけつ》を絞り取り、定款《ていかん》にそむいて富者を歓迎し、粗悪な薬を用い、医学の進歩を阻害し、医界の善風を破壊しているとして長い抗争を繰り広げることになる(11)。また愛知県医師会総会では大正三年以降、毎年のように「実費診療所問題」が議題に上がっており、同四年には「医師会で薬価規定を撤廃し自由裁量に任せて対抗するか、実費診療所の近傍に医師会で無料診療所を開設して、実費診療所の自然消滅を待つ二途しかない事に到達し、今暫《しばら》く情勢を観望した上、更に検討」するとしている(12)。

実業家で政治家でもあった鈴木梅四郎が明治二一年、『時事新報』の記者時代に名護《なご》町を探訪した報告『大阪名護町貧民窟視察記』第一二において(13)、「貧民中の稍《やや》智あるものは、身体を大切にすることを知り、病に罹《かか》る時は大阪府立病院に入りて、施薬の治療を乞ふものありと雖《いえど》も、一般の貧民は如《い》何《か》なる病に罹るとも、其当初に於て医薬を用ふることなく、稀れに医薬に依頼するものあるも、其依頼する時は已《すで》に事後《おく》れて、治療に功なき時なるを常とす。是故に名護町貧民に対しては、医者なるもの只其已に死したる人の診断書を認《したたむ》る役目あるのみなり」と、貧民層の悲惨な医療環境を観察していたが、その彼が同四四年の「施薬救療の大詔《たいしょう》」と、下賜金および寄付金を原資として創設された恩賜財団済生会の事業が、下層階級に限定した旧来の慈善的救貧事業に止まっていることを批判し(14)、医療の社会化を進めることによって防貧をめざすとして同年、医師の加藤時次郎と共同で実費診療事業に取り組んだのである。

実費診療所を開設した理由について加藤時次郎は、「現今の欧州に於てかかる慈善事業（恩賜財団済生会による窮民救療事業）は十八世紀、十九世紀の旧套《きゅうとう》となり、今や社会政策之に代わつて盛《さかん》に勃興せる時である。元来慈善事業は真に貧富の懸隔《けんかく》を緩和する所以《ゆえん》の道ではない。慈善家から救はれたるものは喜び、之に洩《も》れたるものは恨むやうな偏頗《へんぱ》不公平の恩恵である。且《かつ》又此方法を以て数限りなき貧民を救済する事は到底不可能である。斯《か》くて慈善事業は往々表面的となり、偽善事業となつて到底真の救済とはならない」。今日、欧州では既に旧い救貧慈善事業の時代ではなくなっており、税というかたちをとった防貧のための新しい社会政策の時代に移っている。「社会政策は人格体面を毀損《きそん》する事なく、公平に相互を救助し得る独立自助の救済策」である。そのことについて当時の為政者に諫《かん》言《げん》したが、聞き入られなかったため、施療の対象から外れて貧窮の極底に沈みつつある「中等階級の下層に属する貧民にして、所謂《いわゆる》貧民にもあらず、又労働者にもあらざれど、其収入甚だ少く、或は其地位不安定不安にして、其生活の苦しき事、寧《むし》ろ貧民労働者に過ぎたる者で……例へば小官吏・事務員・店員・巡査・教員・学生・労働者・其他之に類似する無数の浪人等」、また「日収金壱円以下の者及其家族の疾病に罹りたる者を実費を以て診療」する機関を開くに至ったのであると述べている[15]。

さらに加藤は「数に於ても規模に於ても制限され

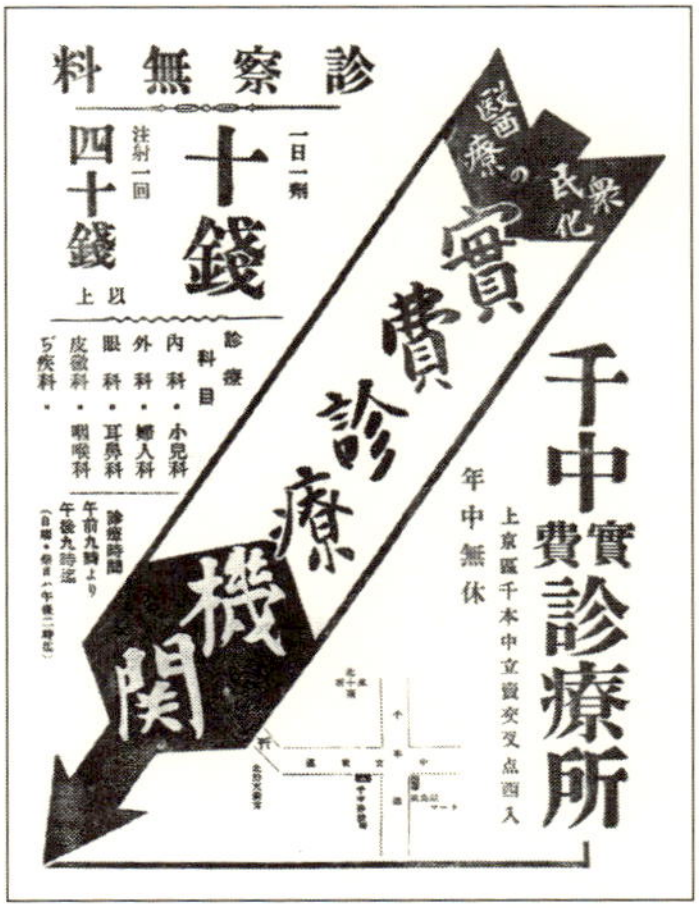

実費診療所パンフレット（著者蔵）

たる慈善病院が、多数の貧困疾病者に対して幾許《いくばく》の用を為すにも足りない事は、分りきつて居ります。又慈善といふ侮辱的態度を以て国民に臨む事が如何《いか》に不健全であり、従つて又、如何に自尊心ある下層民を遠《とおの》けるかは、人の善く知る所であります。若《も》し慈善病院に依つて前記諸種の悲惨と困難とが救済されると信ずる者があるならば、これは只、空虚にして浅薄なる美名に依つて、安価なる良心の満足を買はうとする者に過ぎないのであります」と慈善病院を批判し、「一般国民に対する疾病診療といふ極めて大切な事業を、国家の手、若《も》しくは自治体の手に於て、公共的に施設」する公設診療所を設ければ、「慈善病院は不要となり、医薬分業なども問題とならず、そして健康保険法が徹底的に普及されるわけであります」と論じている。[16] 要するに、疾病と貧困の循環を断ち切るには、誰もが容易に受診できる公共の医療システムを整えること、それが最大の防貧政策になるというのである。

加藤時次郎は大正五年、定款《ていかん》と政府の監督という束縛を嫌って実費診療所を離れ、平民病院を開設するに至っているが、[17] 同じころ社会医学研究会も『医療の社会化』において、従来の施療所の多くは富豪その他の寄付によるものであるから、「其経費には制限があり、従つて施療も亦一部少数の人に行はれるのみ……且《かつ》民衆はかかる機関の利用に就いて何等の権利を主張し得るものではなく、要するに富豪の慈悲にすがるに過ぎず、容易に何人《なんびと》も恩恵を受け得るわけではない」と、慈善病院の偽善と限界について指摘していた。[18]

明治四三年社会主義者を大量に検挙し、その一部を起訴し翌年に処刑した大逆事件と、その直後の「施薬救療の大詔《たいしょう》」を契機に各地において施薬救療事業がはじめられているが、同四四年五月に設立認可された恩賜財団済生会趣意書には、「無告の窮民に対して施薬救療を以て済世の道を弘めよとの勅語を賜はり、特に内帑《ないど》の資百五十万円を下賜し給ふ旨の御沙汰あらせらる」によって設立するうえは、「惰民《だみん》を助長するの弊なきを期するは言を俟《ま》たず」、「早く医療を加へ、一には此の如くにして其の天寿を完《まっと》うせしめ、一には此の如くにして能く其の労務に従ふことを得せしむることは、其の一国の活力に裨益《ひえき》する所、必ず大《おおい》なるものあらん」とある。天皇の慈恵のもとで広く醵金《きょきん》を募り、官民協同して救療に当たろうと呼びかける施薬救療は、国民の糾合《きゅうごう》と病人の社会復帰を促して経済再生を図ろうとするものであった。済生会では救療計画を作成するために全国の官設・公設・私設救療事業についての調査を行い、同四五年に『救療事業調査書』を刊行している。

　済生会は全国の枢要な地に直営病院・診療所を設置し、官公立病院・赤十字病院・私立病院・診療所・巡回診療隊に本会所定の施療券にもとづく診療を委託（肺結核患者施設には特別救療費を配当）しているが、済生会東京市診療規定（明治四四年制定、大正四年改正）によれば、「病院又は診療所の診療を受けむとする者は、最寄《もより》警察署又は区役所、方面委員に申出、本会治療券の交付を受け、指定の病院又は診療所に提出」すること、「本会治療券及巡回治療票一枚の治療期間は二十

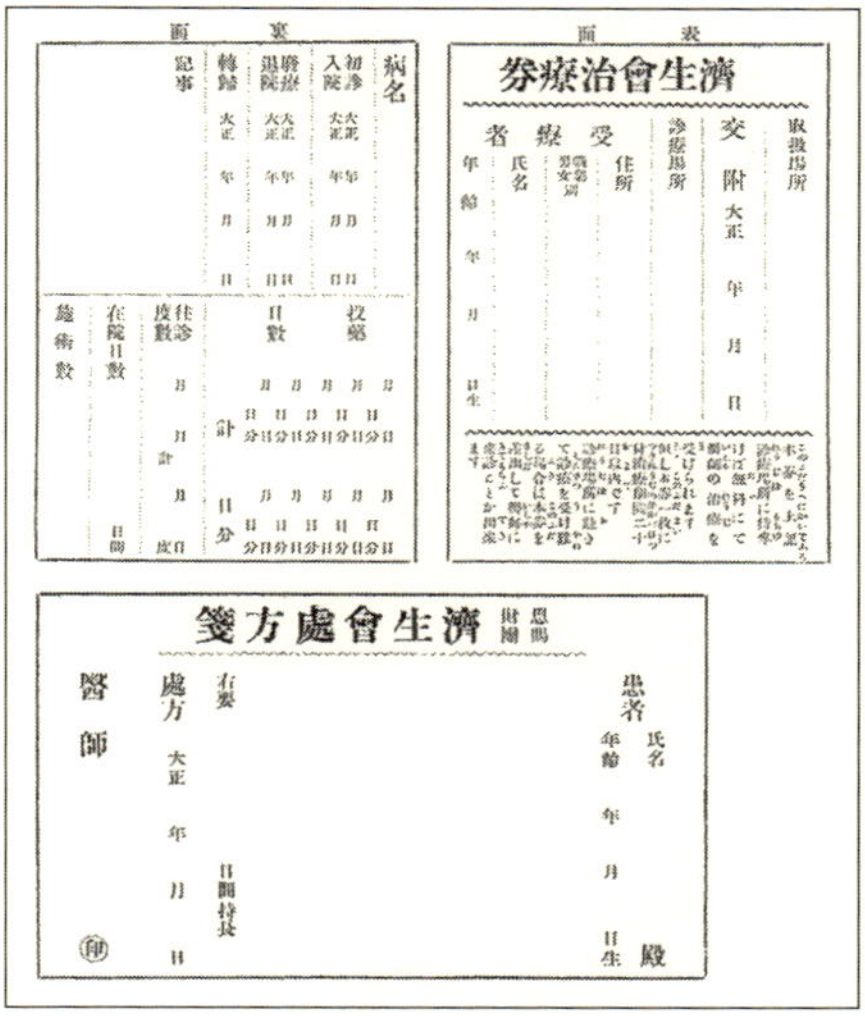

済生会の治療券（上）と処方箋（下）
（『恩賜財団済生会の救療・其三』より）

日」とし、患者は交付された処方箋《せん》を「本会委託の薬剤師」に渡して投薬を受け、薬剤師は処方箋を翌月三日までに取りまとめて病院・診療所に送付すること、病院・診療所では診療券を翌月五日までに取りまとめて済生会に差し出すこととされており、施療券は方面委員や警察署などに配布されていた[19]。その配布基準は「済生会東京市内受療者標準」（大正一三年）によると、「鰥寡《かんか》孤独又は廃疾にして適当の扶養義務者なきもの」で、「一世帯の日収一円七〇銭以下にして、賃借料日割約三十五銭以下の家屋に居住するもの」とされている。大正一五年一二月には東京市芝区に済生会病院が開設（院長北里柴三郎）され、無告の窮民以外の中産以下の者に対する診療も行われていた。「済生会病院有償診療に関する件」によれば、その患者の範囲は大体月収百円以下とされ、入院料は一日二円、食費は一日一円（松）、七〇銭（竹）、五〇銭（梅）、大手術五〇円以内、中手術一〇円以内、小手術一円以内となっている[20]。

昭和九年一月一六日の『大阪時事新報』によれば、生活難の深刻化にともない施療患者は激増し、大阪赤十字病院だけでも前年に延人員五二万三八〇八名を取り扱い、重態で入院許可された者も四九七四名に達しているが、施療患者用のベッドは二五床に過ぎない。形式上、治癒すれば即刻退院を余儀なくされる。しかし、家庭において保養の余裕のない無産患者は退院後、すぐにでも働かざるをえず、病を再発させている。そうした情況を改めようと日本赤十字社大阪支部では、施療患者が治癒後も「完全に体力を回復するまで病院内で静養せしめるための中間設備（施療患者回復期保養所）を創始」し、昭和九年度新事業として試験的に一五名を収容することになったと報告している。

大正末から昭和初期、済生会をはじめとする施療機関では財政改善のために軽費診療事業を兼営し、開業医はそれをとらえて「医業難」を宣伝していたが[21]、昭和一六年医療保護法の公布によって施療事業は国・地方自治体に移行することになった。日本赤十字社の施療対象者数は減少していたが、同二一年七月の生活保護法施行まで施療事業はつづけている[22]。大正五年に発足した内務省の保健衛生調査会は精神病、花柳病、結核、癩《らい》病、乳幼児・学齢児・青年の健康状態、農村衛生、衣食住などに関する全国調査を昭和二年までつづけ、農村における結核罹患率および死亡率が突出していること、常住人口千人に対する結核患者が六・四人、総死亡数千人に対する結核死亡者数が男六七・〇人、女八一・六人であること、帯患帰郷の職工のうち五一％が医療を受けず、その原因が貧困にあったこと、地方農山漁村の医療施設が不足していることなどを明らかにし、また昭和九年における救療患者数を一九七万四〇〇〇名、その内訳は内務省医療救護九七万四〇〇〇名、救護法によるもの四万名、済生会によるもの三〇万名、公私救護機関によるもの六六万名としている[23]。

昭和初期、全国的に結核が蔓延《まんえん》。東京市の施療入院患者およそ一六〇〇人のうち、結核患者の割合は五〇％を超え、貧弱な療養環境のもとに置かれていた[24]。その一方で、神奈川県の逗子から平塚に至る湘南海岸沿いには私立のサナトリウムが続々と開設され、高額療養費の負担に耐えられる結核患者が集まっていた[25]。それは貧富の差が医療の格差に直結していた時代状況を映《うつ》し出すものであった。深刻化する貧病人の窮状と社会主義の高揚を前にして、政府としても医療の社会化に手を着けざるを得ず、「施薬救療の大詔」を呼び水とした施療事業の振興、救護法の公布など慈善事業から社会政策への転換を図ることになった。

（1）正木不如丘『特志解剖』一頁、春陽堂、一九二五年。
（2）南博編『近代庶民生活誌』第二〇巻、「第四部精神科病院の実況」一七一―一八二頁、三一書房、一九九五年。
（3）戦時体制下の国家総動員法（昭和一七年）の一環で制定された国民医療法にもとづく日本医療団関係の病院や療養所においても、入院の施療患者に対する風当たりは、医薬品や食料が欠乏するなかで強かったという（日本患者同盟四〇年史編集委員会編『日本患者同盟四〇年の軌跡』一二頁、法律文化社、一九九一年）。
（4）谷川貞夫「現代医療機構内に於ける救療事業の本質」『社会事業』二〇‐二、一九三六年。
（5）『医海時報』八七四、明治四四年三月二五日。
（6）東京帝国大学学友会内社会医学研究会『医療の社会化』五三―五四頁、同人社書店、一九二六年。
（7）池田敬正「恩賜財団済生会の成立」、後藤靖『近代日本社会と思想』所収、吉川弘文館、一九九二年。池本美和子『日本における社会事業の形成』二二一―二二七頁、法律文化社、一九九九年。
（8）社会福祉調査研究会編『戦前期社会事業史料集成』第一巻所収、日本図書センター、一九八五年。
（9）『社会事業』一七‐一二、昭和八年。
（10）実費診療所年度別患者数によれば、外科を中心に患者が多数訪れており、大正元年はおよそ二万人、同二年は三万人、同三年は六万人、同四年は一一万人と拡大している（成田龍一『加藤時次郎』一一八―一二〇頁、不二出版、一九八三年）。
（11）川上武『現代日本医療史』三三八―三四〇頁、勁草書房、一九六五年。青柳精一『診療報酬の歴史』三五八―三七九頁、思文閣出版、一九九六年。
（12）『愛知県医師会史』三〇頁、愛知県医師会、一九五五年。
（13）『生活古典叢書』第二巻所収、光生館、一九七〇年。
（14）注11川上同書三三五―三三六頁。小松隆二「庶民生活の擁護と医療社会化の唱道・鈴木梅四郎」、生活研究同人会編著『庶民生活を刻みとめた人々・近代日本の生活研究』所収、光生館、一九八二年。
（15）加藤時次郎「実費診療所開設趣意書」「実費診療所規定」（一九一一年）、「社会政策実行団の今昔を回顧して」（一九二六年）、加治甚吾監修・成田龍一編集『加藤時次郎選集』所収、弘隆社、一九八一年。
（16）加藤時次郎「公設診療所設置に関する請願」一九二五年、注15同書所収。
（17）注10同書一六〇―一六一頁。
（18）注6同書二八頁。
（19）『恩賜財団済生会の救療・其三』一二〇―一二二頁、恩賜財団済生会、一九二八年。
（20）注19同書一三一―一三三頁。
（21）中静未知『医療保険の行政と政治』一五〇頁、吉川弘文館、一九九八年。
（22）『恩賜財団済生会七十年誌』五四―六一頁、恩賜財団済生会、一九八二年。『東京都済生会中央病院五〇年史』二三二頁、東京都済生会中央病院、一九六七年。
（23）財団法人中央社会事業協会社会事業研究所編『現代保健・医療並救療問題検討』四〇―四四、一三五頁、財団法人中央社会事業協会社会事業研究所、一九三七年。
（24）青木純一『結核の社会史』一五六頁、お茶の水書房、二〇〇四年。
（25）川原利也『南湖院と高田畊安』中央公論美術出版、一九七七年。高三啓輔『サナトリウム残影』二八―三七頁、日本評論社、二〇〇四年。

付論　明治の医師の職業倫理

明治中期以降、金儲けする悪徳医師に対する批判が高まるとともに、医師のほうでも職業倫理を求める声が高まり、医道論といったものが登場している。(1) そのひとつ二五歳の北里柴三郎が東京大学医学部本科生であった明治一一（一八七八）年、学生結社での演説用に書き上げた原稿『医道論』をみると、(2)「医の真道」とは天下の人民をして「各其健康を保ち、其職に安んし、其業を務めしめ、以て国家を興起富強ならしむる」ことにあり、「人民を導て摂生保護の道を解せしめ、以て身の貴重なるを知らしめ、而後《じご》病を未発に防くことを得せしむる」こと、それが「医道の本」である。しかるに医道の使命を担う医師でありながら、「只一身の糊口《ここう》を主とし、疾病を治することのみを以て道を得るもの」と考え、世間的な権威や地位を望んで汲々《きゅうきゅう》とし、医師本来の使命を果たさないでいるのは「仁の術」とはいえず「医道の賊」であると述べ、世間の医師に対し覚醒《かくせい》を求めた内容となっている。

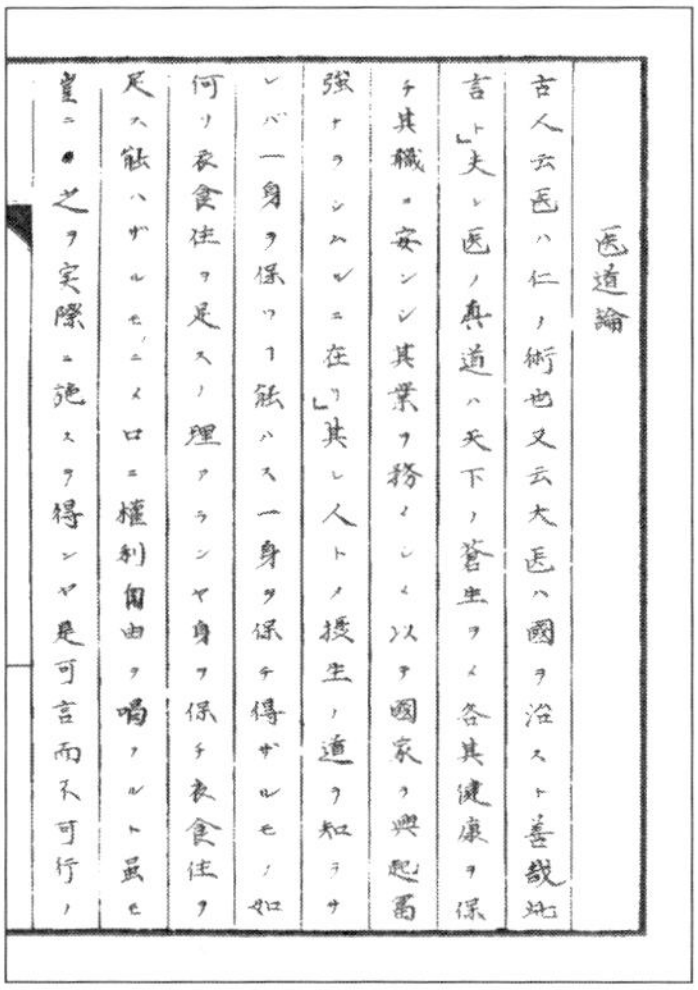
医道論
古人云医ハ仁ノ術也又云大医ハ國ヲ治スト善哉此
言ヤ夫レ医ノ真道ハ天下ノ蒼生ヲシテ各其健康ヲ保
チ其職ニ安ンシ其業ヲ務メシメ以テ國家ヲ興起富
強ナラシムルニ在リ其レ人トシテ摂生ノ道ヲ知ラサ
レバ一身ヲ保ツコト能ハス一身ヲ保チ得ザルモノ如
何ソ衣食住ヲ足スノ理アランヤ身ヲ保チ衣食住ヲ
足ス能ハザルモノニシテ口ニ権利自由ヲ唱フルト雖モ
豈ニ之ヲ実際ニ施スヲ得ンヤ是可言而不可行ノ

『医道論』
（北里研究所北里柴三郎記念室蔵）

その当時、著された医師の職業倫理に関する書の多くは近世以来の仁術、貝原益軒がいう「医は仁術なり、仁愛の心を本とし、人を救ふを以て志とすべし」(『養生訓』巻六)を掲げており、医師に倫理的な意味での自己規制や自覚を求めたものとなっている。患者の権利保護にまで立ち入ったものはない。近世の医の倫理に大きな影響を及ぼした明代の『名医類案』巻二「医戒」、『医学入門』巻七下「習医規格」、『外科正宗』巻四第一五九「医家五戒」などをみても、医師は誠実であること、努めて書を読んで医方・薬方に精通していること、利を重んじないこと、貧賤の病者には施療施薬を心がけることとあるのみである。(3)

小原頼之《おはらよりゆき》が医家の子弟を訓戒する資に供するため、明治二七年に医海時報社より出版した『医箴叢語《いしんそうご》』には、フーフェラントの『医戒』(杉田成卿《せいけい》訳)、『扶氏医戒十二要』(緒方洪庵訳)をはじめとして、松平定信の『花月草紙』中の「くすしの心得」、永富独嘯庵《どくしょうあん》の『漫遊雑記』中の「医師の訓戒」ほか、医の倫理に言及した近世の訓戒が集められているが、患者の権利保護に関しては引載する『医戒』がわずかにふれているだけである。また先人の偉業を顕彰し医道の昂揚《こうよう》を図ることを目的に、富士川游《ゆう》らが発起人となって明治二五年に設立された私立奨進医会(大正四年に奨進医会と改称)では、前野良沢《りょうたく》(蘭化)の命日にあたる同四二年一〇月一七日に「医箴」十五則を発表し、昭和一〇(一九三五)年には「医箴」十五則を本条として、各条に先哲古賢の医人倫理に関する言行を付した『医箴』を刊行しているが、(4)そこにおいて求められている医師の倫理規範とは、慈悲の心と廉潔謙遜《れんけつけんそん》の諸徳を備え、済生恵人の業を世に施す仁術であった。

倫理といっても時代の制約から免れず、戦前の日本においては国定教科書の修身に掲げられた忠君愛国の臣民を育てるための孝悌《こうてい》・友愛・仁慈・信実・礼敬・義勇・恭倹といった徳目、それが倫理の基本であり、医の倫理もそれら徳目を包含した仁術となっていた。近世以来、医は仁術の実践すなわち、患者の支払い能力を顧慮する商業主義に陥ることなく、社会的地位・門地・性別などによって患者を選別せず、搾取せず、最善を尽すとともに、自己の診療能力の更新に努めること、それを体現し自己管理できる者が医師であるとされており、患者は医師の善意と自己規制にすがるだけの弱い立場に置かれていた。明治政府は医術開業の免許を得て医籍に登録された者を医師として公認し、治療を行う権限を与え（明治一六年医師免許規則）、官許を得ない者が医療を行えば罰金を科し、その者の治療によって人を死傷に至らせれば過失殺傷の罪に問うと定め（刑法二五六、二五七条）、医師に業務独占・名称独占の特権的な地位を付与し、医師業務に関する犯罪処断に関する取扱い方を通知しているが(5)（明治一五年司法省達、同二四年内務省訓）、患者の権利保護にかかわる倫理規範や立法の動きは全くなく、仁術の実践を求め開業医に貧病人への施療を迫るのみであった。

（1）布施昌一『医師の歴史』一六九―一七〇頁、中央公論社、一九七九年。佐藤純一「近代医学・近代医療とは何か」、高草木光一編『思想としての「医学概論」』所収、岩波書店、二〇一三年。
（2）北里研究所北里柴三郎記念室蔵。
（3）小曽戸洋・真柳誠編『和刻漢籍医書集成』第九、一〇、一三輯所収、エンタプライズ、一九九〇、九一年。
（4）富士川游『医箴』克誠堂書店、一九三五年。
（5）市川正夫編纂『医事法令全書』第一八編、泰山堂、一九〇〇年。

# 第五章　学用患者の誕生

## 一　医学教育・研究「材料」として扱われた学用患者

大阪結核予防協会の設立に深く関わり大阪府済生会病院長をしていた石神亨《とおる》は、明治四四（一九一一）年の関西医師大会において「社会の進歩に従ひ貧富の懸隔《けんかく》は年に月に甚しきを加ふ。貧民救療の必要なることは、敢《あえ》て多言を要」するまでもないことであるが、「医科大学、医学専門学校に於ける学用患者は、施療には相違なきも、其目的が既に学用なるを以て名実共に貧民救療の目的に叶《かな》はさるや勿論」のことである。しかるに、わが国には施療機関が少なく、地方においてはほとんど皆無に近い。地方に施療を必要とする貧民患者がいないというわけではない。現に大阪市医師会の調査によれば、「明治四十年中、市内七百有余名の開業医師が施療せし薬価の合計金額は拾弐万円以上を算」している。今後は開業医各自が施療するのではなく、施療病院を建て、そこに開業医が毎月若干時間をさき、無報酬で施療に当たるような方向に持って行くべきであると論じている。(1)

さらに石神亨は「大阪府済生会の診療事業に就て」と題する大正五（一九一六）年の講演において、「今までの我国に於ける施療病院を見るに、中には施療其物が目的でなく、学術研究の目的で、或は教授用の目的で施療患者を収容して居るものがあつて、従つてこれ等の処では、若《も》し不幸にして死亡する時は解剖を行ふと云ふ事を約束して入院させて居る所もある……少くとも此方法に於ては研究と云ふ事が主眼になつて居るが故に、単に不幸な病者を助けてやらうと云ふ様な考とはどうしても異つて、事につけ折に触れて其精神が医師や看護婦の態度に現れて来る。又患者の方でも自分で相当に利益を与へて居り、且《か》つ死後までも利益を与へるのだから、何もそう遠慮する事は無いと云ふ様な考が心の底に潜《ひそ》んで来る」と述べ、済生会では「一切施療患者を研究上の犠牲にしては成らぬ」と規定している。「即ち入院に当たつては敢《あ》へて解剖の予約などはしないのである。真に救療を要する貧民であると云ふ事が判りさへすれば、無条件で入院もさせ、又治療もする。従事する医員も其故にこの意を体《たい》して、他の病院に於ける施療患者に対するとは全く異つた考でやらなければならぬ」と説いている。要するに、施療と引換えに病人を研究や教育の「材料」にすれば、医療者の患者を救うという気持ちを薄れさせ、患者のほうでも病院に利益を供与しているという意識が生じて互いに不都合なことになるから、済生会病院では他の施療病院とは違って、施療患者を学用患者扱いにはしないというのである(2)。

学用患者の仕組みは明治一〇(一八七七)年、東京大学医学部付属医院が制定した施療患者入院心得書にはじまっている。当初の施療患者定員は四〇名で、同二九年には三二八名となり、同三五〜三九年における施療入院患者数の年平均は二二四八名(施療費用の年平均は七万二四〇〇円三一銭)、同四四年には五〇八名と増えているが、さらに患者を集めるために官報や新聞に広告を出し、また警視庁や東京医師会にも患者紹介を依頼している。同心得によれば、施療患者とは「貧困にして其病症学術研究上、須要《すよう》と認むる者」に限って施療入院させるもので、「入院中の薬餌《やくじ》其他治療上必要の諸費は総て本院に於て弁給し、在院中は本院より貸与する衣服を着用」し、「学術講習の用」に供され、「治療に於ては私費入院患者と差別」せず、「在院中、万一不幸にして死去するときは学術研究のため患部剖検に付し、祭祀料として金参円を患者の遺族、若《も》しくは身元保証人に交付」し、「病死体剖検後は身元保証人に於て引取」らせるが、「身元保証人の請願に依《よ》りては本院の費用を以て埋葬し、且《か》つ祭祀料金参円を給」し、「在院日数は当該医員の見込に由《よ》りて之を定」め、「施療入院の許可を受けたるときは左の入院証及剖検願書を事務室に差出」し、「許可を得て入院したる上は、患者若くは親戚等の都合に由りて猥《みだ》りに退院するを許さず」と定められている。(3)

施療入院証の文面には医員の許可なく退院したときの扱いについて、「其在院日数に応ずる私費患者の三等入院料を、退院当日より日数五日以内に身元保証人より相納可候也」と記載されているが、貧困であるから施療患者となった身では、私費(自費)患者の三等入院料相当額を請求される自己都合の退院など考えられないことであった。同医院の私費患者入院心得書によれば、「私費患者は入院中の食料・薬剤・其他治療上必要の諸費として所定の入院料を納むへし」として、一等の入院料は一日三円、二等二円、三等一円とし、等級は食料および病室の違いによるものであって「治療法には差別あることとなし」と断り、「本院は学術の研究を主とす故に、私費患者と雖《いえど》も学術講習の用に供することあるへし」と、教育病院であるから私費患者といえども学術講習の用に供することがあると記されている。(4)

東京大学医学部につづいて京都療病院でも学用患者の制度が定められている。明治一〇年京都療病院に雇用されたドイツ人医師ショイベ（H.B. Scheube）は同一一年五月同院に貧民診療所を設け、その中から適当な患者を選抜して教授用に当てるという学用患者案を府に建議しているが、それによると、「目下入院し又外来する所の患者は、其治療に報ふるの費用を出す者なれは、如斯《かくのごと》き教授上の用に供せらるるを欲せさるや昭《あきら》かなり。故に方今《まさにいま》の情実にては生徒実地の研究を為す能《あた》わす……施薬施療の法を設け、入院と外来とを論せす、若干の患者をして其治療の費用を償《つぐな》はしめす、之に代ふるに教授上の用に供するの責を負はしむるの事是なり……医学校あるの所は独乙《ドイツ》のみならす各国皆此設《もうけ》あり。且《かつ》此法たるや其他非常の大益あり。則ち貧困にして医の治療を乞ふに由なく、之が為に死に陥らんとする者も、此設あるときは軽快に赴き苦楚《くそ》を免《まぬが》るのことを得べし」とある。[5] 同三〇年『京都医事衛生誌』に掲載された天道士なる者の「半井《なからい》君茶話記聞（其四）」には、「渠《かれ》（ショイベ）の建議に基きて『クリニツキ』患者を創設し、時々剖験をも行ひ、大《おおい》に教授上の利益を得たり」とあるから、[6] 認可の時期はわからないがクリニツキ患者（学用患者）案が採用されている。[7]

少し後のものであるが、京都府立医科大学所蔵の「明治二九年度起　学用患者解剖人名簿　医学校庶務主任」一冊には、明治二八年一月より同三二年一月までの間に解剖された学用患者一六八名の死亡年月日・病名・住所・氏名・年齢の記載と病室掛の捺印《なついん》がある（同二九年一〇月から一二月までは解剖終了・埋葬執行日の記載もある）。氏名から推測される性別は男一一四名、女五四名で、死亡時の年

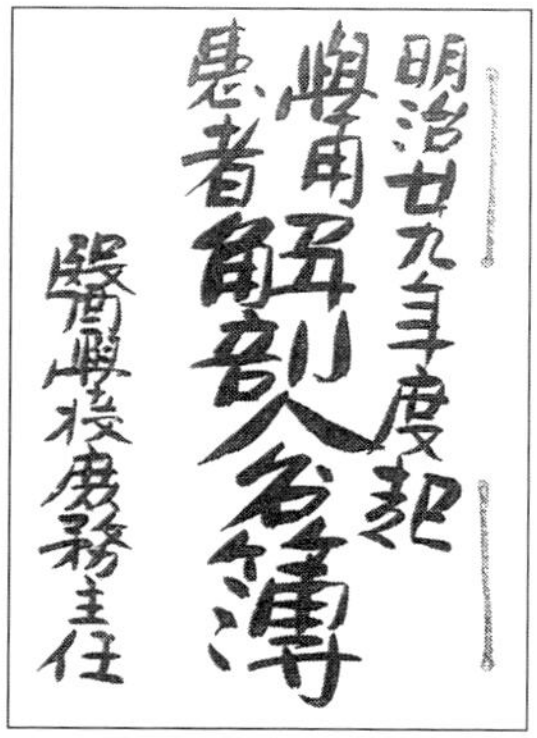

学用患者解剖人名簿
（京都府立医科大学図書館蔵）

齢は表11にみる通りである。平均死亡年齢は三五・四歳。月別の死亡数をみると、四月から七月までが四〇・六%、一二月から二月までが二七・九%と高い。居住地は京都市内が一一六名（六九・〇%）、郡部が二三名（一三・七%）、滋賀八名、福井二名、石川一名、岐阜四名、神奈川二名、大阪四名、兵庫二名、和歌山一名、岡山一名、島根一名、大分一名、不明二名である。

氏名欄には平民・士族の付記もあり、また住所欄に寄留と記載のある者が二名、監獄囚徒（または監囚）と記載されている者が一六名（病名のほとんどが肺結核・肺炎）いる。同二九年一〇月より三〇年一二月までの間に「祭祀料（渡）」または「花代」と特記されている者が一七名、「死因不明に付、病名確定の為め局所解剖を行ふ。遺体遺族引取」と特記されている者が一名、「篤志解剖」または「志望に依《より》局解」と特記されている者が六名いる。「死亡・解剖結了日、火葬執行日」の記載が一〇名おり、死亡から解剖結了までに要した日数は最短で一日、最長で七日、平均は三・四日、解剖結了から火葬まではすべて一日で終了していた。病名は表12にみられるように多岐にわたっているが、結核を主とする感染症が三割強を占め、悪性新生物が二割弱、神経系疾患と循環器疾患がそれぞれ一割弱といったところが目立っている。

表11　学用患者死亡時年齢

| 年齢 | 人数 |
|---|---|
| 0 ～ 9 | 5 |
| 10 ～ 19 | 17 |
| 20 ～ 29 | 51 |
| 30 ～ 39 | 34 |
| 40 ～ 49 | 26 |
| 50 ～ 59 | 20 |
| 60 ～ 69 | 8 |
| 70 ～ 79 | 3 |
| 80 ～ 89 | 1 |
| 90 ～ | 1 |
| 不　明 | 2 |

（「学用患者解剖人名簿」）

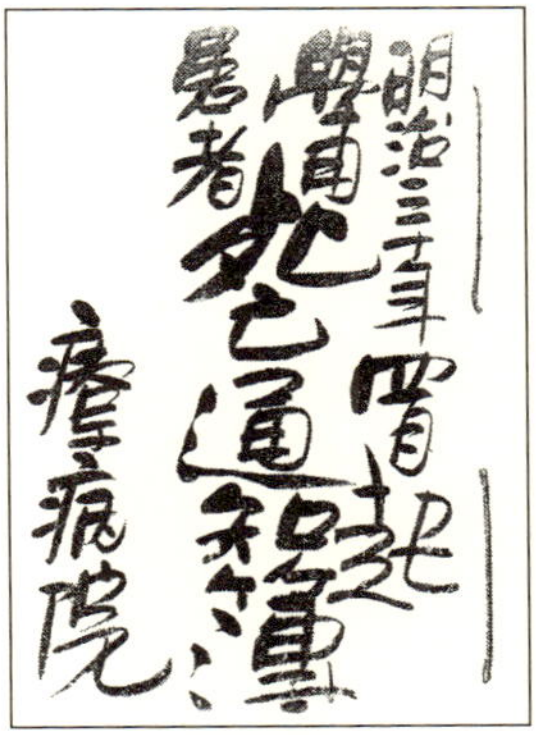

学用患者死亡通知簿
（京都府立医科大学図書館蔵）

表 12　学用患者解剖人名簿に付された病名

| | | | | | |
|---|---|---|---|---|---|
| 肺結核 | 35 | 脚気(衝心) | 9 | 胃癌 | 8 |
| 結核性腹膜炎 | 7 | 腸チフス | 6 | 梅毒 | 4 |
| 僧帽弁閉鎖不全 | 4 | 肺炎 | 4 | 脳膜炎 | 4 |
| 脊髄炎 | 4 | 大動脈病(不全閉鎖) | 4 | 腎臓炎 | 4 |
| 脳出血 | 3 | 肝臓癌 | 3 | 心臓病 | 3 |
| 腸癌 | 2 | 肺炎 | 2 | 肝臓腫瘍(膿瘍) | 2 |
| 肺壊疽 | 2 | 心嚢炎 | 2 | 萎縮腎 | 2 |
| 結核性脳膜炎 | 2 | 大腿骨頸部骨折 | 2 | 腹膜膠様癌 | 2 |
| 多発神経炎 | 2 | 肝硬変 | 2 | 脳腫瘍 | 2 |
| 老衰 | 1 | ヘルニヤ | 1 | 肋膜炎 | 1 |
| 悪性マラリヤ | 1 | ジフテリア | 1 | カルブンケル(水泡性膿痂疹) | 1 |
| 脳震盪 | 1 | 外傷性急性腹膜炎 | 1 | 腹膜炎 | 1 |
| 慢性延髄球麻痺 | 1 | 進行性筋肉萎縮症 | 1 | 敗血症 | 1 |
| 腎臓腫瘍 | 1 | 慢性鉛中毒 | 1 | 悪性腺腫 | 1 |
| 腎臓膿腫 | 1 | 腹水症 | 1 | 急性濾嚢性腸炎 | 1 |
| 子宮癌腫 | 1 | 糖尿病 | 1 | 脳溢血 | 1 |
| 泌尿器癌 | 1 | 上顎骨肉腫 | 1 | 大腿骨膿瘍 | 1 |
| 中耳炎続発膿瘍 | 1 | 肺痨 | 1 | 赤痢 | 1 |
| 大動脈瘤 | 1 | 肺気腫 | 1 | 尿毒症 | 1 |
| 心肉炎 | 1 | 癒着性心包炎 | 1 | 慢性腸カタル | 1 |
| 衰弱 | 1 | 胸膜炎 | 1 | 咽頭結核 | 1 |
| 膿胞 | 1 | 臀部腫瘍 | 1 | 腰椎結核 | 1 |
| 尿道瘻 | 1 | 腹腔腫瘍 | 1 | 骨盤骨折 | 1 |
| 脊 髄 痨 | 1 | 胃カタル衰弱 | 1 | 先天性弁膜症 | 1 |
| 進行性麻痺狂 | 1 | 錯迷狂 | 1 | 頸髄炎 | 1 |
| 腸結核 | 1 | 筋肉腫 | 1 | 骨肉腫 | 1 |
| 結核性髄膜炎 | 1 | 結核性肋膜炎 | 1 | 気管支カタル | 1 |
| 腹部カルチノーム | 1 | 脳脊髄炎 | 1 | 丹毒 | 1 |
| 火傷 | 1 | 不明 | 6 | | |

　つづいて同大学に残されている別冊「明治三十年四月起　学用患者死亡通知簿　療病院」には、明治三〇年三月より三四年八月までの間に入院・死亡した一七二名の、入院年月日・死亡年月日・病名・患者姓名の記載と主任・病室掛の捺印があり、氏名から推測される性別は男一一四名、女五八名である。入院から死亡までの日数は〇〜九日が最も多くて三五・二%を占め、つづいて一〇〜一九日が二二・四%、二〇〜二九日が一一・五%、

表 13　学用患者死亡通知簿に付された病名

| | | | | | |
|---|---|---|---|---|---|
| 肺結核 | 38 | 結核性腹膜炎 | 10 | 胃癌 | 9 |
| 腎臓炎 | 9 | 脚気 | 7 | 結核性脳膜炎 | 6 |
| 僧帽弁閉鎖不全(狭窄)症 | 6 | 腸チフス | 5 | ジフテリア | 5 |
| 腸結核 | 5 | 食道癌 | 4 | 肝硬変症 | 4 |
| (先天性)心臓弁膜症 | 4 | 脳出血 | 3 | 腹膜炎 | 3 |
| 肺炎 | 3 | 腎臓結核 | 2 | 梅毒 | 2 |
| ヘルニヤ | 2 | 肝臓膿瘍 | 2 | 大動脈弁不全閉鎖 | 2 |
| 股動脈病 | 2 | 気管支カタル | 2 | 創傷 | 1 |
| 錯迷狂 | 1 | 骨盤骨折 | 1 | アルコール性中毒麻痺 | 1 |
| 心臓麻痺 | 1 | 心臓炎 | 1 | 鉛毒性麻痺 | 1 |
| 肺壊疽 | 1 | 精神錯乱病 | 1 | 肝臓腫瘍 | 1 |
| 脊髄労 | 1 | 癲癇 | 1 | 胆石 | 1 |
| 結核性肋膜炎 | 1 | 創傷 | 1 | 錯迷狂 | 1 |
| 膿胸 | 1 | 心肉炎 | 1 | 破傷風 | 1 |
| 膿毒症 | 1 | 直腸癌 | 1 | パラノイア | 1 |
| 肝臓腫瘍 | 1 | 咽頭結核 | 1 | 子宮癌腫 | 1 |
| 濾嚢性腸炎 | 1 | 脳膜炎 | 1 | 膀胱結核 | 1 |
| 骨盤骨肉腫 | 1 | 頸髄炎 | 1 | 尿毒症 | 1 |
| 全身結核 | 1 | 股関節結核 | 1 | 肝臓及び腹膜癌腫 | 1 |
| 手腕関節肉腫 | 1 | 総頸動脈病 | 1 | 外傷性気管瘻 | 1 |
| 火傷 | 1 | 慢性延髄球麻痺 | 1 | 大腿骨頸端傷 | 1 |
| 下腿複雑骨折及び化膿性炎 | 1 | 脳膜結核 | 1 | 脳腫瘍 | 1 |
| 上顎腫瘍 | 1 | 萎縮腎 | 1 | 心臓合併弁膜病 | 1 |
| 胸部大動脈瘤 | 1 | 腹腔腫瘍 | 1 | 脊柱管結核 | 1 |
| 心臓突発肥大 | 1 | 胸膜炎 | 1 | 肋膜炎 | 1 |
| 結核性腸膜炎 | 1 | 不明 | 7 | | |

一〇〇日を超える者が七・九%、最短は心臓麻痺・ジフテリアの〇日、最長は心臓弁膜症の三五八日である。病名については前述の冊子に記載されている患者との重複が一部にみられるが、表13にみられるように多岐にわたっている。結核を主とする感染症が四割強を占め、悪性新生物が一割強、それにつづくのが循環器系、消化器系、腎尿路系、呼吸器系疾患である。

制度として学用患者システムを備えていた医学校・病院は多く、第二章においてそのいくつかについてふれたが、ここではそれ以外の医学校・病院における学用患者システムについてみることにする。まず明治一六年八月甲種に認定された県立新潟医学校では、翌年一二月に新潟医学校規則を改定し、その第一四章付属病院規則において「本院は医学校の付属にして生徒に臨床講義を授くるを以て本旨とす。故に其員数を限り入院患者及外来新患者を治療す」としている（第一条）。そして、「学術講習の需用に適当なる患者、貧困にして薬餌《やくじ》料を弁する能《あた》はさる者は、其員数を限り之れを給助して入院せしむ」こと（第三条）、「救助患者たらんことを請ひ許可を得たる者」は新潟区に住居を構える戸主を保証人として証書を差し出すこと（第六条）などの条項を設けている。[8] また第一高等中学校医学部（県立千葉病院）では同二一年度から学用患者費として、毎年文部省から金二五〇〇円の交付を受け、二六年度からは金二八〇〇円、三二年度からは四九六四円、大正八年からは六八六二円と順次増額されている。明治二二年から三二年の一二年間に文部省から支給された学用患者費は三万四二六四円、入院の延人員は一万九八三六人となっていた[9]（一人平均一円七〇銭余）。

愛知医学校では明治二七年五月に医学校規則を改正し、本科生徒の臨床実験用として四月より愛知病院内に学用患者を置く旨を明文化しており、同三六年四月には患者規則・学用患者実験概則・往診患者規則を統合し、内容についても改定を加えて県立愛知病院規則を定めている。同三四年卒業の高橋正照の回想記をみると、「解剖実習には学用患者の屍体或は北隣の監獄から病死或は死刑囚の屍体を貰い受け」ていたとある。大正五（一九一六）年には、明治六年一〇月から大正五年一二月までに行われた解剖体八九〇を供養するため解剖供養塔を建立、その多くは院内学用患者の屍体であったとある。[10]

また天保七（一八三六）年創設の医学寮を淵源としている佐賀県の好生館病院・医学所は、明治二九年県立病院として再建され、同三一年四月告示の県立病院好生館規則を改正した同三三年九月の同規則によれば、「貧困にして診察料、薬価等を支弁し能はざる患者は、市町村長の証明せる財産調、及び戸籍写を添へ、施療を願ひ出づる時は詮議の上、許可することあるべし」（第一三条）、「学術上裨益《ひえき》ありと認むる患者は施療することあるべし」とあり[11]（第一四条）、京都帝国大学福岡医科大学（明治四四年九州帝国大学医科大学に改組）においては同三七年一月付属医院官費特別入院出願心得を制定して学用患者の取扱法を定めている。同三六年度の入院患者の実人員をみると、自費入院が三二八三人、官費入院（学用患者）が一四四人、延人員が自費患者七万三四六〇人、官費患者五二三五人で[12]、入院者総数に占める官費入院者の割合は六・七％であった。

明治四〇年の火災で焼失後、再建された区立函館病院では同四四年四月より一日一〇名を限って貧困者の施療を行い、そのうち医学研究上必要と認めた患者に対して一日四名以内を無料入院せしめる学用患者制度を設けて

表 14　給費患者調（明治 41 〜 43 年）

| 名称 | 外　来 | | 入　院 | | 金　額（円） | |
|---|---|---|---|---|---|---|
| | 実数 | 延人員 | 実数 | 延人員 | 外来 | 入院 |
| 東京帝大医大 | 10,525 | 37,235 | 2,650 | 84,985 | 4,565,747 | 76,486,500 |
| 京都帝大医大 | 2,426 | 24,317 | 1,362 | 53,924 | 15,556,333 | 45,953,667 |
| 九州帝大医大 | 160 | 1,685 | 1,639 | 60,270 | 1,062,553 | 60,270,000 |
| 新潟医学専門 | 293 | 3,916 | 64 | 915 | 1,106,600 | 1,977,373 |
| 岡山医学専門 | 2,234 | 18,461 | 351 | 10,857 | 7,783,966 | 4,592,593 |
| 千葉医学専門 | − | − | 263 | 7,280 | − | 1,820,000 |
| 金沢医学専門 | 334 | 12,280 | 213 | 14,250 | 1,009,120 | 3,760,207 |
| 長崎医学専門 | 2,091 | 9,055 | 142 | 5,055 | 2,469,577 | 2,475,643 |
| 仙台医学専門 | 2,738 | 26,798 | 999 | 12,660 | 1,287,705 | 3,675,969 |
| 永楽病院 | 12,427 | 46,632 | 448 | 12,585 | 6,528,480 | 5,323,455 |
| 伝染病研究所 | 431 | 6,507 | 45 | 2,129 | 1,471,680 | 1,262,397 |
| 合　計 | 33,659 | 186,886 | 8,176 | 264,910 | 42,841,761 | 207,597,804 |

（『治療事業調査書』45 頁より）

いる。[13] また慶応義塾大学医学部においては、関東大震災による罹災傷病者の救済にあたっていた恩賜財団済生会に貸与していた用地が、東京市の簡易療養所に転用された後、昭和二（一九二七）年三月になって閉鎖されるに及んで、大学では同地に建てられていた病院を借り受け、西病舎と称して学用患者を主に収容する施設として使用していた。[14]

学用患者の境遇がどんなものであったのか、慶応義塾大学医学部が学用患者用の独立病舎を設けた年に発表された平林たい子の、自らの体験を記した『施療室にて』からうかがうと、[15] およそ次のようなものであった。日露戦争後、日本の租借地となっていた満州の大連にあった慈善病院に「行路《こうろ》病者票を得」て入院し「妊娠脚気」の病名をつけられた彼女は、出産を済ませれば争議を企てた罪により旅順監獄分監に収容されることになっていて、夫はすでに獄中にいた。病院は大連市の補助金、病院の有力な維持者からの寄付金、有料患者の医療費によって賄《まかな》われていたが、彼女がいた施療室は「便器と消毒薬の香と、その香を外へ逃がすまいとする半地下室の床の湿気とが、もつれて襲いかかる」ような所で、死ねば解剖台に乗せられ、旅順医大の医師らによって「生きていた間の入院料の代りに、手や足をずたずたに切り刻まれ」ることになっていた。彼女は絶望の中で女児を亡くし、監獄に引き連れて行かれるところで小説は終わっているが、貧困のゆえに志願せざるを得なかった学用患者は学生の講義用に、臨床研究や治験用に身体を提供してさまざまな侵襲行為や薬害を被《こうむ》り、さらには過去の生活履歴や心身に関する情報をさらけ出されて、その苦しみに耐え忍ばなければならない境遇に置かれていたのである。

遠藤周作が昭和三二年『文学界』に発表した『海と毒薬』[16] は、捕虜の米兵を九州帝国大学において生体解剖した事件を扱ったものであるが、結局はその特異な生体解剖も学用患者を実験「材料」として扱ってきた大学の伝統の延長線上にあったことが示唆されている。小説の主人公である医師は「警察からこの大学病院に施療患者として送られて」きた助かる見込みのない肺病患者が、手術実験の材料として使われようとしていることに憤りを覚えるものの、教授らに反抗できず、手術に踏み切る。そのときのもつれた感情を引きずりながらも、病院に送り込まれてきた複数の米兵捕虜に対しては、これは「戦争医学にどうしても欠くべからざる要請」の実験であり、かつ自分も含め「肺の外科医がどうしても知りたい問題」の解決に貢献する実験であると覚悟を決め、その実験にのめり込んでいく姿が描かれている。

戦時という時代の要請と学問的関心が、捕虜の生体解剖や学用患者の実験的手術に向かわせた動機となっていたとされているが、医師の松田道雄は学用患者について「病人という人格が『実験台』というような無生物の名をもって呼ばれることは、病人が実験にたいして人間としての発言権を失ってしまったあわれむべき無権利の状態」となっていることを語っているといい、「官費入院という機構によって、または無知を利用した詐術によって、患者の反対をおし切ってなされるこれらの医学的研究は、それが医学に巨大な進歩をもたらし、多くの他の病人を救うきっかけとなるならば許されることなのでしょうか」と問いかけるとともに、(17)他方で、「さきの戦争まで大学病院のこの(官費患者の人体実験)体制はつづいたのであるが、それほどひどい人体実験はおこなわれなかった」ともいう。その理由として「ひとつは当時、模範にしていたドイツ医学の研究は動物実験を主としていた。いまひとつ、病院は次第に官費患者をへらして私費を多くしていったためであった。私費患者には肉親が付添人としてついていたから、その人たちが病者の人権の代理をした。研究のためにといって衰弱した病者から採血しようとしても、親や息子が拒否してゆるさなかった」からであったと述べている[18]。病人から病だけを取り出して治療や実験を行うことはできないがゆえに、病人である学用患者は全身、そして生活のすべてを医師の管理のもとに置かれ、人権も無視されることになったのである。

(1) 『医海時報』八八三、明治四四年五月二七日。
(2) 『救済研究』四－一〇、一九一六年。
(3) 『婦人衛生雑誌』一四〇、明治三四年七月二四日。『救療事業調査書』一―二頁、恩賜財団済生会、一九一二年。
(4) 『婦人衛生雑誌』一三九、明治三四年六月一八日。
(5) 横田穣「京都府療病院教師 Heinrich Botho Scheube（2）」『京都医学会雑誌』七－五、一九五六年。
(6) 『京都医事衛生誌』三七、明治三〇年四月三〇日。
(7) 京都府立医科大学名誉教授森本武利氏のご教示による。
(8) 新潟大学医学部五十周年記念会編『新潟大学医学部五十年史』一九五―一九六頁、同記念会、一九六二年。
(9) 千葉大学医学部創立八十五周年記念会編集委員会編『千葉大学医学部八十五年史』五四―五五頁、同八十五周年記念会、一九六四年。
(10) 戸苅近太郎・青井東平『名古屋大学医学部九十年史』八六、九三、一一一、一三一頁、名古屋大学医学部学友会、一九六一年。
(11) 佐賀県医師会『佐賀県医学史』五九―六〇頁、佐賀県医師会、一九七一年。
(12) 『九州帝国大学医学部二十五年史』六六、八二頁、九州帝国大学医学部事務所、一九二八年。

(13) 阿部龍夫『市立函館病院百年史』一〇七頁、無風帯社、一九六四年。

(14) 慶応義塾大学医学部編『慶応義塾大学医学部十周年記念誌』一二頁、慶応義塾大学医学部、一九三一年。そのほか府立大阪医科大学の場合は（『大阪府社会事業史』二一八頁、大阪府社会福祉協議会、一九五八年）、明治四四年から大正四年までの学用患者数が明治四四年入院三万七五四人、通院四万八七七二人、大正元年入院三万二五〇人、通院四万一六三人、同二年入院二万九〇三七人、通院四万五九七九人、同三年入院三万二人、通院三万七六三四人、同四年三万六九六人、通院四万三八四〇人となっていた（川上武『現代日本病人史』二三―二八頁、勁草書房、一九八二年。小坂富美子『病人哀史』一五―一六頁、勁草書房、一九八四年参照）。

(15) 『こういう女・施療室にて』講談社文芸文庫、一九九六年。

(16) 遠藤周作『海と毒薬』新潮社、一九五八年。一九四八年三月BC級戦犯を裁くための軍事法廷となった横浜地方裁判所において、元西部軍司令官横山勇中将、九大の平光吾一教授ら二九名の裁判がはじまっているが、熊野以素は同裁判記録などをもとに同事件の全貌に迫った『九州大学生体解剖事件』を著している（岩波書店、二〇一五年）。

(17) 松田道雄『結核をなくすために』八一―八三頁、岩波書店、一九五〇年。

(18) 松田道雄『人間の威厳について』三四―三五、五八頁、筑摩書房、一九七五年。

## 二　学用患者システムを変えた公害・薬害患者

昭和二六（一九五一）年四月、神経性進行性筋萎縮症のため大阪大学第一病院第一内科に学用患者として入院した吉村義正（大正一三年奈良県生、二七歳）は、「私費患者として大学病院に入院できるのは、ひとにぎりの金持にかぎられていた。空きベッドがあっても、それは庶民にとって、まったく高嶺《たかね》の花にひとしかった」といい、「学用患者になれば、入院費も治療費も一切タダだし、おまけに寝具まで貸してくれる。君、こんな結構な入院なんて、大学病院でならこそできるんだよ」といわれ、入院にあたって差し出した宣誓並びに承諾書には、次のことが記されていたとある。すなわち、「官費患者として入院御許可を得ましたについては、診療上のことは勿論、御規則を堅く相守りますと共に、手術中及び手術後いかなる変症を生じましても、本人はもとより父兄親族は異議申しません。又、万一死亡致しました節は解剖し、その結果、医学研究上必要と認められたる局部の保存、並びに屍体火葬取り扱い下さるとも異存はありません。尚、本人の身上に係る一切のことは総て保証人に於て引受け、若《も》し自己の便宜等により退院する等の場合は、其の在院日数に応ずる入院料及び診療費については、指定の期日までに本人より納付する様致しますが、納付しないときは保証人より代納致します」と。そのうえで「実験対象になるのであれば、学用患者として再入院できる」とも医師からいわれているが、その実験とは「肝炎病原体を体内に注入して、肝炎発生の有無をしらべる」というものであった。

学用患者の境遇について吉村は、「サンフランシスコ平和条約によって、日本は少なくとも名目的には独立国になった……占領時代は、医学に貢献する学用患者は進駐軍の監督下におかれ、それなりに厚遇されていた。いまや、学用患者は、戦前から日本の大学病院で制度化されてきた貧乏人の官費患者に逆もどりしてしまった。病院生活の日常にも、学用患者蔑視《べっし》がいたるところにみられ」、大学病院の医者は「いまでも患者のことをマテリアル（材料）と呼ぶ……治療よりも研究が先行する……病気が治らなくとも、研究テーマがかわれば、いらなくなった患者はお払い箱、つまり、退院させられる……研究用の手術を治療といわれて、ダマされてうけてきた。その結果、半身不随になったり、言語障害をおこしても、それが研究から生じた後遺症であるとは知らない。知ったとしてもどこにも訴えようがない。家族にしても、テンカンや精薄を厄介払《やっかいばら》いしたつもりで、北下（北館地下一階病棟）に隔離したのである。後遺症になってもならなくても、とにかく、自分たちのそばにかえってくることさえなければよいとおもっている。そのような患者に対して、医者は研究の名のもとに、どのような実験を試みようと、だれも文句をいわない。そして、医者は、その研究によって、学界における地位と名声をきずいていく」のであると述べる。さらにいう。「学用患者という制度そのものはともかく、医学にとって、人体実験は一種の必要悪としてみとめなければなるまい。それには、医者と患者の人間的信頼関係が前提であることを要する。一枚の紙きれにすぎない『宣誓並びに承諾書』で患者の人権を支配する制度である以上、現在の学用患者制度は廃止すべきだとおもう」と。(1) この手記の出版を伝える昭和四八年一二月一三日付けの『朝日新聞』夕刊の見出しには、「阪大病院の吉村さん、許せぬモルモット扱い」と書かれている。

昭和六年大阪府立医科大学を母体に創設された大阪帝国大学医学部は、同年五月に官費患者取扱規程を制定し、その後、その規程は同三一年一〇月制定の大阪大学学用患者取扱規程に受け継がれ、同四三年七月の大阪大学付属病院学用患者取扱規程においては、第二条に「学用患者とは、医学及び歯学の教育又は研究の用に供するため、当該付属病院診療科の部長が、本人又は親権者等の同意を得たうえ、当該付属病院長が承認した患者をいう」と定義し、第四条では「学用患者の診療費は、原則として保険給付を適用し、患者負担分については、国費で負担する。ただし、やむを得ない事情があるときは、診療費の全額を国庫負担とすることができる。学用患者が、第七条の規定（学用患者が病院の規則等に従わず、又は遺族が前条の解剖を拒否したときは、学用の取扱いを取り消すことができる）により学用の取扱いを取り消されたとき、若《も》しくは自己の便宜により退院し、又は診療を中止したときは、学用患者として取り扱われた日以降の国費負担分は、指定の期日までに納付しなければならない」とし、第六条において「学用患者が死亡したときは、遺族の承諾を得て、死体を解剖し、及びその結果教育又は研究上必要あるときは、死体の全部又は一部を保存することができる」と定められている。

昭和五二年七月制定、平成一六（二〇〇四）年四月改正の大阪大学付属病院校費患者規程は、これまでいわれていた官費・学用の名称が校費に変更されているものの、条文の内容はほぼそのまま継承されていて、第二条では「この規程において校費患者とは、医学及び歯学の教育又は研究に協力を得るため、当該付属病院診療科の科長が、本人又は親権者等の協力方の同意を得たうえ、当該付属病院長が承認した患者をいう」とし、第三条で「校費患者の診療に要する費用は、大学で負担するものとする。ただし、保険の適用できる費用については、保険給付によるものとする」とあり、第五条では

「患者が死亡したときは、遺族の承諾を得て遺体を解剖することができる」となっている。

同様な規程を設けている大学医学部付属病院は多く、山口大学医学部付属病院校費患者規則（昭和五〇年五月規則第一三号、平成一六年四月規則第二〇八号）をみると、第二条において「この規則において校費患者とは、入院患者及び外来患者のうち、その病症が治療及び経過観察上学術に寄与すると認められるもので、診療等について、患者の承諾を得た者をいう」と定義、第四条で「校費患者の診療に要する経費は、治療及び経過観察の内容に応じて、予算の範囲内でその全部又は一部を病院が負担する」とし、第七条は「校費患者が前条の規定（病院の諸規則及び診療上の指示に従わなければならない）に違反したときは、校費患者の取扱いを取り消すとともに、校費患者として承認された日以降の診療に要した経費を山口大学医学部付属病院諸料金規則に基づき徴収」し、第八条で「校費患者から正当な理由により中止の申出があったときは、校費患者の取扱いを中止する」としている。

鳥取大学医学部付属病院校費患者規程（昭和五二年四月規則第八号、平成一四年三月施行）も、同じく第二条で「入院又は外来患者のうち、その病症が医学の教育研究に貢献すると病院長が認めたときは、校費患者として取り扱うことができる」と定め、第五条で「校費患者の診療等に要する経費は、次ぎに掲げるものを除き、保険適用外の診療行為を行うもののうち、予算の範囲内でその全部又は一部を本院で負担する（除外するものとして初診時基本診療料、文書料、薬剤容器料、歯科治療における保険適用外の金及び白金の材料費、普通室との差額料金）」とし、第六条では「校費患者は、校費患者承諾書に定めるところに従って、医学の教育研究に協力する等診療科長の諸指示に従うものとする。校費患者には、その希望又は同意を得てあるもののほか、特に義務を課してはならない」としている。そのほか大阪市立大学医学部付属病院校費患者規程（平成一八年四月規程四一号）もほぼ同内容となっており、校費患者・学用患者制度は保険診療および国費負担診療のもとで今日もつづいていることが知られる。

　吉村義正にみるように、病気の原因や発病の仕組みが不明で適切な治療法もなく、長年にわたって闘病生活をしいられる難病患者は働けないところから生活に困窮し、社会的偏見や差別の中におかれるなど(2)、学用患者制度がなければ医療費の負担に耐えられなかったことも事実であった。吉村が入院中の昭和二九年五月一三日、『朝日新聞』朝刊は「学用患者に行過ぎか、試験中、遂に死亡、クル病の坊や東北大小児科で」の見出しで、次のことを伝えている。すなわち、「東北大学医学部小児科教室では、一三日から仙台市で開かれる第三七回小児科学会総会で北国の宿題とされているクル病についての総合発表を行うが、この発表のかげには『いたいけな幼児をモルモット扱いにした』という学用患者付看護婦などの批判がなげかけられ、生後一年一〇ヵ月の男児がこの研究の犠牲になったといわれている。同大付属病院のクル病患者約六〇人中の学用患者をモデル病室に収容、治療とは直接の関係がない付加試験などを行って研究した。相当な苦痛も伴うが、幼児患者に対しては親達に無断で行ったという」と。

　「宣誓並びに承諾書」をもって患者の人権を支配する学用患者制度も、昭和三〇年代半ばから四〇年代にかけて変化が生じている。それは第一に昭和二五年制定の生活保護法による医療扶助によって、生活困窮病者に対する医療給付が行われるようになったこと。第二に昭和三六年にはじまる国民皆保険体制により医療費負担が軽減され、生活困窮病者にもより広い「ふつうの受療」が可能になったこと。第三に公害・薬害病患者が学用患者の枠組みの中に入れられ、医原病・職業病を含む社会病被害者に対し医療費負担の軽減だけでなく、生活支援および人権回復という視点からの生活保障がなされるようになり、それが学用患者一般に対しても適用されていったこと。第四に同三九年の「人間を対象とする医学研究の倫理的原則」に関するヘルシンキ宣言が医療現場に適用されはじめたこと。第五に同四〇年代半ば以降に生じたインフォームド・コンセントの流れがもたらした医師患者関係の変化である。

右記にみた学用患者制度に変化をもたらした第三の契機となったのは、昭和三〇年ごろに発生した整腸剤キノホルムによる薬害スモン（SMON。亜急性脊髄・視神経・末梢神経障害）をはじめとする難病患者・家族による活動であった。社会的疎外や経済的困窮の問題を抱えていた患者が、その実情と研究費の大幅増を訴え、同三五年ごろより日本リウマチ友の会、日本心臓病の子供を守る会、全国スモンの会など疾患別の難病の会を結成して国政に働きかけた結果、同四七年一〇月難病対策要綱の制定をみたのである。(3) これによって慣用的に使われていた「難病」が行政用語として認知されることになったが、(4) 同要綱には「原因不明、治療方法未確立」であり、難治度・重症度が高く後遺症のおそれもあり、要介護で経済的精神的負担の大きい難病を対象として調査研究の推進、医療施設などの整備、医療

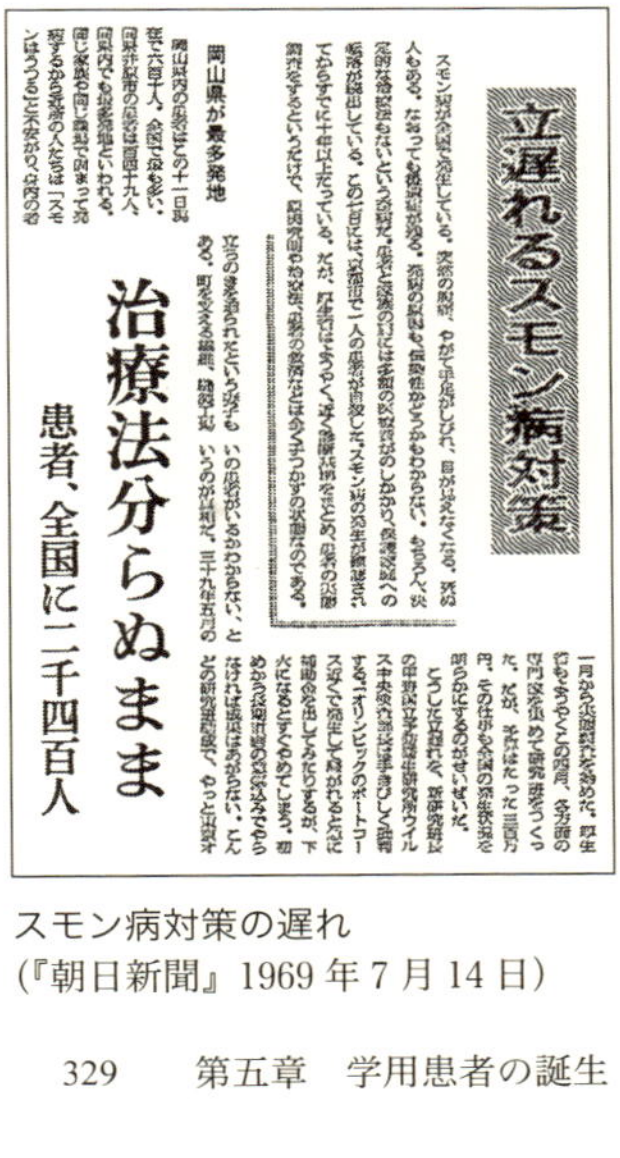
立遅れるスモン病対策

治療法分らぬまま

患者、全国に二千四百人

岡山県が最多発地

スモン病対策の遅れ
（『朝日新聞』1969年7月14日）

費自己負担の軽減、地域の保健・医療・福祉の充実、ＱＯＬ（生活の質）の向上をめざした在宅福祉施策の推進といった対策が盛り込まれている。

スモン対策では昭和四六年七月より治療研究への協力謝金という名目で支出、言いかえれば、明確な法的根拠をもつ医療扶助や結核・精神保健対策などで行われている公費負担という枠組みではなく、従来の研究費の枠内で処理する医療費の自己負担軽減を柱とした便宜的な方法による支出がなされており、それは公害である水俣病と同じ扱いであった(5)。同四七年九月にはスモン、多発硬化症など八疾患が特定疾患と認定され、疫学・病態生理・治療の三分野において三ヶ年を目途に調査研究が開始されている。そのうちスモンなど四疾患については保険医療費の自己負担分を、上限つきの公費（国および都道府県）負担とし、翌年には二疾患が追加され、公費負担の上限も撤廃されている(6)。平成二六（二〇一四）年五月からは、これまで不安定な予算事業で行われてきた特定疾患治療研究事業や医療費支援事業が法制化され、消費税という安定財源のもとで対象疾患や対象患者の拡大を図り共生社会の実現をめざす難病医療法が成立している（平成二七年一月施行）。難病に苦しむ人びとに手を差しのべること、それは同時代を生きる国民の義務といえる。誰もが公平平等に生きる権利を有し、個人として尊重される社会に生きていることが保障され（憲法第一三、一四、二五条）、誰もが発症し障害を抱えるリスクを常に有していることを考えるならば、当然の行為となるであろう。

スモン対策で参考にされた水俣病について石牟礼《いしむれ》道子は、『苦海浄土――わが水俣病』において水

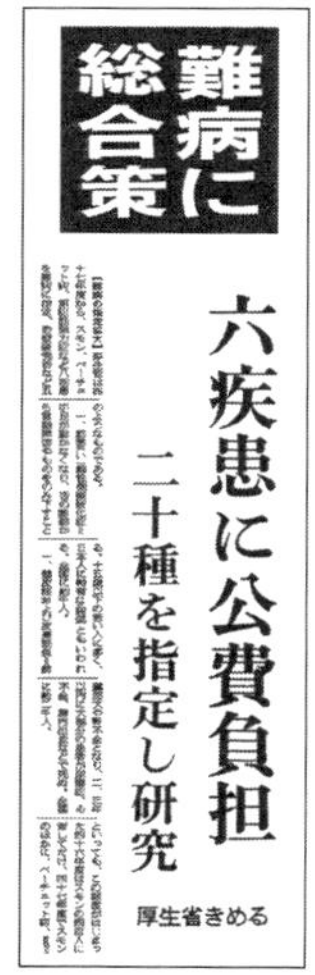
難病に総合策
六疾患に公費負担
二十種を指定し研究
厚生省きめる

難病対策の報道（『朝日新聞』昭和47年10月3日）

保病（有機水銀中毒症）に罹患し発病した者の声を拾い、「なあ、わたしたちはいまから先はどげ往けばよかじゃろかい。こんだは火葬場たい。うんにゃ、その前に人間料理《りょう》るまないたの上ばい。うんにゃ、その前に精神病院ゆきよ。一番はじめに火葬場の手前の避病院ゆきじゃったろ、それから熊大の学用患者じゃったろ、それから奇病病棟ゆきじゃったろ。それから湯の児（水俣郊外の湯治場）リハビリに。いつも見物されたよ。あれが奇病じゃちゅうて」と語らせているが、(7) 水俣病は昭和三一年四月、新日本窒素《ちっそ》肥料株式会社の水俣工場付属病院長の細川一が原因不明の中枢神経疾患の患者を水俣保健所に報告後、同年七月水俣市が付属病院に入院中の患者八名を疑似日本脳炎として市伝染病舎に公費負担というかたちをとって収容し、翌月そのうち四名の患者と他地区の患者一名を熊本大学医学部付属病院に移して学用患者の扱いにしている。同五〇年には水俣病認定申請者治療研究事業が開始され、研究治療費、はり・きゅう・マッサージ施術療養費、研究治療手当、介添手当などの助成がはじまっている。(8)

水俣病発生から少し遅れた昭和三五年、石油コンビナートが本格的に稼働しはじめた三重県四日市市では、亜硫酸ガスによる大気汚染と水質汚濁が進み、石油臭を帯びた魚が売れず、喘息《ぜんそく》に苦しむ病人が増えていった。そのため市長は公害対策調整費をもって同三九年、三重県立大学医学部（一九七二年三重大学に移管）付属病院に病人を入院させ、大学も県と交渉し研究費名目で患者の入院・治療費を県が負担することにさせ、翌年には認定公害患者に対して健康保険適用外の入院医療費全額を負担する制度を設けている。(9) 研究費名目の入院・治療費負担ということは学用患者の扱いということである。同四四年公害に係る健康被害の救済に関する特別措置法が制定されたことにより、四日市市独自の公害関係医療費負担は終わることになった。

平成二五年度三重大学財務諸表の付属明細書にある「業務費及び一般管理費の明細」に掲載の「診療経費」、その内訳欄「経費」には「学用患者費」の細目があり、三九二五万四〇〇〇円の記載がみられる。学用患者費は他の国立大学でも計上されている。徳島県では昭和三九年三月徳島県病院事業の設置等に関する条例（昭和三九年三月徳島県条例第三七号）を設け、その第一一条に「管理者は、次の各号のいずれかに該当する場合においては、社会保険等の適用を受けない部分について、それぞれ当該各号に定める割合で使用料及び手数料を減免することができる」とし、その一に学用患者（一〇割以内）をあげており、また平成一五年制定の徳島大学病院特別医療費患者取扱規則では、第二条に「特別医療費患者とは、本院で診療を受ける患者のうち、その病症等が医学又は歯学の教育・研究に資するものとして診療科（部）長が認め、病院長が承認をした者をいう」とあって、学用患者が特別医療費患者に言いかえられているが、第四条には「特別医療費患者の診療等に要する費用は、予算の範囲内でその全部又は一部を本院において負担するもの」とし、第七条に「特別医療費患者が死亡した場合において、診療科（部）長は、教育・研究上の必要があると認めるときは、遺族に対して遺体の病理解剖又は遺体の一部を保存することについて協力を求めることができる」となっている。学用患者は制度として存続していることが知られる。

これまで病気や高齢化、あるいは失業によって都市の下層社会に追いやられた貧窮民が、罹病によって受療に制約のある施療機関を受診し、その一部がリクルートされて無料診療と引き換えの学用患者となっていたことをみてきた。新薬や新技術の開発が最終段階において人体実験を不可避なものとしているとはいえ、患者の人権を大きく制約することになった学用患者システムのあり方は、通常の私費医療における医師患者関係にも悪い影響を及ぼしてきた。医療は近世や近代の医の倫理規範を持ち出すまでもなく、病苦の中にいる者を救いたいとする慈愛の心と人間性の尊重から出発していたはずであるにもかかわらず、それを否定するような学用患者システムを医学・医療の進歩、あるいは人類全体の福祉のためにという名のもとに抱え込まなければならなかったことは、医療にとって大きなジレンマであった。

現在は臨床研究に関する倫理指針にもとづき、研究の実施には倫理性や科学的妥当性について判断する倫理審査委員会での審査が求められ、被験者が事前に十分なインフォームド・コンセントを受け自発的に協力するシステムに移ってきている。とはいえ誰も好んで副作用の恐れのある治験や個人情報の開示を迫られる研究「材料」になる者はいないはずである。何らかの「見返り」が期待できると思うから参加するのである。学用患者に代わる方法が見つかるまで、この悩ましい問題はつづくことになる。現在、創薬研究の一部で動物モデルに代わってiPS細胞の技術を用いたヒト細胞による実験が開始され、実験動物や被験者を不要とするような技術的進歩についての報道がみられるが、それもまだ緒に就いたばかりのものである(10)。倫理審査委員会や治験審査委員会においていくら書類上のチェックがなされていても、現場で働く医療者や研究者の人権意識が乏しければ、患者・被験者保護プログラムは機能不全に陥ることになる。医療従事者には生命への畏敬の念と医の倫理を内面化させる教育と、平等な医師患者関係を構築するための努力が求められる。

（1） 吉村義正『学用患者』五〇―五一、六一―六二、九四―九五、一〇九―一一〇、一一三、一七七頁、株式会社流動、一九七三年。

（2） シリーズ生命倫理学編集委員会編『シリーズ生命倫理学』第八巻『高齢者・難病患者・障害者の医療福祉』第七章「難病患者の医療・ケア」（中尾久子）、丸善出版、二〇一二年。

（3） 長宏『患者運動』一七九―一八六頁、勁草書房、一九七八年。袖井孝子ほか編『リーディングス日本の社会学』第一五巻『福祉と医療』第五「難病患者の組織と行動」（山手茂）、東京大学出版会、一九九七年。

（4） 芦沢正見「難病対策の現状と一、二の問題点」『ジュリスト』臨時増刊号五四八、一九七三年。

（5） 衛藤幹子『医療の政策過程と受益者』一一一、一二四―一二七頁、信山社、一九九三年。川上武編著『戦後日本病人史』第一三章「難病患者の苦悩と挑戦」（山内常男）、農山漁村文化協会、二〇〇二年。

（6） 注4同。

（7） 石牟礼道子『苦海浄土――わが水俣病』二五五頁、講談社、一九六九年。

（8） 水俣市史編さん委員会編『新水俣市史』下巻八二四―八二七、八四三―八四四頁、水俣市、一九九一年。水俣病被害者・弁護団全国連絡会議編『水俣病裁判全史』第五巻総括編別冊、水俣病略年表、日本評論社、二〇〇一年。

（9） 武藤和夫「四日市大気汚染」『ジュリスト』臨時増刊号四五八、一九七〇年。『四日市市史』第一九巻七三二―七四二頁、四日市市、二〇〇一年。

（10） 山中伸弥「再生医療と創薬」、井村裕夫編『医と人間』所収、岩波書店、二〇一五年。

# あとがき

四〇数年の教員生活から離れてまもなく三年半になる。朝、足早に駅に向かう人びとの流れに逆らうように、ゆったりと犬の散歩をしていたときに感じていた違和感も、わずか三ヶ月後には解消されてしまった。独居の母の介護と仕事の両立で長年苦しんだが、介護に専念するようになってからは時間にゆとりができたせいか、ストレスも幾分か和らいでいる。もともと社交を苦手としているから、親の家に閉じこもっていても苦にはならない。介護で腰を痛めてから横になって本を読んでいる時間が長い。

認知症の母は一年ほど前から寝たきりとなり、つぎつぎに生まれてくる褥瘡《じょくそう》（床ずれ）との戦いがつづく。創面被覆材を取り替えるたびに母は悲鳴をあげ、処置に当たっている看護師の妻に爪を立てようとする。私がそれを抑えようと母の細くなった腕を握れば、それだけで簡単に腕の皮膚がむけてしまう。実にもろい。身体も小さくなっている。

衰えの目立ってきた母が流動食を受けつけなくなった二日目の昼過ぎ、いともあっけなく逝ってしまった。スポーツ飲料を吸い口器で一口飲ませ、かすかにゴクンという音を聞いたのが最期であった。享年九九歳。死後の処置を妻としたが、かつて腫脹していた下肢はやせ細り、胸の骨が浮き出ている。

圧迫骨折した背骨は大きく変形し、仰臥姿勢にさせるのがむつかしい。

桜も散った本年四月半ば、納骨を済ませてから私は親の家を仕事場にして毎日、通っている。十数年も介護していた居間に入れば、今でも母が声をかけてきそうな気になる。母が生きていたときは、死はまだまだ先のことだと思っていたが、両親を亡くしてしまった今、次は私の番だと思わざるをえない。足も腰も痛め生活習慣病にも冒されている今の境遇を考えれば、死はそんな先の話ではないように思われる。しかし、死を恐れる気持は私にはない。若いときから毎週の礼拝でキリストの死について教えられているからである。

それよりも気になっているのは高齢期、終末期における医療費、なかでも高額な薬剤費の支払いである。世間では所得格差が医療格差を生んでおり、それが寿命格差にもつながりかねない状況になっている。京都府立医科大学に勤めていたころ治験審査委員会の委員を務めていたので、創薬に莫大な開発費を要していること、結果として薬価が高止まりしていることについては承知していたが、自分の身にその問題が投げかけられてはじめて薬剤費の高さを実感することとなった。

医療費押し上げの一大要因となっている医療技術の高度化、その研究開発に対する巨額な投資とリスクについても同じく理解しているつもりでいるが、その医療技術の高度化で気になっていることがもうひとつある。それは研究開発の過程で動物を用いた非臨床試験、人を対象とした臨床試験・治験が必須とされている点である。臨床試験・治験では、貧病人が被験者としてリクルートされ、学用患者と呼ばれて人権無視の研究「材料」あるいは「教材」とされてきた歴史がある。医療は病苦の中にいる者を救いたいとする慈愛の心と人間性の尊重から出発していたはずであったにもかかわらず、それを否定するような学用患者システムを作り出したこと、しかもそれを医学・医療の進歩、あるいは人類全体の福祉という名のもとに抱え込まなければならなかったことは、医療者・研究者にとって大きなジレンマであった。

現在も学用患者の呼称は生きているが、一九七〇年代以降、被験者に対して事前に十分なインフォームド・コンセントを行い、自発的に協力していただく体制に移ってきている。納得のいく協力体制を築くには、研究の倫理性や科学的妥当性についての第三者による入念なチェックと、被験者の安全と人権を守る姿勢が求められる。北里大学において倫理審査委員会の委員を務めた経験からいえば、これにはたいへんな労力を要する。

本書は近代日本が西欧の科学的医学の全面的な導入にともない、基礎医学および臨床医学における教育と研究をどのように組み立て、また必要不可欠とされた学用患者をいかに作り出し、それを教育研究体制の中に位置づけたのか、近代の医学教育および病院医療システムの構築過程をたどるとともに、一般患者・施療患者の生活および医療環境の変化についてみるものである。

最後になったが、史料の収集にあたって今回も京都府立医科大学付属図書館の元司書中野文子氏にたいへんお世話になった。彼女の献身的なご協力がなければ本書は成り立たなかった。また前著に引きつづき法政大学出版局の元編集長秋田公士氏による丁寧なご指導を受けた。感謝申し上げる。

二〇一五年一二月

新村 拓

新《しん》 村《むら》　拓《たく》

1946年静岡県生．早稲田大学大学院文学研究科博士課程修了．文学博士（早大）．京都府立医科大学教授，北里大学教授・副学長を経て，現在北里大学名誉教授．専攻，日本医療社会史．著書に，『古代医療官人制の研究』（1983年），『日本医療社会史の研究』（85年），『死と病と看護の社会史』（89年），『老いと看取りの社会史』（91年）——以上の4書にてサントリー学芸賞を受賞（92年）．『ホスピスと老人介護の歴史』（92 年），『出産と生殖観の歴史』（96年），『医療化社会の文化誌』（98年），『在宅死の時代』（2001年），『痴呆老人の歴史』（02年），『健康の社会史』（06年），『国民皆保険の時代』（11 年），『日本仏教の医療史』（13年．矢数医史学賞を受賞．以上いずれも法政大学出版局）が，編著に『日本医療史』（06 年．吉川弘文館）がある．

近代日本の医療と患者
学用患者の誕生

2016年 1 月12日　初版第 1 刷発行

著　者　新　村　拓©

発行所　一般財団法人　法政大学出版局

〒102-0071 東京都千代田区富士見 2-17-1
TEL. 03（5214）5540
振替・00160-6-95814
組版／秋田印刷工房　印刷／平文社　製本／誠製本
Printed in Japan

ISBN 978-4-588-31213-7

# 索　引

あ　行

か　行

さ　行

た　行

## は　行